智能肿瘤诊疗

主 编　　李燕菊　李 弋　江 波
　　　　　杨春蕊　齐春胜　孟慧鹏

天津出版传媒集团

天津科技翻译出版有限公司

图书在版编目(CIP)数据

智能肿瘤诊疗 / 李燕菊等主编. -- 天津：天津科
技翻译出版有限公司, 2024. 9. -- ISBN 978-7-5433
-4537-9

Ⅰ. R73-39

中国国家版本馆 CIP 数据核字第 20243PJ026 号

智能肿瘤诊疗
ZHINENG ZHONGLIU ZHENLIAO

出　　　版:天津科技翻译出版有限公司
出 版 人:方　艳
地　　　址:天津市南开区白堤路 244 号
邮政编码:300192
电　　　话:(022)87894896
传　　　真:(022)87893237
网　　　址:www.tsttpc.com
印　　　刷:天津中图印刷科技有限公司
发　　　行:全国新华书店
版本记录:787mm×1092mm　16 开本　19 印张　380 千字
　　　　　2024 年 9 月第 1 版　2024 年 9 月第 1 次印刷
　　　　　定价:128.00 元

（如发现印装问题,可与出版社调换）

编者名单

主　编　李燕菊　天津医科大学肿瘤医院
　　　　李　弋　天津医科大学肿瘤医院
　　　　江　波　天津医科大学肿瘤医院
　　　　杨春蕊　天津医科大学第二医院
　　　　齐春胜　中国医学科学院血液病医院
　　　　　　　　（中国医学科学院血液学研究所）
　　　　孟慧鹏　天津市第一中心医院
副主编　张艳龙　天津医学高等专科学校
　　　　徐明智　中国人民武装警察部队内蒙古自治区总队医院
　　　　徐　鑫　天津大学
　　　　许崇涛　天津医科大学总医院
　　　　赵　静　天津市口腔医院(南开大学口腔医院)
　　　　侯　剑　中国人民武装警察部队山西省总队医院

前　言

随着科技的飞速发展,人工智能逐渐成熟,已被广泛应用于智慧城市、智能家居、自动驾驶等各个领域。人工智能在为人类提供更好的服务和支持的同时,也正在深刻地改变着人类的生活方式和社会形态。

当前,人工智能与医疗领域的融合不断深化,逐渐在医疗领域得到较为广泛的应用。例如,人工智能可以帮助医生更准确地进行疾病的诊断和治疗,减少医疗资源的浪费,提高医疗服务的质量。这不仅深刻地改变了医疗服务的提供方式,也为疾病的预防、诊断和治疗开辟了新的途径。

目前,人工智能已被广泛应用于肿瘤学研究的各个方面,并在肿瘤检测、诊断、分类和分级、分子表征、治疗预测、放射治疗、新型抗肿瘤药物的研发和临床试验等方面取得了很大的进展。可以预见,随着技术的不断进步,人工智能在肿瘤领域的应用前景将会越来越广泛,将有力推动肿瘤诊疗模式的转变,使肿瘤的诊疗面临新的挑战和机遇。如何推动人工智能在肿瘤诊疗中的应用,更好地服务于医疗,是一个值得深入思考的问题。

鉴于此,我们对人工智能在肿瘤诊疗领域中的相关研究应用进行了较为系统的梳理,并汇集成本书,希望能抛砖引玉,吸引国内更多的临床和科研人员共同开展人工智能在肿瘤诊疗领域的研究。

由于作者水平有限,而人工智能在肿瘤诊疗领域的研究及应用又正处于不断发展、更新的阶段,书中难免存在不足之处,恳请读者批评指正。

目　录

第 1 章　概述

传统的医疗诊断主要依赖于医生的经验和专业知识,而人工智能可以分析大量的医学数据,辅助医生进行决策,提供更精准、高效的诊断和治疗方案,提高疾病的治疗效果和患者的生活质量,从而提升医疗水平与效率。在肿瘤诊疗中,人工智能具有广阔的应用前景,可以帮助医生提高肿瘤诊断的准确性和效率,为患者提供更为精准和有效的个体化治疗方案,促进肿瘤诊疗的精准化和个性化。

一、医学人工智能

(一)医学人工智能概念

人工智能(AI)是研究使用计算机模拟人类的思维过程和智能行为(如学习、记忆、推理、思考、规划等)的技术。人工智能涉及计算机科学、神经科学、心理学、哲学和语言学等学科,主要包括计算机实现智能的原理,制造类似于人脑智能的计算机,使计算机能实现更高层次的应用。

医学和人工智能密切相关。首先,医学是人工智能的重要基础。由人工智能的定义可知,人工智能是研究使用计算机模拟人类的某些思维过程和智能行为(例如,学习、记忆、推理、思考、规划等)的技术,而这些智能行为以人类的神经系统为基础,神经系统的解剖结构和生理功能都是基础医学的研究范围,许多人工智能的方法受到了医学研究的启发。例如,人工神经网络受到人类神经系统的神经元及其连接的启发;基于视觉机制的理解,卷积神经网络才能得以发展;基于人类大脑高级认知功能——注意力机制的理解,人工智能领域的自然语言处理和图像处理的性能得到显著提高;智能优化方法的遗传算法和免疫算法基于医学遗传原理和免疫学原理。因此,对脑科学和神经系统等基础医学的研究和发展是人工智能发展的重要基础和保障。其次,人工智能可以促进医学发展。人工智能广泛应用于医学的各个分支,包括基础医学、临床医学、预防医学等,以临床医学为例,临床决策支持系统可极大地辅助临床医生进行诊疗活动,提高诊断的准确率,减轻临床医生的劳动负担,医学和人工智能相辅相成,相互促进。

医学人工智能是医学和人工智能的交叉领域,通常认为医学人工智能是人工智能在医学的应用,由上述医学和人工智能的关系可知,医学本身就是人工智能的重要基础。

(二)医学人工智能的几个发展阶段

为了便于理解,将医学人工智能的发展过程进行系统梳理,划分为如下几个时期。

1. 1950—1980 年,医学人工智能的"孕育期"

在全息影像领域,1965 年计算机图形学的重要奠基人萨瑟兰教授提出了人机协作新理论,并描绘了一种用户直接沉浸在计算机控制的虚拟环境中并能与虚拟环境交互的全新显示技术。1968 年他开发的头盔式立体显示器,被认为是世界上首台虚拟现实设备。

在移动通信领域,1973 年出现第一代移动通信(1G),实现了随时拨打移动电话,医疗救助变得更加及时。在远程医学领域,20 世纪 50 年代末至 70 年代末,使用双向电视系统的远程医疗解决方案被运用于放射医学等领域。

在此时期,集成电路数字计算机研发成功,互联网开始建设和应用,大规模集成电路计算机等通信技术、信息技术的发展和融合,给人们的生产生活带来了深刻的变革,也为医学人工智能时代的到来奠定了良好的基础。

2. 1980—1990 年,医学人工智能发展的"萌芽期"

在此时期,一些里程碑式的技术开始初步尝试在医学领域应用。

人类开始探索数学模型在医学诊断和治疗决策、便携性和灵活性、提升成本效率及面向医学专家的自主学习能力。同时,获取和处理数据的方法、知识的获取及呈现,以及开始将临床决策系统集成到专业医疗人员的工作环境中,并出现了一些商业化应用系统,能够为患者提供一系列诊疗方案,如美国匹兹堡大学开发的快速医学参考(QMR)、由哈佛医学院开发的 DXplain 等。

在机器人手术方面,基于工业机器人平台的彪马 560(PUMA 560)机器人由维克多·舒曼研制成功,具有 6 个自由度,成为第一个具有真正灵活度机械手臂的机器人。1985年,美国洛杉矶医院首次使用该机器人进行脑组织活检。在计算机辅助导航领域,1986年罗伯茨研发了首台手术导航系统,并成功应用于临床。

3. 1990—2000 年,医学人工智能发展的"探索期"

此时期,大量新兴技术尝试应用于医学领域,并产生了重大影响。

随着互联网技术发展、芯片架构演进变革和算法演变升级,这一时期人工智能还创造出许多方法论,这一时期的标志性事件是 1997 年 5 月 11 日人工智能"深蓝"战胜了当时国际象棋世界冠军卡斯帕罗夫,证明了人工智能在某些情况下有不弱于人脑的表现,此后"深蓝"所采用的技术广泛用于药物研发、风险计算等领域。

在 3D 打印领域,在医学上开始进行无生物相容性材料的 3D 打印,3D 打印模型主要应用于手术设计、手术导板等医疗模型和体外医疗器械。1998 年,德国亚琛大学的拉德马赫尔教授最早将 3D 打印手术导板用于腰椎椎弓根置钉研究。临床研究发现,使用 3D 打印技术的腰椎椎弓根置钉导板,相较于未使用 3D 打印导板,手术时间平均缩短了 40~50 分钟,减少了术中患者的出血量和手术风险。

在手术机器人领域,全世界投入大量资金和人力进行医用机器人的研究,并开发出适用于各种手术的不同机器人系统,如伊索(AESOP)和宙斯(ZEUS)。1994 年出现的机器人 AESOP 被设计用来接收手术医生的指示并控制腹腔镜摄像头。1996 年初,美国电脑动作公司在 AESOP 系列机器人的基础上,开发出功能强大的视觉系统,推出主从遥控操作的 ZEUS 机器人,用于微创手术的操作。

1991 年出现第二代移动通信技术(2G),实现了可以随时拨打移动电话、发送短信。计算机和通信技术的发展及费用的下降,使远程医疗开始普及。虚拟现实技术、机器人技术的快速发展,也为远程医疗提供了更多的运行模式,远程医疗的运用范围呈多样化,中国开始进行实用性远程医疗系统的建设与应用。北京、上海等地的部分医院分别建立了连接国内其他地区医院的远程医疗系统,同时,在国家层面建立了中国金卫医疗专网等平台,开通了面向全国的信息网络架构和远程医疗业务应用。

可穿戴设备开始应用于军事和航空航天方面,其典型的代表是美国太空计划中用于不断监测美国宇航员在外太空的一系列生理状态的宇航服。随后的"陆地勇士计划"中具有可穿戴战场计算机的作战服。这些作战服可分析记录心率、呼吸等基础指标,用于自动判断士兵存活状态,还可分析士兵当前的疲劳、压力及焦虑水平,在一定的触发条件下,向作战中心上报士兵的全球定位系统(GPS)位置及可能的受伤严重程度。

4.2000—2010 年,医学人工智能发展的"成长期"

人工智能方向,2000 年后,人类开始将原始数据和答案输入机器进行深度学习。随着社会对医学人工智能给予的足够关注,以及科研院校和企业支持力度的加大,大量医学人工智能相关的应用开始出现,其中一个具有代表性的事件是医学人工智能相关课程开始出现,例如,麻省理工学院提供了有关医学人工智能的开放性课程。另外一个代表事件是沃森肿瘤解决方案的研发,人工智能系统深入学习了 3469 本医学专著、248 000 篇论文、69 种治疗方案,可以为多种肿瘤的诊断治疗提供决策支持。人工智能诊断决策支持系统对疾病的客观数据资料,如病理图像、影像学图像、实验室检查等方面展现出较大的应用价值。

2001 年出现了第三代移动通信技术(3G),实现了随时随地上网。2009 年出现第四代移动通信技术(4G),实现了随时随地视频,医学远程会诊因此得到进一步发展。

在此期间,虚拟现实理论也得到进一步的完善和应用。2002 年,数字化虚拟人系列研究被列入中国 863 项目并正式启动,在钟世镇院士的带领下,中国成为继美国、韩国后第三个拥有本国虚拟人数据库的国家。虚拟现实在医学相关的教学、临床培训等方面,也进行了大量的尝试。同时,增强现实和混合现实开始崭露头角。

对于 3D 打印,在医学上开始进行具有生物相容性但非降解材料的 3D 打印,主要应用于永久性植入物、不降解的骨骼、关节、血管支架等内植入物,如钛合金假体、血管支架、硅胶假体等。学者们对非降解材料的合成配比也进行了探索,以获得较好的生物相容性或抗菌性能,但受限于打印技术,这一时期打印材料进展较慢,典型的代表是 Ti - 6A1 -4V 合金。

在手术机器人领域,美国直觉外科手术公司成功开发出达·芬奇外科手术机器人系统,是目前为数不多的商品化手术机器人系统。

在远程医学领域,随着互联网的快速发展,远程医疗系统出现在国内外各个城市中。由于基于网页的远程医疗会诊系统操作简单,运营和维护方便,国内外许多医院都纷纷创建了自己的远程医疗会诊系统。这一阶段的远程医疗商业化逐步成熟,为患者提供的医疗服务越来越多元化、高效化。

5. 自 2011 年至今,医学人工智能进入"高速发展期"

此时期,医学人工智能蓬勃发展,很多专业领域都取得重大突破或进行大规模应用,人工智能在医学领域的应用层出不穷,尤其在医学影像诊断、病理切片识别诊断、皮肤疾病诊断等领域展现出独特的优势,同时,在智能导诊、辅助诊疗上也开始进一步探索。

在全息影像领域,除虚拟现实技术外,增强现实技术和混合现实技术在医学相关领域也进行了大量探索,如解剖教学、模拟手术、手术导航等,如华中科技大学同济医学院附属协和医院、中国人民解放军总医院等都在混合现实技术医学应用领域进行了深入的探索。

在 3D 打印方面,进行了大量具有生物相容性且可以降解材料的 3D 打印研究,主要应用于组织工程支架、皮肤组织工程支架。得益于 3D 打印技术的发展,这一时期 3D 打印技术越来越多地被用于组织工程支架的研究。同期,具有活性细胞的生物 3D 打印研究也正在进行。目前,已经有生物 3D 打印的肝单元、皮肤、血管、肿瘤模型等用于毒理学研究和临床药物研究的相关报道,并有打印正常功能耳软骨的案例。4D 打印技术的理念也逐步出现,麻省理工学院研发的自动变形材料就像是拥有自我意识的机器人,通过软件完成建模和设定时间后,变形材料会在指定时间自动变形成所需要的形状。

2019 年,第五代移动通信技术(5G)开始在全球多个地方试点,为全行业数字化转型打下良好基础。医学云 VR/AR/MR 可以进行实时计算机图像建模,5G 的大带宽、低时延优势使无线医疗远程会诊的安全性和准确性得到大幅度提升。同时,5G 提供稳定的连接能力,也使医院管理更加高效有序。

目前,医学人工智能已经成为医学领域的重要发展方向之一,正在快速向宏观、微观和各种极端条件加速纵深演变,全方位拓展人类对医学的认知空间。前沿科技的进步正在逐步改变我们的生活,也在改变对医疗行业的传统认知。相信在不久的将来,运用医学人工智能进行疾病诊治将成为新的常态。医学人工智能将会在医学领域中发挥越来越重要的作用,通过降低医生工作强度、大幅提升医疗效率和安全性、降低医疗成本、提高患者满意度,医学人工智能将成为医学改革和创新的强大动力,为人类健康事业带来根本性变革[1]。

(三)医学人工智能研究内容

医学人工智能研究内容按照医学知识的关系可以分为医学人工智能基础、医学知识表示、医学知识获取和医学知识应用。

1. 医学人工智能的临床领域应用

临床医学可以分为预防、诊断、治疗、预后 4 部分,医学人工智能的临床领域应用可以从这 4 方面进行。

在预防方面,医学人工智能主要的应用包括智能健康管理与疾病风险评估和预测。智能健康管理主要涉及个性化和泛化的健康管理服务,包括智能化的可穿戴设备和生物兼容的生理检查系统,进行远程监控和医疗机构的连接。疾病风险评估和预测是对个人健康风险的评估和预测,对临床医生诊断、检查、治疗过程的风险监控和辅助决策,以及对公共卫生事件预警的相关应用。

诊断和治疗是临床医学的核心部分,医学人工智能融合了自然语言处理、推理、机器学习等技术,提供了快速、高效、精准的医学诊断结果和个体化治疗方案,主要应用包括医学自然语言处理、临床决策支持系统、医学图像处理和分析、手术机器人。医学自然语言处理是指利用自然语言处理技术辅助完成汇总医学领域知识的过程,将知识提炼出来,提取其中有用的诊疗信息,最终形成知识本体或知识网络,从而为后续的各种文本处理任务提供标准和便利。临床决策支持系统是指能为临床决策提供支持的计算机系统,该系统充分运用可供利用的、合适的计算机技术,针对半结构化或非结构化医学问题,通过人机交互方式改善和提高决策效率。

在预后方面,医学人工智能的主要应用有康复机器人和虚拟助理。康复机器人是指智能辅助肢体功能性损伤康复的器械,如机器人外骨骼、脑机接口、虚拟现实等技术。虚拟助理主要指协助医生开展院后随访,或协助制订康复方案的语言交互的人工智能应用,除了上述临床医疗方面的应用,在临床科研方面,医学人工智能的主要应用包括疾病病因和治疗方案研究、临床研究信息汇总与分析、临床试验匹配。

2. 医学人工智能的基础领域应用

医学人工智能的基础领域应用主要是与基因技术结合。基因检测是通过体液或细胞对 DNA 进行扫描,对身体进行一次分子层面的解读,通过基因检测,可以发现许多隐藏在健康身体下的患病风险,从而可以进行疾病的风险评估和预防。

深度学习系统可以处理大量的基因数据,也可以比人类更好地理解基因突变,让机器学会通过测量细胞的内容物,与基因检测数据结合,以细胞系统作为一个整体得出最终诊断结论,同时结合深度学习技术,研究人员通过将一个 DNA 序列输入系统进行查询,系统将自动鉴别出突变,并告知这些突变将会导致什么疾病及致病原因。

深度学习结合基因检测还可以更好地管控人们的饮食健康,通过基因检测可以知道自身对各种营养元素的吸收状况、饮食偏好等;目前利用深度学习算法,根据个体的饮食情况,可以自动识别食物中的营养成分,从而获取自身的营养数据;与基因检测数据结合,可以更好地提供饮食建议,进行健康管理。

3. 医学人工智能的药物研发应用

医学人工智能的药物研发应用主要是基于深度学习技术和大数据分析,快速、准确地挖掘和筛选出合适的化合物,达到缩短新药研发周期、降低新药研发成本、提高新药研发成功率的目的。通过计算模拟,可以对药物活性、安全性和副作用进行预测,主要的应用集中在抗肿瘤药物、心血管药物、贫困地区常见传染病药物。医学人工智能贯穿药物研发的各个阶段,包括新药筛选、新药的副作用筛选、新药临床试验效果预测、临床试验患者招募、药品适应证和副作用分析。

4. 医学人工智能的医疗管理应用

医学人工智能的医疗管理应用包括分级诊疗和智慧医院管理,医学人工智能的分级诊疗包括基于基础智能辅助诊疗系统和基于医联体的智能云服务。目前智能辅助诊断系统可以完成家庭医疗顾问、医生诊疗助手、医学知识库三大医疗功能;基于医联体的智能云服务是以云平台为基础,实现远程门诊及转诊、区域影像诊断远程托管与会诊等功能。

医学人工智能在医疗机构管理的应用包括开展智能语音应用,推动门诊电子病历的普及,优化病历结构以挖掘更深层次的数据价值;建设疾病诊断相关分类智能系统,降低医疗保险机构的管理难度和费用,从而宏观预测和控制医疗费用;采用医院传染病监测报告系统、护理质量和安全考核系统等专门用于医院管理的专家系统,提高医疗服务水平[2]。

二、智能肿瘤

(一)智能肿瘤学概念

在临床诊疗中,肿瘤是一门筛查、诊断、治疗、随访等每个环节都高度依赖数据做决策的学科。肿瘤检测手段的发展、医疗数据的指数级增长、肿瘤诊疗环节的精准化,使肿瘤的临床诊疗正在朝着数字化、智能化方式转变。人工智能技术将在一定程度上替代临床筛查、诊断、护理、康复随访等环节重复的机械工作,为医护人员节省大量时间。肿瘤的智能诊疗将惠及所有医生和患者,届时整个医院的生产力和工作效率都将得到显著提升,肿瘤学的精准诊疗将会发生革命性的变化。

随着关键的人工智能科学问题不断得到解决,以及临床肿瘤学中探索性应用人工智能技术的深入,智能肿瘤学的概念逐渐形成。广义地说,智能肿瘤学包含了基础和临床医学、公共卫生和计算机科学等一级学科。具体而言,智能肿瘤学旨在利用自然语言处理、机器/深度学习(ML/DL)、计算机视觉、生物识别、机器人过程自动化等核心人工智能技术,建立癌症预防、诊断、治疗、康复全过程的智能生态链。智能肿瘤学的目标是在预防筛查、早期诊断治疗、预后和风险分层等方面提高癌症诊疗的准确性和效率,从而达到高效医疗[3]。

(二)智能肿瘤学的主要应用

1.肿瘤筛查

在肿瘤的治疗中,早期发现及筛查对于治疗效果至关重要。然而,对于大多数患者来说,早期肿瘤的识别通常极为困难。传统的肿瘤筛查方法通常需要医生的经验和技能,因此,非常耗时耗力。而人工智能可以辅助医生更加准确地进行肿瘤筛查,提高了肿瘤早期发现的概率。

例如,肿瘤在影像学上有明显的特征,基于人工智能的肿瘤筛查通过计算机辅助诊断技术,能够识别图像中特定的区域和肿块,有助于早期发现肿瘤。此外,基于人工智能的肿瘤筛查还可以通过分子诊断和基因检测技术提高其准确性。通过这些技术,人工智能可以提取样本中特定的基因信息,并使用这些信息来帮助医生们更好地识别肿瘤的存在。

2.肿瘤影像诊断

在医学影像诊断中,医生需要对大量的医学影像进行分析和判断。但是由于医学影像非常复杂,医生很容易出现疏漏和误判。人工智能技术可以辅助医生进行诊断,从而提高医生的诊断准确性。智能诊断辅助可以通过对医学影像的自动分析和识别来帮助医生进行准确诊断。例如,在疑似肺结节的影像中,人工智能可以自动识别和分类不同类型的结节,并为医生提供详细的分析结果和建议。在乳腺癌筛查中,人工智能可以自动识别肿瘤和正常组织的差异,并帮助医生快速准确地诊断肿瘤。

3.肿瘤病理诊断

传统的肿瘤病理学诊断过程由病理学专家人工目测进行,这种方法存在很多局限性,例如,诊断的主观性强、诊断速度较慢、经验水平不一等问题,这些问题可能会影响临床诊断和治疗的准确性和及时性。

人工智能在肿瘤病理学诊断中的应用给传统的诊断方法带来了革命性的变化。人工智能可以通过图像识别、自然语言处理、数据挖掘和深度学习等技术,对大量的组织学图像、医疗记录和遗传信息进行处理和分析,从而提高诊断的准确性和速度,降低病理学诊断的主观性和误诊率。

例如,哈佛大学的一个研究团队基于深度学习构建了一种名为"基于深度学习评估肿瘤起源(TOAD)"的算法,该算法可以利用常规获得的组织学切片区分原发肿瘤的来源。此外,TOAD 还可作为鉴别复杂转移性肿瘤与未知原发癌(CUP)病例的辅助工具,可联合或替代以辅助广泛的诊断检查,从而减少 CUP 的发生。

4. 肿瘤分子分型

肿瘤分子分型由美国国立癌症研究所首次提出,通过分子分析技术为肿瘤进行分类,使肿瘤分类从传统的形态学转向以分子特征为基础的分子分型。由于肿瘤异质性显著,不同患者之间在疾病进展、临床疗效、放化疗敏感性及预后等方面差异巨大,深入探讨肿瘤分子生物学特征及其与临床表现、放化疗敏感性的相关性,从传统形态学分型转变为分子分型,实现从"异病同治"到"同病异治"的转变,有利于对肿瘤的精准诊断、预后分级、肿瘤分期、指导治疗、复发监控及药物研发。

例如,影像学特征可用于区分肺癌 EGFR 阳性和 EGFR 阴性图像。此外,研究发现,病理图像可以很好地预测肺腺癌最常见的 10 个突变基因中的 6 个:STK11、EGFR、FAT1、SETBP1、KRAS 和 TP53。有报道称,在没有区域注释的甲状腺癌组织 HE 染色图像中,一种弱监督学习技术可以训练 DNN 预测 BRAF 突变状态。

5. 临床评估

传统的肿瘤临床评估通常需要根据大量的临床数据和医学专业知识进行综合判断,存在随意性和主观性的问题。随着人工智能技术的应用,可以实现对肿瘤临床评估的自动化、精准化和客观化,为肿瘤治疗提供更加全面和准确的指导意见。

智能肿瘤学的重要研究方向之一是使用 ML/DL 的算法来预测肿瘤的治疗反应。与传统的基于 COX 的预测方法相比,基于 DL 的人工智能算法自适应能力更强,适合非线性表示,具有更精确的预测性能,更加适用于肿瘤预后预测。在基于人工智能方法进行肿瘤预后预测的主要研究中涵盖多种肿瘤类型,包括肺癌、乳腺癌、结直肠癌、肝癌、前列腺癌等,也涉及主要的肿瘤治疗方法,如新辅助治疗、放射治疗、靶向治疗和免疫治疗。

6. 放射治疗

放射治疗是利用放射线治疗肿瘤的一种局部治疗方法,约 70% 的肿瘤患者需要进行放射治疗,其中约 40% 的癌症患者可以通过放射治疗达到根治的效果。放射治疗在肿瘤治疗中的作用和地位日益凸显,已成为治疗恶性肿瘤的主要手段之一。随着人工智能技术的飞速发展和广泛应用,运用人工智能技术可以为肿瘤患者提供更精确、更智能、更快速高效的个性化临床放射治疗方案。

如精确的靶区及危及器官勾画需要花费放射治疗医生大量时间,而且由于主观因素、经验、知识等导致不同医生的勾画结果存在差异。

基于图谱库的自动勾画虽然已经应用了一段时间,但精度欠佳。近年来,深度卷积神经网络广泛应用于靶区和危及器官的分割,取得较为理想的效果,并迅速形成产品应用于临床中,可支持全身多种危及器官的自动勾画,显著提高了放射治疗医生的工作效率。

7. 化学治疗

对于大部分恶性肿瘤患者而言,化学治疗仍是不可或缺的主要治疗方法。化学治疗通过抑制和杀灭生长活跃的细胞而发挥作用,这就意味着在杀灭肿瘤细胞的同时,对骨髓造血干细胞、消化道黏膜及皮肤等亦有损伤。人工智能可以对化学治疗前或化学治疗过程中的患者进行早期评估,预测、识别可能发生骨髓抑制等常见不良反应的高风险患者,提前对患者的用药方案进行调整,从而显著改善患者的化学治疗效果。

8. 免疫治疗

免疫疗法的巨大进展改变了目前癌症治疗的模式,然而,鉴于只有少数患者对免疫检查点阻断和其他免疫治疗策略有反应,因此,需要更多新技术来明确肿瘤细胞与肿瘤免疫微环境(TME)成分之间复杂的相互作用。人工智能可以通过分析患者的基因组、转录组等信息,为患者提供个体化的精准医疗方案。根据患者的免疫特点和基因变异,人工智能可以预测患者对某种治疗方法的反应,从而提供更加有效和个性化的治疗方案。

9. 靶向治疗

靶向治疗是恶性肿瘤治疗的主要方案之一,具有高效、副作用少、患者耐药性低等优点。然而,现有的靶向治疗存在几个弊端,如可成药靶点少、患者人群覆盖无效、患者对耐药性缺乏替代反应等。有效预测靶向治疗反应是提高靶向治疗效率和构建个性化靶向治疗的关键。人工智能是一种从生物学网络中识别新型抗癌靶标和发现新型药物的先进方法,可以有效地保留和量化癌症等人类疾病基础细胞系统组分之间的相互作用。人工智能模型提供了一个定量框架来研究网络特征与癌症之间的关系,从而导致潜在抗癌靶标的鉴定和新型候选药物的发现。

10. 介入治疗

介入治疗是在医学影像引导下进行非直视诊疗的新学科,是与内科、外科并行的第三大学科,也是肿瘤疾病的三大治疗手段之一。肿瘤介入治疗的主要特点包括微创;操作简便、具有可重复性;围术期短、康复快;手术并发症少,在肿瘤综合治疗中发挥着积极而重要的作用。人工智能可以在肿瘤介入手术过程中将术中造影图像与术前诊断图像融合,为实时肿瘤介入导航提供多模态方法。

多种经皮介入的治疗手段,如多种类型的消融手术、放射性粒子植入等,也是有效的肿瘤微创治疗手段。微创介入治疗手段的疗效,在一定程度上依赖于穿刺的准确性。由于肿瘤形态和位置各异,在血管、气管丰富且复杂的区域,穿刺难度大大提高,因此,需要合适的影像设备引导相关穿刺器械安全准确地到达肿瘤位置,从而安全有效地完成诊断和治疗,提高生存率。

在 CT 引导的介入手术中,医生需要频繁出入 CT 屏蔽间,穿刺调整次数过多且流程烦琐冗长,手术效率低、耗时长,不利于经皮穿刺诊疗技术的应用和推广。而且"盲穿"过程所导致的不精准性,使诊断过程容易出现假阴性问题,在治疗过程中造成穿刺脱靶,从而导致误诊以及在治疗过程中出现治疗失败。目前,联影智融的 CT 实时引导介入机器人利用置入 CT 孔径内的主从式机械臂穿刺,配合 CT 低剂量介入扫描协议下的实时成像,医生可以在 CT 屏蔽间外实时观察 CT 图像,并利用手柄操纵穿刺,达到 CT 扫描的同时进行"边观察边穿刺",从根本上解决了"盲穿"的操作问题。基于人工智能算法的力反馈系统则可以还原医生的穿刺手感,帮助医生在主从式穿刺过程中感知安全区域。一针到位的穿刺过程也使患者免受反复 CT 扫描确认的辐射剂量和多次穿刺的痛苦。

11. 其他领域

(1)远程诊疗

由于 5G 的快速发展,远程医疗技术得以迅速发展。最引人注目的是互联网医院,以及用于监测生命体征的可穿戴健康设备的出现和广泛应用。远程医疗可以促进先进医疗资源的公平分配,减少医疗差距。新型冠状病毒感染全球大流行加速了远程医疗的实施,这有助于减少不必要的就诊和感染风险。对于癌症患者来说,远程医疗干预可以显著提高生活质量。

随着无线技术的进步,智能手机有助于开发新的方法来收集患者的健康数据。人工智能有助于建立以数据为驱动的方法,以识别早期治疗毒性和干预肿瘤进展。与此同时,通信技术先进的人工智能方法可以在患者离开门诊后进行跟踪,确保患者生活方式健康、管理症状和坚持用药,提高依从性。

此外,随着元宇宙的概念不断渗透进入医疗保健行业,虚拟现实(VR)技术正在逐渐改变肿瘤固有的手术模式。例如,在肝脏肿瘤和颅内肿瘤等复杂手术中,VR 和增强现实(AR)技术正在不断发展,可以显著改善术前规划和术中导航效果。

5G 技术使视频咨询和实时检查的质量更高、更可靠。使用先进的人工智能技术计算和处理物联网产生的大量数据,可以帮助医生进行自我管理和临床决策。

(2)多组学研究

ML 和 DL 算法使综合分析基因(基因组学和表观基因组学)、RNA(转录组学)、蛋白质(蛋白质组学和修饰蛋白质组学)和代谢物(代谢组学)成为可能。基于 ML 的技术有助于整合这些多组学数据,研究肿瘤发生和进展的关键因素,以及治疗反应异质性的相关机制。

(3)预测蛋白质结构

2020 年,AlphaFold 蛋白质结构数据库启动,显示了其在整个人类蛋白质组中的应用。这种神经网络结构可以将任何给定的氨基酸序列生成蛋白质的3D 结构。

(4)蛋白质的相互作用

人类二元蛋白质相互作用参考图谱——HuRI 于 2020 年 4 月发布。HuRI 大约有53 000种蛋白质 - 蛋白质的相互作用,是以往研究规模的 4 倍,包含了 8000 种蛋白质。这个系统无论是对深入了解细胞的生物学行为还是疾病发生发过程都有深刻的意义。HuRI 将基因组、转录组和蛋白质组数据进行整合,使细胞的功能在大多数生理或病理环境中进行研究。

(5)药物研发

抗肿瘤药物的研发是一个漫长的过程,而安全有效的抗肿瘤药物研发依赖于高质量的数据集。由于人工智能对目标分子结构的快速解析和超级计算机的快速发展,抗肿瘤药物的研发速度呈指数级增长。ML 不仅为数据分析和存储提供了高通量的方法,还提高了研发的成功率。此外,基于人工智能的临床决策支持系统可用于甄选临床试验入组患者。与人工筛选相比,这些系统可以通过排除不符合临床试验条件的患者来提高筛选效率和准确性。越来越多的研究开始采用人工智能的方法来预测药物反应。

三、智能肿瘤学的机遇与挑战

随着人工智能技术的快速发展和医学应用,智能肿瘤学有望为肿瘤基础研究、转化研究和临床研究的未来做出重要贡献。虽然对智能肿瘤学的发展持乐观态度,但也应意识到这一新兴学科的发展还存在一系列困难和挑战。

（一）临床数据质量

数据质量是人工智能在智能肿瘤学领域顺利发展的一个关键环节。临床数据的质量包括数据汇总、偏差、管理、可靠性和透明度。智能肿瘤学需要大量高质量的数据来训练和评估模型。然而，在医学领域获得足够高质量的数据比其他行业要困难得多。

首先，数据源的大小是一个关键问题。受到单一机构的限制，原始数据的数量和采样范围不足以覆盖患者群体的分布，导致用于训练和建模的数据可能存在偏差。

其次，由于疾病、治疗方案、标准化和随访的复杂性，许多机构的数据质量较低。训练数据与验证数据或真实数据存在显著差异是一个非常常见的现象。此外，由于医疗数据的敏感性和共享机制的限制，数据获取存在困难。

最后，医疗数据通常以高度异构和非结构化的方式记录和存储。数据标准化是一种解决方案，但应该在数据收集之前设计妥当。此外，由于源数据的动态变化，人工智能算法需要在一段时间后自动更新结果。因此，如何减少数据偏差，以确保人工智能生成的模型可靠，能够在现实世界中使用，仍然是未来一个具有挑战性的课题。

（二）人工智能算法

对于智能肿瘤学，需要开发和优化具有创新点的人工智能算法，以方便多模态数据流的输入输出，以及架构和参数设计。而主要的挑战是算法的可解释性。为了得到医生、监管机构和患者的信任，任何医疗系统都必须在医学上可以解释其作用原理。理想情况下，它应该能够向相关方解释做出决策的完整逻辑。由于医疗数据的特有性质，建立可解释的 DL 模型进行分析与其他领域不同。肿瘤的多样性和人类生物学的复杂性使得人工智能算法设计更加困难。在未来的智能肿瘤学中，多组学跨模态融合推理分析技术有望发挥关键作用。这对人工智能算法提出了更高的要求，对医疗和人工智能复合型人才的需求也更大。

（三）立法与伦理

由于传统诊疗模式已经深入人心，患者和医生对人工智能的加入本能地持怀疑态度。智能肿瘤学的顺利发展，除了技术挑战，还涉及伦理、哲学、道德和经济等方面的问题。目前，许多国家都出台了相关的法律和政策，促进人工智能在医疗系统中的合理应用。但对于智能肿瘤学来说，克服以人文伦理为基础的传统观念，优化监管机制，还有很长的路要走。人工智能的介入给传统的医患关系带来了变化,法律关系在主体方面会增加一方,同时也会产生各种不可控的问题和未知的风险。患者知情同意、数据匿名化、去身份化等数据保护和隐私问题也受到广泛关注。现有的法规法律对人工智能在信息安全保护方面还存在一些不足,研发过程中的风险责任体系还不够成熟。

总之,目前,智能肿瘤学的概念和应用仍处于起步阶段。大多数研究目前集中在证明原理、可行性和泛化性方面,而尚未在临床实践中广泛应用。如上所述,人工智能技术如 ML 和 DL 有其自身的局限性,需要前瞻性临床试验来验证其效果,并推广使用。同时,迫切需要有更多的科学家/工程师和临床医生认识到智能肿瘤学的重要性,并了解人工智能技术在肿瘤学领域应用的优势和不足。此外,需要严格评估临床结果、患者体验和成本收益。展望医学的未来,有理由相信智能肿瘤学将在肿瘤预防、诊治、康复中发挥举足轻重的作用。随着智能肿瘤学的快速发展,人类有望实现更准确、高效、经济的肿瘤诊疗模式[3]。

参考文献

[1]叶哲伟.智能医学[M].北京:人民卫生出版社,2020.
[2]唐子惠.医学人工智能导论[M].上海:上海科学技术出版社,2020.
[3]徐波.智能肿瘤学[M].天津:天津科学技术出版社,2022.

第2章 人工智能算法简介

人工智能算法是一种通过数据分析和模式识别来模拟人类智能的方法。它把原本需要人类智力完成的任务,转化为计算机程序可以自动执行的任务。这些任务包括图像识别、语音识别、自然语言处理、机器翻译、预测和推荐等。人工智能算法在医学等领域也有着重要的应用,它可以快速地分析和处理大量数据,发现数据中的规律和异常,帮助医生做出更加准确的判断和决策。随着技术的不断创新和进步,人工智能算法将会得到更为广泛的应用和发展。

一、监督学习

监督学习主要有回归分析、朴素贝叶斯、支持向量机(SVM)、决策树等算法。

(一)回归分析

回归分析是确定两种或两种以上变量间相互依赖的定量关系的一种统计分析方法,主要有相关分析、线性回归分析、多因素回归分析、Logistic 回归、生存分析等。下面以线性回归分析和 Logistic 回归为例,进行简要介绍。

1. 线性回归

线性回归是用于模拟因变量"y"与自变量(表示为"x")之间的线性关系。"线性"表示因变量与自变量成正比。其他需要注意的是,线性关系必须为常数。从数学方面而言,它们之间的关系以最基础、最简单的方式表示为:

$$y = \alpha x + \beta$$

其中,α 和 β 的值可以通过最小二乘法获得。

$$\alpha = \frac{\sum_{i=1}^{m} (x_i - \bar{x})(y_i - \bar{y})}{\sum_{i=1}^{m} (x_i - \bar{x})^2}$$

$$\beta = \bar{y} - \alpha \bar{x}$$

利用线性回归进行监督学习的目标就是在数据集的帮助下找到常数"α"和"β"的精

确值。然后,这些常数值将帮助未来针对任意"x"值来预测"y"值。单一自变量被称为简单线性回归,而如果存在多个自变量,那么就称为"多重线性回归"。

2. Logistic 回归

对于给定的输入 x,根据以下两个公式计算出两个条件概率值的大小,将 x 分到概率值较大的一类。

$$P(Y = 1 \mid x) = \frac{exp(\omega x + b)}{1 + exp(\omega x + b)}$$

$$P(Y = 0 \mid x) = \frac{1}{1 + exp(\omega x + b)}$$

将偏置 b 加入权值向量 ω 中,并在 x 的最后添加常数项 1,得到:

$$P(Y = 1 \mid x) = \frac{exp(\omega x)}{1 + exp(\omega x)}$$

$$P(Y = 0 \mid x) = \frac{1}{1 + exp(\omega x)}$$

如果某事件发生的概率为 p,则该事件发生的概率(此处概率指该事件发生概率与不发生概率之比)为 $\frac{p}{1-p}$,对数概率为 $\log \frac{p}{1-p}$,那么 $\log \frac{P(Y = 1 \mid x)}{1 - P(Y = 1 \mid x)} = \omega x$。

也就是说,在 Logistic 回归模型中,输出 $Y = 1$ 的对数概率是输入 x 的线性函数,线性函数值越接近正无穷,概率值就越接近 1;反之则越接近 0。

(二)朴素贝叶斯

朴素贝叶斯是以贝叶斯定理为基础且假设特征条件之间相互独立的方法,先通过给定的训练集,以特征词之间独立作为前提假设,学习从输入到输出的联合概率分布,再基于学习到的模型,求出使后验概率最大的输出。

假设 X 使 n 维输入随机向量 $[X^{(1)}, X^{(2)} \cdots X^{(n)}]^T$。其中,$X^{(j)}$ 是 X 的第 j 个分量,也就是第 j 个特征。

假设 Y 是输出随机变量,即标签变量。其有 K 个取值,取值集合为 $\{C_1, C_2, \cdots, C_k\}$。

假设训练数据集为 $\{(x_1, y_1), (x_2, y_2) \cdots (x_N, y_N)\}$,含 N 个样本。

根据贝叶斯定理可以得到后验概率:

$$P(Y = C_k \mid X = x) = \frac{P(Y = C_k)P(X = x \mid Y = C_k)}{\sum_{i=1}^{K} P(Y = C_k)P(X = x^{(j)} \mid Y = C_k)} \tag{2.1}$$

其中,$P(Y = C_k)$ 为先验概率;$P(X = x \mid Y = C_k)$ 为条件概率。

如果式(2.1)中对该条件概率加上条件独立性假设,也就是假设特征之间是条件独立的,即可得后验概率:

$$P(Y = C_k \mid X = x) = \frac{P(Y = C_k)\prod_{j=1}^{N}P(X = x^{(j)} \mid Y = C_k)}{\sum_{i=1}^{K}P(Y = C_k)\prod_{j=1}^{N}P(X = x^{(j)} \mid Y = C_k)}$$

从上面公式可以看出,所有类别的后验概率的分母都是一样的,因此,只需比较各后验概率的分子即可,从而得到预测模型:

$$f(x) = \arg\max_{C_k}P(Y = C_k)\prod_{j=1}^{N}P(X^{(j)} = x^{(j)} \mid Y = C_k)$$

上述方法被称为朴素贝叶斯,朴素贝叶斯是一种简单易懂、学习效率高的分类器,但特征间的条件独立性假设也导致了其精度受到一定程度的影响。如果没有条件概率的条件独立性假设,则为贝叶斯网络,一种更复杂的方法[1]。

(三) SVM

SVM 是一类应用广泛的分类算法。SVM 由简至繁可分为 3 类:线性可分的线性 SVM、线性不可分的线性 SVM、非线性 SVM。

1. 线性可分的线性 SVM

对于二类分类问题,训练集 $T = \{(x_1, y_1), (x_2, y_2) \cdots (x_n, y_n)\}$,其类别 $y_i \in \{0, 1\}$,线性 SVM 通过学习得到分离超平面,如下所示:

$$\omega \cdot x + b = 0 \tag{2.2}$$

以及相应的分类决策函数,如下所示:

$$f(x) = sign(\omega \cdot x + b) \tag{2.3}$$

哪个超平面的分类效果更好呢? 将距离分离超平面最近的两个不同类别的样本点称为支持向量。通过这两个样本点可以构成两条平行于分离超平面的长带,两者之间的距离称为边缘(margin)。显然,margin 更大,则分类正确的确信度更高(与超平面的距离表示分类的确信度,距离越远则分类正确的确信度越高)。margin 公式如下所示:

$$Margin = \frac{2}{\parallel \omega \parallel} \tag{2.4}$$

可观察到 margin 以外的样本点对于确定分离超平面没有贡献,换句话说,SVM 是由训练样本(支持向量)所确定的。至此,SVM 分类问题可描述为在全部分类正确的情况下,最大化 $\frac{2}{\parallel \omega \parallel}$(等价于最小化 $\frac{1}{2}\parallel \omega \parallel^2$)。

于是便转换为线性分类的约束最优化问题,如下所示:

$$
\begin{cases}
\min_{\omega,b} \dfrac{1}{2} \| \omega \|^2 \\
s.t.\ y_i(\omega \cdot x_i + b) = 1
\end{cases}
\tag{2.5}
$$

对每个不等式约束引进拉格朗日乘子。构造拉格朗日函数,如下所示:

$$
L(\omega,b,\alpha) = \frac{1}{2} | \omega |^2 - \sum_{i=1}^{N} \alpha_i [y_i(w \cdot x_i + b)]
\tag{2.6}
$$

根据拉格朗日对偶性,原始的约束最优化问题可等价于极大极小的对偶问题,如下所示:

$$
\max_a \min_{w,b} L(\omega,b,a)
\tag{2.7}
$$

将 $L(\omega,b,a)$ 求偏导并令其等于 0,如下所示:

$$
\begin{cases}
\dfrac{\partial L}{\partial \omega} = \omega - \sum_{i=1}^{N} a_i y_i = 0 \Rightarrow \omega = \sum_{i=1}^{N} a_i y_i \\
\dfrac{\partial L}{\partial b} = \sum_{i=1}^{n} a_i y_i = 0 \Rightarrow \sum_{i=1}^{N} a_i y_i = 0
\end{cases}
\tag{2.8}
$$

将上述等式代入拉格朗日函数中,可将对偶问题转化,等价于最优化问题,如下所示:

$$
\begin{cases}
\min_a \dfrac{1}{2} \sum_{i=1}^{N} \sum_{j=1}^{N} a_i a_j y_i y_j (x_i \cdot x_j) - \sum_{j=1}^{N} a_i \\
s.t.\ \sum_{i=1}^{N} a_i y_i = 0 \\
a_i \geqslant 0 \quad i = 1,2,\cdots,N
\end{cases}
\tag{2.9}
$$

线性可分是理想情况,在大多数情况下,由于噪声或特异点等各种原因,训练样本是线性不可分的。因此,需要更一般化的学习算法。

2. 线性不可分的线性 SVM

线性不可分意味着有样本点不满足约束条件 $y_i(w \cdot x_i + b) - 1 = 0$,为了解决这个问题,对每个样本引入一个松弛量,则约束条件如下所示:

$$
y_i(w \cdot x_i + b) \geqslant 1 - \xi_i
\tag{2.10}
$$

目标函数为:

$$
\min_{w,b,\xi} \frac{1}{2} \| \omega \|^2 + C \sum_{i=1}^{N} \xi_i
\tag{2.11}
$$

其中,C 为惩罚函数,目标函数有两层含义:margin 尽量大;误分类的样本点尽量少。

C 为调节两者的参数。通过构造拉格朗日函数并求解偏导,可得到等价的对偶问题,如下所示:

$$\begin{cases} \min\limits_{a} \dfrac{1}{2} \sum\limits_{i=1}^{N} \sum\limits_{j=1}^{N} a_i a_j y_i y_j (x_i \cdot x_j) - \sum\limits_{i=1}^{N} a_i \\ s.t. \sum\limits_{i=1}^{N} a_i y_i = 0 \\ 0 \leqslant a_i \leqslant C \quad i = 1, 2, \cdots, N \end{cases} \tag{2.12}$$

与上一节中线性可分的对偶问题相比,只是约束条件发生变化,问题求解思路与之类似。

3. 非线性 SVM

对于非线性问题,线性 SVM 不再适用,需要非线性 SVM 来解决。解决非线性分类问题的思路,通过空间变换 $\phi(x)$ [一般是低维空间映射到高维空间 $x \rightarrow \phi(x)(x)$] 后实现线性可分。

在 SVM 的等价对偶问题中,目标函数中有样本点的内积 $x_i \cdot x_j$,在空间变换后则为 $\phi(x)(x_i) \cdot \phi(x)(x_j)$,由于维数增加导致内积计算成本增加,这时核函数便派上用场了,将映射后的高维空间内积转换为低维空间的函数。

$$K(x, z) = \phi(x) \cdot \phi(x) \tag{2.13}$$

将其代入一般化的 SVM 学习算法的目标函数 $\min_a \dfrac{1}{2} \sum\limits_{i=1}^{N} \sum\limits_{j=1}^{N} a_i a_j y_i y_j (x_i \cdot x_j) - \sum\limits_{i=1}^{N} a_i$ 中,可得非线性 SVM 的最优化问题,具体步骤与线性不可分的线性 SVM 相同[2]。

(四)决策树

决策树方法在分类、预测、规则提取等领域有着广泛应用。在 20 世纪 70 年代后期和 80 年代初期,机器学习研究者 J. Ross Quinilan 提出了 ID3 算法以后,决策树在机器学习、数据挖掘领域得到极大的发展。Quinilan 后来又提出了 C4.5,成为新的监督学习算法。1984 年几名统计学家提出了分类回归树(CART)算法。

决策树为树状结构,它的每一个叶节点对应着一个分类,非叶节点对应着在某个属性上的划分,根据样本在该属性上的不同取值将其划分成若干个子集。对于非纯的叶节点,多数类的标记给出到达这个节点的样本所属的类。构造决策树的核心问题是每一步如何选择适当的属性对样本进行拆分。对于分类问题,从已知类标记的训练样本中学习并构造出决策树是一个自上而下、分而治之的过程。常用的决策树算法见表 2 - 1。

表 2 - 1 决策树算法分类

决策树算法	算法描述
ID3 算法	其核心是在决策树的各级节点上,使用信息增益方法作为属性的选择标准,来帮助确定生成每个节点时所应采用的合适属性
C4.5 算法	C4.5 决策树生成算法相对于 ID3 算法的重要改进是使用信息增益率来选择节点属性。C4.5 算法可以克服 ID3 算法存在的不足:ID3 算法只适用于离散的描述属性,而 C4.5 算法既能够处理离散的描述属性,也可以处理连续的描述属性
CART 算法	CART 决策树是一种十分有效的非参数分类和回归方法,通过构建树、修剪树、评估树来构建一个二叉树。当终结点是连续变量时,该树为回归树;当终结点是分类变量时,该树为分类树

下面将介绍 ID3 算法和 CART 算法。

1. ID3 算法

ID3 算法基于信息熵来选择最佳测试属性。它选择当前样本集中具有最大信息增益值的属性作为测试属性;样本集的划分则依据测试属性的取值进行,测试属性有多少不同取值就将样本集划分为多少子样本集,同时,决策树对应该样本集的节点长出新的叶子节点。ID3 算法根据信息论理论,采用划分后样本集的不确定性作为衡量划分好坏的标准,用信息增益值度量不确定性:信息增益值越大,不确定性越小。因此,ID3 算法在每个非叶节点选择信息增益最大的属性作为测试属性,这样可以得到当前情况下最纯的拆分,从而得到较小的决策树。

设 C 为数据样本的集合,假定类别属性具有 m 个不同的值:$C_i(i=1,2,\cdots,m)$。设 S_i 是类 C_i 中的样本数。对一个给定的样本,其总信息熵为:

$$I_i(s_1,s_2,\cdots,s_m) = -\sum_{i=1}^{m} P_i\log_i(P_i) \tag{2.14}$$

其中,P_i 是任意样本属于 C_i 的概率,一般可以用 $\dfrac{s_i}{s_j}$ 估计。

设一个属性 A 具有 k 个不同的值 $\{a_1,a_2,\cdots,a_k\}$,利用属性 A 将集合 S 划分为 k 个子集 $\{s_1,s_2,\cdots,s_k\}$,其中 s_j 包含了集合中属性 A 取 a_j 值的样本。若选择属性 A 为测试属性,则这些子集就是从集合 S 的节点生长出来的新的叶节点。设 s_{ij} 是子集 s_j 中类别为 C_i 的样本数,则根据属性 A 划分样本的信息熵值为:

$$E(A) = \sum_{j=1}^{k} \frac{s_{1j} + s_{2j} + \cdots s_{mj}}{s} I(s_{1j} + s_{2j} + \cdots s_{mj}) \tag{2.15}$$

其中,$I(s_{1j} + s_{2j} + \cdots s_{mj}) = -\sum_{i=0}^{m} P_{ij} \log_{ij} P_{ij}$,$P_{ij} = \dfrac{s_{ij}}{s_{1j} + s_{2j} + \cdots s_{mj}}$表示子集 S_j 中类别为 C_i 的样本的概率。

最后,用属性 A 划分样本集 S 后所得的信息增益如下:

$$Gain(A) = I(s_1, s_2, \cdots, s_m) - E(A) \tag{2.16}$$

显然 $E(A)$ 值越小,$Gain(A)$ 值越大,说明选择测试属性 A 对于分类提供的信息越大,选择 A 之后对分类的不确定程度越小。属性 A 的 k 个不同值对应的样本集 S 的 k 个子集或分支,通过递归调用上述过程(不包括已经选择的属性),生成其他属性作为节点的子节点和分支来生成整个决策树。ID3 决策树算法作为典型的决策树学习算法,其核心是在决策树的各级节点上均用信息增益作为判断标准来进行属性的选择,使得在每个非叶节点上进行测试时,都能获得最大的类别分类增益,使分类后的数据集的熵最小。这样的处理方法使得树的平均深度较小,从而有效地提高了分类效率。

ID3 算法具体流程:

(1)对于当前样本集合,计算所有属性的信息增益;

(2)选择信息增益最大的属性作为测试属性,把测试属性取值相同的样本划为同一个子样本集;

(3)若子样本集的类别属性只含有单个属性,则分支为叶子节点,判断其属性值并标上相应的符号,然后返回调用处;否则对子样本集递归调用本算法[2]。

2. CART 算法

CART 分类回归树算法,既可用于分类,也可用于回归。使用递归法构建二叉树,对回归树用平方误差最小化准则,对分类树用基尼指数最小化准则。CART 算法由以下两步组成:①决策树生成,基于训练数据集生成决策树,生成的决策树要尽量大;②决策树剪枝,用验证数据集对已经生成的树进行剪枝并选择最优子树,此时,损失函数最小作为剪枝的标准。

(1)回归树的生成

在训练数据集所在的输入空间中,使用递归法将每个区域划分为两个子区域。选择第 j 个变量及其取值 s 作为切分变量和切分点,并定义两个区域:

$$R_1(j, s) = \{x \mid x(j) \leqslant s\}, \ R_2(j, s) = \{x \mid x(j) \leqslant s\}$$

遍历变量 j，对固定的 j 扫描切分点 s，求解：

$$\min_{j,s}\Big[\min_{c_1}\sum_{x_i\in R_1(j,s)}(y_i-c_1)^2 + \min_{c_2}\sum_{x_i\in R_2(j,s)}(y_i-c_2)^2\Big]$$

使用选定的 (j,s) 划分区域并决定相应的输出值，直至满足停止条件。

$$\hat{C}_m = \frac{1}{N_m}\sum_{x_i\in R_m(j,s)}y_i, \quad x\in R_m, \quad m=1,2$$

（2）分类树的生成

CART 区别于 ID3 和 C4.5 的是假设决策树为二叉树，内部节点特征的取值为是和否，左分支为取值为是的分支，右分支为取值为否的分支。这样的决策树等价于递归二分每个特征，将输入空间划分为有限个单元。CART 的分类树使用基尼指数来选择最优特征的最优划分点，具体过程如下。

对于给定样本集合 D，从根节点开始，对节点计算现有特征的基尼指数，对每个特征 A，再对其每个可能的取值 a，根据样本点对 $A=a$ 的结果的是与否划分为两个部分：

利用 $Gini(D) = 1 - \sum_{k=1}^{K}\big(\frac{|C_k|}{|D|}\big)^2$

式中：C_k 是 D 中属于第 k 类的样本子集，k 是类的个数。对于二分类问题，如果样本点属于第一个类的概率为 p，则概率分布的基尼指数为 $Gini(p)=2p(1-p)$；在特征 A 的条件下，集合 D 的基尼指数为 $Gini(D,A=a) = \frac{|D_1|}{|D|}Gini(D_1) + \frac{|D_2|}{|D|}Gini(D_2)$

在所有可能的特征 A 及该特征所有的可能取值 a 中，选择基尼指数最小的特征及其对应的取值作为最优特征和最优切分点；然后根据最优特征和最优切分点，将本节点的数据集二分，生成两个子节点。

对两个子节点递归调用上述步骤，直至节点中的样本个数小于阈值，或者样本集的基尼指数小于阈值，或者没有更多特征后停止，即生成 CART 分类树。

（3）分类树的剪枝

CART 剪枝算法从完全生长的决策树的底端剪去一些子树，使决策树变小，从而能够对未知数据有更准确的预测。CART 剪枝算法由两个步骤组成：首先从生成算法产生决策树 T。底端开始不断剪枝，直至 T_0 的根节点，形成一个子树序列 $\{T_0,T_1,\cdots,T_n\}$；然后通过交叉验证法在独立的验证集上对子树序列进行测试，从中选择最优子树，如果是连续值的情况，一般用二分法来划分[3]。

二、无监督学习

无监督式学习算法也被称为"聚类算法"。与监督式学习算法相比,这些算法需要使用最少的输入数据进行分析。在这些算法中,检查数据中的一组相同信息。此时,系统可以选择用户进一步分类的类别均值和协方差,而不是对训练用户数据进行分类。分类过程取决于系统,因此,该方法被称为无监督式分类。用户可以定义类别或集群数量。分类之后,用户可以将重要的信息分配至各个集群进行简单分析。研究人员提出了在准确性和决策规则方面存在差异的不同聚类算法。在所有使用的算法中执行输入数据迭代计算,从而获得最佳输出进行简易决策。这些算法分两步执行:第一步就是确定数据或图像中的潜在集群。第二步是估算数据间的距离或以像素为基础估算像素上的距离,因而可以将各个像素分类至已确定的其中一个集群。此分类的一般步骤如下:

(1)该算法要求下列信息(例如,集群区域半径、集群合并参数、评估的若干像素,以及已确定的集群数量)在数据或图像内生成集群。

(2)在数据或图像内获得集群后,将各种标记分配至集群,从而对数据或图像进行适当分析。

无监督式学习主要有 K 均值聚类、主成分分析、独立成分分析、奇异值分解、高斯混合模型、自组织映射、隐马尔可夫模型等算法。

(一)K 均值聚类算法

K 均值聚类算法是用于无监督式图像分类的著名聚类方法之一。在此算法中,基于集群均值的距离而对所有像素进行分类。一旦完成分类,则计算各个集群的新均值向量。针对迭代次数执行此过程,直至两个连续迭代之间的集群均值向量位置处无变化。该算法的主要目标是估算集群内的变化。K 均值算法执行两个步骤,即定位初始集群中心位置,然后进行集群合并。

第一次迭代结束时产生的集群中心视为初始集群中心。如果 x 表示输入数据的样本空间元素,N 表示样本空间元素的总数量,那么第 j 空间中第 i 个集群的数据点均值表示如下:

$$C_j = \frac{\sum_{k=1}^{N} x_{kj}}{N} \tag{2.17}$$

计算当前所有集群中各个像素的距离，然后将其分配至集群中，获得最低距离。利用等式(2.17)重新计算集群中心。一旦达到最大迭代次数或目标函数 J[即等式(2.18)中所示集群内平方和]的最小值，则终止程序。

$$J = \sum_{k=1}^{N} x_{kj} - C_{kj}^2 \tag{2.18}$$

若干测量值可用于集群合并，如下所示：

(1)各个集群的均方根(RMS)欧几里得距离。

(2)集群中心之间的欧几里得距离矩阵。

该算法的主要优势就是易于实施，而且是一种可以快速计算的聚类方法，可提供更紧密的集群。

(二)主成分分析

主成分分析(PCA)也被称为 K-L 分析，通过最大化方差或最小化重构误差而将 N 维度输入数据 X 转换为较低 k 维度($k \leqslant N$)P 值。PCA 可表示为：

$$P = A^T \cdot X$$

其中，A 由主成分构成，它们是标准正交主成分，可以从数据协方差矩阵的特征值分解中获得。在机器学习算法中，PCA 广泛用于数据简化，从而实现更优分析。

(三)独立成分分析

独立成分分析(ICA)是一种能够实现更优聚类的分离数据计算方法。通过假设子成分为非高斯像素值且在统计上相互独立，以此方式执行此方法。

(四)奇异值分解

奇异值分解(SVD)是一种广泛应用于图像分类的线性代数方法。它作为线性代数的因子分解法而使用，描述矩形矩阵 I 有 M 行和 N 列，可以分解为一个三矩阵。

$$I = USV^T$$

在图像聚类中，SVD 广泛用作一种预处理方法，实现输入数据降维。利用 SVD 获得缩减数据后，将对数据进行分类。

(五)高斯混合模型

高斯混合模型(GMM)是一种用于聚类、模式识别及多变量密度估算的强大模型。

在此模型中,假设输入数据产生于一个随机向量,其密度为:

$$f(x) = \sum_{k=1}^{N} p_k \phi(x \mid \mu_k, \sigma_k) \tag{2.19}$$

其中,P_k 表示混合比例,ϕ 表示高斯分布的密度。一般而言,通过最大化对数似然函数估算混合参数 θ。

$$L(\theta \mid x_1, \cdots, x_n) = \sum_{i=1}^{n} 1n \left[\sum_{k=1}^{N} p_k \phi(x \mid \mu_k, \sigma_k) \right]$$

该算法的主要优势就是易于实施,而且是一种计算时间较短的聚类方法,能够提供较紧密的集群。

(六)自组织映射

自组织映射(SOM)可以在六边形网格或矩形网格上实现数据可视化。一般应用于气象学、海洋学、项目优先排序,以及石油和天然气开采等领域。自组织映射也称为自组织特征映射(SOFM)或 Kohonen 映射。该算法具有一组神经元,排列在某个维度的网络中。网络中任意神经元的位置是由位置向量 v 指定的。特征映射中与神经元 N 相关的权向量用 W_N 表示。特征映射信息遵循迭代过程。最初随机选择权向量,或者利用输入数据中已知的空间进行选择。然后在各时间点 t 随机选择输入数据的一个元素——模式 p。选择权值 W,在数值上接近模式 p 的神经元 r。

$$W_r - P = \min_v W_v - P$$

然后根据特征映射更新规则变更所有神经元的权值。

$$W_r(t+1) - W_v(t) + et(r,s)(p(t) - W_v(t))$$

在图像处理过程中,采用 SOM 算法进行图像分割与聚类,同时,对象位置在图像中发生变化。

(七)隐马尔可夫模型

隐马尔可夫模型应用广泛,如图像分割、图像表面重构及深度计算。最早提出此模型是用于分割和分类各类图像,如 MRI 和空中影像。图像 $I = (i_1, \cdots, i_N)$,其中 I_i 表示图像像素密度。各像素表示为 $X = (x_1, \cdots, x_N)$,其中 $x_i \epsilon L$(所有可能的标记)。根据最大化后验(MAP)标准,标记 X' 满足下述等式:

$$X' = \arg \max_X \{ P(I \mid X, \Theta) P(X) \} \tag{2.20}$$

先验概率 $P(X)$ 是一种吉布斯函数,联合似然概率表示为:

$$P(I \mid X, \Theta) = \prod_j P(I_j \mid x_j, \Theta_{xj})$$

其中,$P(I \mid X, \Theta)$是一种高斯分布,Θ 表示估计参数集,利用期望最大化算法获得[4]。

三、强化学习

强化学习(RL)算法是一种机器学习算法,它允许机器以特定方式自动确定数据的行为,从而改善其性能。该算法的主要局限就是要求学习代理。这些算法用于求解特定类型的问题。在问题类型中,假设代理判定基于当前状态可获得的最优解。当重复此过程时,该过程即称为"马尔可夫判定过程"。

强化学习主要有 Q 学习算法、SARSA 算法、DQN 算法等。

(一) RL 算法的基础

任意 RL 算法的设计均采用两个常见成分,即学习代理和环境。

环境是指代理正在处理的对象,代理是指 RL 算法。通过向代理发送一个状态,环境开始运行,然后基于其知识采取行动响应该状态。之后,环境发送下一对状态并回报至代理。代理将利用环境返回的回报而更新其知识,从而评价最后的行动。该循环持续进行,直至环境发送一个终止状态以结束此过程。

1. 强化学习基本要素

状态是对环境的描述,可以是离散的或连续的,其状态空间为 S。

动作 a 是对智能体行为的描述,可以是离散的或连续的,其动作空间为 A。

策略 $\pi(a \mid s)$是智能体根据环境状态 s 来决定下一步动作 a 的函数。

状态转移概率 $p(s' \mid s, a)$是在智能体根据当前状态 s 做出一个动作 a 之后,环境在下一个时刻转变为状态 s' 的概率。

即时奖励 $r(s, a, s')$是一个标量函数,即智能体根据当前状态 s 做出动作 a 之后,环境会反馈给智能体一个奖励,这个奖励也通常与下一个时刻的状态 s' 有关。

智能体的策略就是智能体如何根据环境状态 s 来决定下一步的动作 a,通常可以分为确定性策略和随机性策略两种。确定性策略是从状态空间到动作空间的映射函数 π:$S \rightarrow A$。随机性策略表示在给定环境状态时,智能体选择某个动作的概率分布 $\pi(a \mid s) \triangleq p(a \mid s)$,且 $\sum_{a \in A} \pi(a \mid s) = 1$。

通常情况下,强化学习一般使用随机性策略。随机性策略有很多优点:在学习时可以通过引入一定随机性来更好地探索环境;随机性策略的动作具有多样性,这一点在多个智能体博弈时也非常重要。采用确定性策略的智能体总是对同样的环境做出相同的动作,会导致它的策略很容易被对手预测。

2. 强化学习目标函数

强化学习的目标函数为:$J(\theta) = E_{\tau-p(\tau)}[G(\tau)] = E_{\tau-p(\tau)}[\sum_{t=0}^{T-1}\gamma^t r_{t+1}]$,其中 θ 为策略函数的参数,γ 为折扣因子,r_{t+1} 为第 $t+1$ 时刻感受到 t 时刻行动的回报。

3. 值函数

为了评估策略 π 的期望回报,定义两个值函数:状态值函数和状态 – 动作值函数。

对于状态值函数,策略 π 的期望回报可以分解为:

$$E_{\tau-p(\tau)}[G(\tau)] = E_{s-p(s_0)}[E_{\tau-p(\tau)}[\sum_{t=0}^{T-1}\gamma^t r_{t+1}]] = E_{s-p(s_0)}[V^\pi(s)]$$

其中 $V^\pi(s)$ 称为状态值函数,表示从状态 s 开始,执行策略 π 得到的期望总回报。

如果给定策略 $\pi(a|s)$、状态转移概率 $p(s'|s,a)$ 和奖励 $r(s,a,s')$,就可以通过迭代的方式来计算 $V^\pi(s)$。由于存在折扣率,迭代一定步数后,每个状态的值函数就会固定不变。

状态 – 动作值函数:状态 – 动作值函数也称为 Q 函数。状态值函数 $V^\pi(s)$ 是 Q 函数 $Q^\pi(s,a)$ 关于动作 a 的期望,即:

$$V^\pi(s) = E_{a-\pi p(a|s)}[Q^\pi(s,a)]$$

Q 函数可以写为:

$$Q^\pi(s,a) = E_{s'-p(s'|s,a)}[r(s,a,s') + \gamma E_{a'-\pi p(a'|s')}[Q^\pi(s',a')]]$$

这是关于 Q 函数的贝尔曼方程。

值函数可以看作对策略 π 的评估,因此,可以根据值函数来优化策略。假设在状态 s,有一个动作 a^* 使得 $Q^\pi(s,a^*) > V^\pi(s)$,说明执行动作 a^* 的回报比当前的策略 $\pi(a|s)$ 更高,就可以调整参数使得策略中动作 a^* 的概率 $p(a^*|s)$ 增加[5]。

(二) Q 学习算法

Q 学习算法是基于已知贝尔曼方程(2.21)的一种离线、无模型 RL 算法:

$$v(s) = E[R_{t+1} + \lambda v(S_{t+1}) \mid S_t = s] \tag{2.21}$$

其中,E 表示期望;λ 表示折现系数。以 Q 值的形式将等式 2.21 重写为:

$$Q^\pi(s,a) = E[\gamma_{t+1} + \lambda\gamma_{t+2} + \lambda\gamma_{t+3} + \cdots \mid s,a]$$

$$Q^\pi(s,a) = E_{S'}[\gamma + \lambda Q^\pi(s',a') \mid s,a] \tag{2.22}$$

用 Q^* 表示的最优 Q 值为:

$$Q^*(s,a) = E_{S'}[\gamma + \lambda \max_{a'} Q^*(s',a') \mid s,a]$$

该算法的主要目标是 Q 值最大化。该算法应用于策略迭代和数值迭代。在策略迭代中,循环在策略评价与策略提升之间进行。策略评价利用从策略提升中获得的贪心策略估算数值函数 V。通过最大化各个状态的数值函数 V 改进策略以更新策略。更新等式基于等式(2.21)并保持迭代直至收敛。

数值迭代仅包含一个成分,其基于最优贝尔曼等式(2.22)更新数值函数 V。迭代收敛后,针对所有状态应用 argument 最大函数,以此直接获得最优策略。

(三)状态－行动－回报－状态－行动(SARSA)算法

SARSA 算法与 Q 学习算法非常相似。其主要差异为:SARSA 是一种在线算法。这表明,SARSA 基于当前策略而非贪心策略执行行动学习 Q 值。

(四)DQN 算法

虽然 Q 学习是一种极其强大的算法,但其主要弱点就是不具有通用性。如果将 Q 学习视为一个二维数组中的更新数(行动空间×状态空间),那么它类似于动态编程。这表明,对于 Q 学习算法之前从未见过的状态,没有线索提示要采取哪个行动。换言之,Q 学习算法代理不能为从未见过的状态估算数值。为了解决这个问题,DQN 引入一个神经网络以避免二维数组。网络输入为当前输入,而输出则为各个行动的相应 Q 值[4]。

四、人工神经网络

神经网络是指由多层大量相互连接的节点(或人工神经元)构成的网络结构模型。这些人工神经元节点分布式相互缠绕、共同学习,它们之间的连接强度是可学习的参数,通过优化节点之间的计算参数来达到最终的合理输出。在人工神经网络中,输入数据以多维向量的形式放置于输入层,输入层会将输入数据分配给隐藏层。然后,隐藏层对来自前一层的输入进行计算。经过若干个隐藏层的计算,计算结果被传输至输出层。通常将数据从输入层输入到输出层输出结果的过程称为一次前向传播。在输出层输出结果后,输出层会将结果与数据的真实标签通过损失函数计算损失,损失会反向传输到隐藏层,根据梯度下降方法更新隐藏层的参数后,继续反向传输损失,直至所有隐藏层的参数被更新完毕。这一过程被称为一次反向传播。前向传播与反向传播构成了神经网络的学习过程。处理复杂任务往往需要较多层的神经网络,当有多个隐藏层堆叠在一起时,通常被称为深度学习。

(一)前向传播

神经网络通常由输入层、隐藏层和输出层组成,输入层通常由神经网络接收的输入数据 $X = \{x_1, x_2, \cdots, x_N\}$ 组成。在前向传播中,输入层与隐藏层相连接。每个隐藏层都由若干个神经元组成,每个神经元都与前一层输出的数据直接相连,通过连接的权重,对前一层输出的数据做加权求和和非线性激活运算,以第一个隐藏层中的第 k 个神经元为例,设该神经元的输出为 a_k^1,这个神经元的输入为上一层的输出 X,则 a_k^1 的计算公式如下:

$$a_k^1 = g\left(\sum_{i=1}^{N} \omega_i x_i + b\right)$$

式中:ω_i 和 b 是该神经元的参数;$g(\cdot)$ 是一个非线性激活函数。

设第一个隐藏层中有 l_1 个神经元,那么第一个隐藏层中每个神经元经过计算后,产生的这一层的输出为 $a^{(1)} = \{a_1^{(1)}, a_2^{(1)} \cdots a_{l_1}^{(1)}\}$。$a^{(1)}$ 又将作为下一层的输入参与到下一层的运算中。经过若干层隐藏层的计算后,最后一层隐藏层的输出被传输至输出层。输出层中的神经元数目通常与任务要求相关,如在二分类问题中,该层神经元数目一般被设置为 1 或 2。当设置为 1 时,可以认为输入经过神经元的非线性激活映射到 [0,1] 区间后,得到的结果 h 以 0.5 为阈值区分正类和负类。

当神经元数目被设置为 2 时,可以取以两个神经元的序号为分类结果,即第一个神经元的输出表示负类,第二个神经元的输出表示正类,若第一个神经元的输出大于第二个神经元的输出,则认为分类结果是负类,反之则认为是正类。

每个隐藏层输出的结果通常被看作隐藏层提取的特征。因此,隐藏层所做的运算也可以被视为提取特征的过程。在神经网络中,数据被传输至输入层,经过隐藏层提取特征,最后被传输至输出层产生结果的过程称为一次前向传播。

(二)激活函数

激活函数可以有多种形式,一般可以分为线性函数和非线性函数。线性函数所能实现的功能较为局限,即使多层线性函数同时应用,其表示的变换结果仍然是线性的。但线性模型也有不少场合可以应用,使用它们可以降低计算的复杂性,在一些对实时性要求高,而准确率要求没那么高的场合能发挥很好的作用。

通常情况下,非线性函数更能表示客观世界的特点。比较常用的非线性函数有 Sigmoid 函数和 Tanh 函数等。Sigmoid 函数与 Tanh 函数在函数图像上比较相似,两个函数的定义域都是全实数空间,不同的是,Sigmoid 函数的值域为[0,1],而 Tanh 函数的值域为[-1,1]。相对而言,Sigmoid 函数使用得较为广泛,其函数表达式为:

$$\text{Sigmoid}(z) = g(z)\frac{1}{1+e^{-x}}$$

Sigmoid 函数将函数的输入值全部转化到[0,1]之间,从而更适合神经网络。因为神经网络中的节点通常只有两个状态,正以 1 表示,负以 0 表示,将数值全部转化到固定的区间,就可以通过设定阈值来决定节点的激活情况。

(三)反向传播

前向传播是从数据输入到输出的一次神经网络预测过程,而反向传播则是将预测结果与真实结果进行比较后,反向更新神经网络中各层神经元参数的过程。也就是说,反向传播大体上可以看作两个步骤的叠加,其中第一个步骤是比较预测结果和真实结果,第二个步骤是优化求解神经网络中的参数。

比较预测结果和真实结果是否相似的指标有很多,如预测的准确率、召回率等。但是在神经网络模型的训练过程中,由于整个机器学习的流程可以看作是对损失函数的优化,所以训练过程中通常以损失函数作为比较的方式,通过损失函数的大小衡量预测结果和真实结果间的偏差程度。在神经网络中常用的损失函数有很多,如均方误差损失(MSE)、平均绝对误差(MAE)等。以 MSE 为例,如果一个神经网络采用 MSE 作为损失函数,设 M 个数据经过输出层产生的预测值是 $\hat{y} \in R^M$,数据真实标签是 $y \in R^M$,则损失的计算方式如下:

$$l = \frac{1}{M}\sum_{m=1}^{M}(y_m - \hat{y}_m)^2$$

在求解出预测结果和真实结果之间的损失后,神经网络就可以利用这个损失反向更新每一层的网络参数了。在神经网络中通常采用的优化方式称为梯度下降法。梯度下降法的原理较简单,主要通过计算损失函数 l 对于参数 θ 的梯度,根据参数更新公式,更新网络中的参数。以在前向传播中讲到的第一层的第 k 个神经元为例,在前向传播中,该神经元进行了经过激活函数激活的线性加权操作,其中涉及的参数包括 $W_k^{(1)} = \{w_1, w_1, \cdots, w_N\}$ 和 b。在反向传播中,该神经元的运作方式如下:

$$W_k^{(1)} \leftarrow W_k^{(1)} - \alpha \frac{\partial a^{(1)}}{\partial W_k^{(1)}}$$

$$b \leftarrow b - \alpha \frac{\partial l}{\partial b}$$

$\frac{\partial a^{(1)}}{\partial W_k^{(1)}}$ 的计算方式如下: $\frac{\partial a^{(1)}}{\partial W_k^{(1)}} = \frac{\partial l}{\partial a^{(1)}} \cdot \frac{\partial a^{(1)}}{\partial W_k^{(1)}}$

其中, $\frac{\partial a^{(1)}}{\partial W_k^{(1)}}$ 可以根据前向传播公式轻易计算出来,而 $\frac{\partial l}{\partial a^{(1)}}$ 可以根据链式求导法则转化为对第二层的输出 a^2 的微分计算,如下:

$$\frac{\partial l}{\partial a^{(1)}} = \frac{\partial l}{\partial a^{(2)}} \cdot \frac{\partial a^{(2)}}{\partial a^{(1)}}$$

其中, $\frac{\partial a^{(2)}}{\partial a^{(1)}}$ 是一个根据前向传播公式轻易计算出的值,而 $\frac{\partial l}{\partial a^{(2)}}$ 可以继续向前推导,利用第三层隐藏层的输出进行微分计算,直至能够根据最后输出层的结果计算出损失对输出层结果的微分。

在实际运算过程中,由于每一层梯度的计算都需要利用上一层梯度的计算结果,所以反向传播的过程从输出层开始计算微分,在使用参数更新公式更新完输出层参数后,微分结果被传输至上一层计算该层微分并更新该层参数。每一层的微分被不断地向前一层传输,直到传输至第一个隐藏层,更新完第一个隐藏层的参数后,一个反向传播的过程结束。

(四)参数初始化与正则化

在神经网络开始训练时,需要对神经网络中各隐藏层的参数进行初始化操作。如果每个隐藏层都具有相同的参数,那么在反向传播时,它们会得到相同的梯度,导致各个隐藏层学习到的特征一致。为了打破这种一致,通常在神经网络训练的开始对神经网络参数采取一些特殊的初始化方法。常见的参数初始化方法包括把参数统一初始化为 0、随机初始化、Xavier 初始化和 He 初始化等。其中,统一的初始化在实践中已经被证明是不可取的方法,会导致上述特征一致的问题。相比之下,随机初始化是现在最常用的初始化方法,该方法将每个参数都初始化为一个较小的随机值,使神经网络能够正常训练。Xavier 初始化和 He 初始化则是 Glorot 和何恺明等针对随机初始化方法进行的改进,在当前研究中的使用也日渐增多。

正则化则是针对神经网络训练过程中可能出现的两种不良结果——欠拟合和过拟合所进行的改进。欠拟合的出现很多时候是因为神经网络的复杂度不足,导致函数无法很好地拟合原来的问题。此时,需要适当地提升函数的复杂度来解决这种问题,常见的提升函数复杂度的方法包括对多项式拟合提升多项式的次数、在神经网络中增加神经元和神经网络层数等。过拟合与欠拟合相反,神经网络过于复杂,导致函数拟合出一些不必要的点,很多时候这些点是采样时产生的错误、异常样本或噪声,并不需要对其进行拟合。当使用神经网络对数据进行拟合时很难区分哪些点是正常点,哪些点是不需要拟合的异常点。如果拟合函数太灵活,它会尽可能地拟合更多的点,导致神经网络模型受到异常点的干扰,为拟合带来巨大的缺陷。应对这种情况的方法除了减少隐藏层的数量和减少每个隐藏层中神经元的数量来降低函数复杂度外,常见的方法还包括使用过采样方法人工扩大数据库、在训练时采用早停策略、在损失函数中加入正则项、使用 Dropout 方法在训练时随机使一些神经元失效、通过迁移学习方法使用大规模数据集训练完毕的模型等[6]。

五、深度学习

深度学习是学习样本数据的内在规律和表示层次,这些学习过程中获得的信息对文字、图像和声音等数据的解释有很大的帮助。它的最终目标是让机器能够像人一样具有分析学习能力,可以识别文字、图像和声音等数据。深度学习可以简单理解为多层的神经网络模型。

(一)深度学习的基本原理

深度学习的基本模型是神经网络,其结构模仿了人类的神经系统,包含多个层级。神经网络的基本组成单元是神经元,每个神经元可以接收多个输入,经过加权及与偏置项相加后通过一个激活函数输出。多个神经元可以组成一个层级,不同层级之间的神经元可以进行连接,形成一个完整的神经网络。

深度学习的基本原理是通过多层神经网络实现对数据的学习和识别。深度学习模型通常包含输入层、隐藏层和输出层,每一层都包含了多个神经元,每个神经元都与上一层的所有神经元相连接。

深度学习中的深度指的是神经网络的层数,一般来说,层数越多,网络的表达能力越强。训练神经网络需要使用反向传播算法,通过反向传播误差信号,更新神经网络中的参数和偏置项,使模型的输出更加接近于真实值。深度学习中常用的神经网络结构是多层感知机(MLP),它是由多层神经元组成的网络,每层之间相互连接,其中输入层接收数据,输出层输出结果,中间的隐藏层则对输入数据进行非线性变换和特征提取。MLP 的训练过程通常使用反向传播算法进行参数优化。

(二)卷积神经网络模型

在无监督预训练出现之前,训练深度神经网络通常非常困难,而其中一个特例是卷积神经网络。卷积神经网络受视觉系统的结构启发而产生。第一个卷积神经网络计算模型是在 Fukushima 的神经认知机中提出的,基于神经元之间的局部连接和分层组织图像转换,将有相同参数的神经元应用于前一层神经网络的不同位置,得到一种平移不变神经网络结构形式。后来,Le Cun 等在该思想的基础上,用误差梯度设计并训练卷积神经网络,在一些模式识别任务上得到优越的性能。至今,基于卷积神经网络的模式识别系统是最好的实现系统之一,尤其在手写体字符识别任务上表现出非凡的性能。

卷积神经网络(CNN)基本结构包括卷积层、池化层、激活层、全连接层等。

卷积层广泛用于深度神经网络样本特征的获取。在卷积层中,通过一个指定尺寸的窗口卷积核对整张图片进行扫描,从而提取出更高级的特征。通过设置卷积核的步长来限定窗口每次滑动的像素个数。对于处于边界上的像素,在做卷积操作时可以选择是否对其进行填充。卷积层的输出结果可由公式(2.23)获得。

$$y_n^l = f_1 \left(\sum_{m \in y_n^l} y_m^{l-1} \times \omega_{m,n}^l + b_n^l \right) \qquad (2.23)$$

式(2.23)中,y_n^l 代表第 l 层卷积神经网络中第 n 个特征图的输出值,$\omega_{m,n}^l$ 用来表示卷积核的参数,b_n^l 为偏置项,V_n^l 表示该层特征图的输入集合。$f(\cdot)$ 为激活函数,$f(\cdot)$ 的选取通常有以下几种。

Sigmoid 函数,函数表达式如公式(2.24)所示。它是一种非线性的激活函数,其取值范围为 $[0,1]$。输入的值越小,输出越接近于 0,反之,输入的值越大,输出越接近于 1。使用 Sigmoid 函数作为激活函数容易导致梯度弥散。此外,由于 Sigmoid 函数的输出恒大于 0,这会导致收敛过慢,增加训练网络模型的时间成本。

$$f(z) = \frac{1}{1 + \exp(-z)} \qquad (2.24)$$

双曲正切函数 tanh,函数表达式如公式(2.25)所示。tanh 函数是 Sigmoid 函数的一种变体,相比于 Sigmoid 函数,其取值范围为$[-1,1]$。输出为零中心数据。

$$f(z) = \tanh(z) = \frac{e^z - e^z}{e^z + e^z} \tag{2.25}$$

ReLU 激活函数,函数表达式如公式(2.26)所示。ReLU 函数对于输入值小于 0 的值进行抑制,只保留输入值大于 0 的值,具有稀疏激活性的特点,可以避免反向传播过程中梯度消失,很大程度上提高了网络训练的速度。此外,ReLU 函数的效率比 tanh 函数和 Sigmoid 函数高,能够快速收敛。除了 ReLU 函数外,还有在 ReLU 基础上改进的函数如 Leaky – ReLU、R – ReLU。由于 ReLU 函数中小于 0 的输入全部输出为 0,这将导致深度神经网络中的某些神经元不会被激活。如果学习率比较大,这些神经元可能输出值均为 0。为此,Leaky – ReLU 保留了负轴的值,这些值比较小,但不会丢失全部信息。

$$f(z) = \begin{cases} 0 & z < 0 \\ z & z > 0 \end{cases} \tag{2.26}$$

池化层作为卷积神经网络的重要组成部分,可以通过池化操作对数据进行压缩,大大减少了参数的计算量。与卷积核类似,池化层也需要一个滑动的窗口,可以定义步长和池化的方式,以及是否对边界进行填充。区别在于,池化层的窗口只影响输入的一个深度,而卷积层的过滤器横跨了整个深度。当处理较大图像时,在一个区域卷积后得到的特征很有可能在其他的区域也具有类似的特征。对于图像特征的提取,通过池化操作计算图像上某个区域特征的平均值、最小值或最大值。这样得到的统计特征与使用卷积层输出的所有特征相比,数据维度更低,解决了过拟合的问题,对网络性能有较大改善,常用的池化方式有以下 2 种。

(1)平均池化。其池化的方式是通过滑动窗口框出用于池化操作的子区域,然后对其中的值加和取平均值,作为输出结果。

(2)最大池化。其池化步长和池化窗口与平均池化相同。框出子区域后,选取其中特征子区域的最大值作为输出结果。

全连接层可以对池化层和卷积层输出的特征进行压缩,同时完成模型分类。在全连接层中,每一层神经元的节点都与上一层所有神经元节点相连接,所以称为全连接层。

令 x_1、x_2 和 x_3 为该网络的输入值,a_1、a_2 和 a_3 为全连接层的输出值,用 ω_{ih} 表示两个全连接层之间的连接权重,b_h 代表全连接层神经元的偏置,激活函数 $f(\cdot)$ 用表示,则输出、a_1、a_2 和 a_3 分别如下[7]:

$$a_1 = f_1(\omega_{11}x_1 + \omega_{21}x_2 + \omega_{31}x_3 + b_1)$$

$$a_2 = f_1(\omega_{12}x_1 + \omega_{22}x_2 + \omega_{32}x_3 + b_2)$$

$$a_3 = f_1(\omega_{13}x_1 + \omega_{23}x_2 + \omega_{33}x_3 + b_3)$$

（三）序列生成模型

在深度学习的应用中,有很多数据以序列的形式存在,例如,声音、语言、视频、DNA 序列或其他的时序数据等。以自然语言为例,一个句子可以看作符合一定自然语言规则的词的序列。这些语言规则包含非常复杂的语法和语义的组合关系,因此,很难显式地建模这些规则。为了有效地描述自然语言规则,可以从统计的角度来建模。将一个长度为 T 的文本序列看作一个随机事件 $X_{1:T} = (X_1, \cdots, X_T)$,其中每个位置上的变量 X_T 的样本空间为一个给定的词表 V,整个序列 $x_{1:T}$ 的样本空间为 $|V|^T$。在某种程度上,自然语言也确实有很多随机因素。例如,当我们称赞一个人漂亮时,可以说美丽、标致或好看等。当不指定使用场合时,这几个词可以交替使用,具体使用哪个词相当于一个随机事件。一个文本序列的概率可以用来评估其符合自然语言规则的程度。

序列数据一般可以通过概率图模型来建模序列中不同变量之间的依赖关系。序列数据有两个特点:样本是变长的;样本空间非常大。对于一个长度为 T 的序列,其样本空间为 $|V|^T$。因此,很难用已知的概率模型来直接建模整个序列的概率。序列数据的概率密度估计问题可以转换为单变量的条件概率估计问题,即给定 $x_1 x_2 \cdots x_{T-1}$ 时 x_T 的条件概率为 $p(x_T | x_1 x_2 \cdots x_{T-1})$。

给定一个包含 N 个序列数据的数据集,序列概率模型需要学习来最大化整个数据集的对数似然函数。在这种序列模型方式中,每一步都需要将前面的输出作为当前步的输入,这是一种自回归的方式。因此,这一类模型也称为自回归生成模型。当前研究较多的自回归生成模型包括 N 元统计模型和深度序列模型。

1. N 元统计模型

由于数据稀疏问题,当 t 比较大时,依然很难估计条件概率 $p(x_T | x_1 x_2 \cdots x_{T-1})$。一个简化的方法是 N 元模型,假设每个词 x_t,只依赖于其前面的 $N-1$ 个词(N 阶马尔可夫性质)。

$$p(x_T | x_1 x_2 \cdots x_{T-1}) = p(x_T | x_{T-N+1} x_{T-N+2} \cdots x_{T-1})$$

当 $N=1$ 时,称为一元模型;当 $N=2$ 时,称为二元模型;以此类推。

N 元模型广泛应用于各种自然语言处理问题,如语音识别、机器翻译、拼音输入法、字符识别等。通过 N 元模型,可以计算一个序列的概率,从而判断该序列是否符合自然语言的语法和语义规则。

2. 深度序列模型

深度序列模型是指利用神经网络模型来估计条件概率 $p_\theta(x_T \mid x_1 x_2 \cdots x_{T-1})$。假设一个神经网络 $f(\cdot;\theta)$，其输入为历史信息 $\bar{h}_T = x_1 x_2 \cdots x_{T-1}$，输出为词表 V 中的每个词 $v_k (1 \leq k \leq \mid V \mid)$ 出现的概率，并满足：

$$\sum_{k=1}^{[V]} f_k(x_1 x_2 \cdots x_{T-1};\theta) 1$$

其中 θ 表示网络参数。条件概率 $p_\theta(x_T \mid x_1 x_2 \cdots x_{T-1})$ 可以从神经网络的输出中得到：

$$p_\theta(x_T \mid x_1 x_2 \cdots x_{T-1}) = f_{K_{x_T}}(x_T \mid x_1 x_2 \cdots x_{T-1};\theta)$$

其中 k_{x_T}，为 x_T 在词表中的索引。

深度序列模型一般可以分为 3 个模块：嵌入层、特征层、输出层。

嵌入层：令 $\bar{h}_T = x_1 x_2 \cdots x_{T-1}$ 表示输入的历史信息，一般为符号序列。由于神经网络模型一般要求输入形式为实数向量，因此，为了使神经网络模型可以处理符号数据，需要将这些符号转换为向量形式。一种简单的转换方法是通过一个嵌入表来将每个符号直接映射成向量表示。嵌入表也称为嵌入矩阵或查询表。

特征层：特征层用于从输入向量序列 $e_1, \cdots, e_{T-1}$ 中提取特征，输出为一个可以表示历史信息的向量 h_T。特征层可以通过不同类型的神经网络（例如，前馈神经网络和循环神经网络等）来实现。常见的网络类型有简单平均网络、前馈神经网络、循环神经网络。

输出层：输出层一般使用 Softmax 分类器，接受历史信息的向量表示 $h_T \in R^D h$，输出为词表中每个词的后验概率，输出大小为 $\mid V \mid$。

$$o_T = softmax(\hat{o}_T) = softmax(Wh_T + b)$$

其中输出向量 $o_T \in (0,1)^{\mid V \mid}$ 为预测的概率分布，第 k 维是词表中第 k 个词出现的条件概率；$\hat{o}_T$ 是未归一化的得分向量；$W \in R^{\mid V \mid \times D_k}$ 是最后一层隐藏层到输出层直接的权重矩阵；$b \in R^{\mid V \mid}$ 为偏置[5]。

六、迁移学习

迁移学习顾名思义就是把已学习、训练好的模型参数迁移至新的模型，以便帮助新模型训练。考虑到大部分数据或任务存在相关性，所以通过迁移学习可以将已经学习到的模型参数(也可理解为模型学习到的知识)通过某种方式分享给新模型,从而加快并优化模型的学习效率,不用像大多数网络那样从 0 学习。

(一)归纳迁移学习

目标任务与原任务不同,目标域和源域可能相同也可能不同,即 $T_s \neq T_t$。这种迁移学习方式又被分为 4 种形式。

1.实例知识迁移学习

基于实例的迁移学习的基本思想是,尽管目标域中部分带标签训练数据和源训练数据或多或少会有些不同,但是目标域中部分训练数据还会存在一部分比较适合训练有效分类的模型,并且适应测试数据。于是,目标就是从目标域中部分带标签训练数据中找出那些适合测试数据的实例,并将这些实例迁移到源训练数据的学习中。这种方法比较适合源数据与目标数据中部分带标签数据非常接近的情况。

2.特征知识迁移

基于特征的迁移学习主要是找到一种好的特征表示最小化域的不同。并且根据源域中带标签样本是否充足可以分为有监督及无监督学习方法。

3.参数知识迁移

大部分基于参数的迁移学习均是以不同域的模型共享了一些参数或共享了一些先验分布为前提的。

4.相关知识迁移

这种迁移学习中源域和目标域的数据是相关的。

(二)直推式迁移学习

直推式迁移学习的原任务和目标任务是相同的,即 $T_s = T_t$,目标域和源域可能相同也可能不同。它又可以被分为:

(1)特征空间不同:$x_s = x_t$。

(2)特征空间相同,但边缘概率分布不同:$P(X_s) \neq P(X_t)$。

直推式迁移学习仍然包括实例知识迁移学习及特征知识迁移学习,这种情况多在无监督学习模型中进行。

(三)无监督迁移学习

无监督迁移学习的原任务和目标任务不相同,即 $T_s \neq T_t$,并且目标域数据及源域数据均没有标签。

(四)TrAdaBoost 算法

TrAdaBoost 算法是归纳迁移学习中基于特征迁移的开山之作,由戴文渊提出,是迁移学习中十分有影响力的算法之一。算法的基本思想是从源域数据中筛选有效数据,过滤与目标域不匹配的数据,通过 Boosting 方法建立一种权重调整机制,增加有效数据权重,降低无效数据权重,用一句话概括就是从过期数据中找出与目标数据最接近的样本数据。

TrAdaBoost 的算法步骤如下:

输入两个训练数据集 T_a 和 T_b,一个未标注的测试数据集 S,一个基本分类算法 Leamer 和迭代次数 N。

(1)初始权重向量 $\omega^1 = (\omega_1^1, \cdots, \omega_{n+m}^1)$,其中:

$$w_i^1 = \begin{cases} \dfrac{1}{n}, i = 1, \cdots, n \\ \dfrac{1}{m}, i = n+1, \cdots, n+m \end{cases}$$

(2)设置 $\beta = \dfrac{1}{1 + \sqrt{21n\dfrac{n}{N}}}$,当 $t = 1, \cdots, N$ 时:

①设置 p^t 满足 $p^t = \dfrac{\omega^t}{\sum\limits_{i=1}^{n+m} \omega_i^t}$。

②调用 Leamner,根据合并后的训练数据 T 及 T 上的权重分布 p^t 和未标注数据 S,得到一个在 S 的分类器 $h_t : X \mid \rightarrow Y$。

③计算 h_t 在 T_b 上的错误率:

$$\varepsilon_i = \sum_{i=n+1}^{n+m} \frac{\omega_i^t \mid h_t(x_i) - e(x_i)}{\sum\limits_{i=n+1}^{n+m} \omega_i^t}$$

④设置 $\beta_t = \dfrac{\varepsilon_t}{1 - \varepsilon_t}$。

⑤设置新的权重向量：

$$
w_i^{t+1} = \begin{cases} w_i^t \beta^{\mid h_t(x_i)-c(x_i) \mid}, i = 1, \cdots, n \\ w_i^t \beta^{-\mid h_t(x_i)-c(x_i) \mid}, i = n+1, \cdots, n+m \end{cases}
$$

输出最终分类器：

$$
h_j(x) = \begin{cases} 1, \sum_{t=[\frac{N}{2}]}^{N} 1n(\frac{1}{\beta_t}) h_t(x) \geqslant \sum_{t=[\frac{N}{2}]}^{N} 1n(\frac{1}{\beta_t}) \\ 0, 其他 \end{cases}
$$

这里需要说明的一点就是权重的更新方式,对于辅助样本来讲,预测值和标签越接近,权重越大;而对于目标数据则相反,预测值和标签差异越大,权重越大。这种策略不难理解,如果希望找到辅助样本中与目标数据分布最接近的样本,同时放大目标样本不匹配的影响,那么理想的结果就是目标样本预测值与标签尽量匹配(不放过一个没匹配好的数据),在前面的基础上,筛选出辅助样本中最匹配(权重大)的部分。

证明算法收敛的公式如下：

$$
\frac{L_d}{N} \leqslant \min_{1 \leqslant i \leqslant n} \frac{L_(x_i)}{N} + \sqrt{\frac{21nn}{N} + \frac{1nn}{N}} \tag{2.27}
$$

$$
\mathrm{im} N \to \infty \frac{\sum_{t=[\frac{N}{2}]}^{N} \sum_{i=1}^{n} p_i^t l_i^t}{N - [\frac{N}{2}]} \tag{2.28}
$$

可以看到,在每轮的迭代中,如果一个辅助训练数据被误分类,那么该数据可能与源训练数据是矛盾的,那么我们就可以降低该数据的权重。具体来说,就是使数据乘以 $\beta^{\mid h_t x_i - c(x_i) \mid}$,其中的 β 值为 $0 \sim 1$,所以在下一轮的迭代中,被误分类的样本就会更少地影响上一轮的分类模型,在若干次以后,辅助数据中符合源数据的那些数据会拥有更高的权重,而那些不符合源数据的权重则会降低。极端的情况是,辅助数据被全部忽略,训练数据就是源数据 Tb,此时的算法就成了 AdaBoost 算法。当计算错误率时,计算得到的错误率 >0.5,需要将其重置为 0.5。

总而言之,TrAdaBoost 算法在源数据与辅助数据相似度较高时可以取得很好的效果,但是该算法也有不足之处,开始时辅助数据中的样本如果噪声比较多,迭代次数控制得不好,则会加大训练分类器的难度[2]。

参考文献

［1］陈锐,曹志兴.人工智能在前列腺癌诊疗中的应用［M］.上海:上海科学技术出版社,2023.

［2］欧陕兴,陆普选,陆遥等.新型冠状病毒肺炎影像诊断与人工智能［M］.北京:清华大学出版社,2020.

［3］唐子惠.医学人工智能导论［M］.上海:上海科学技术出版社,2020.

［4］哈立德·沙伊克,萨比塔·克里什南,罗希特·M.谢伊.人工智能在乳腺癌早诊中的应用［M］.天津科技翻译出版有限公司,2022.

［5］严瀚.人工智能与椎体骨折诊断［M］.广州:广东科技出版社,2022.

［6］童超,梁保宇,苏强.人工智能在肺癌诊断中的应用［M］.北京:北京航空航天大学出版社,2023.

［7］万程,钱湧,杨卫华.眼底病人工智能研究［M］.武汉:湖北科学技术出版社,2022.

第3章 智能肿瘤影像诊断

智能肿瘤影像诊断是将人工智能技术应用于肿瘤的医学影像诊断,帮助医生定位病变部位并分析病情,辅助医生做出效率和准确率更高的临床诊断。

在传统的培养模式中,一名优秀的医学影像医生的培养周期长、投入成本大,除此之外,医生阅片时由于主观性太强或临床信息利用不足,容易出现误判。人工智能通过学习大量医学影像特征,可以帮助医生客观地进行病灶区域定位,进而减少因个人主观性判断而导致的漏诊、误诊等问题。人工智能辅助识别动态和静态医学影像可以持续快速、精准、高效地识别并检测出对应病灶,已得到较为广泛的应用。

一、医学影像

影像学技术应用多种物理学成像原理,获得人体组织的结构图像数据,其影像学数据具有精准直观、特异敏感、可靠性强的特性,在临床诊断中发挥着不可替代的作用。目前,临床上常用的医学成像技术包括 X 线成像、超声成像(USG)、计算机断层扫描成像(CT)、磁共振成像(MRI)、正电子发射断层成像(PET)等,因其不同的原理与功能而满足特定的医学成像需求。

(一)X 线

X 线成像技术在医疗领域具有举足轻重的地位,通过不同组织对特定能量 X 线吸收系数不同而产生射线密度和能谱分布的图像。X 线是一种波长很短、穿透能力很强的电磁波。医学上使用的 X 线检查,原理是利用 X 线的穿透作用,当发出的 X 线穿透人体时,由于不同组织如骨骼、水分(血液等)、软组织(肌肉)等吸收而产生不同程度的减弱,从而在荧屏或 X 线片上形成明暗或黑白对比不同的影像。X 线检查范围广泛,辐射剂量低,是临床某些疾病早发现、早诊断及鉴别诊断最有效的手段之一。

目前,医用数字 X 线机的发展日趋完善,人工智能与影像结合正在成为医疗检测和诊断领域的新趋势。目前,人工智能辅助 X 线识别对骨科疾病及在乳腺肿瘤中的应用具有很高的潜在价值。

（二）超声

现代超声诊断仪均使用回声原理，由仪器的探头向人体发射超声，并进行线形、扇形或其他形式的扫描，遇到不同声阻抗的两种组织的交界面，即超声反射，由探头接收后，经过信号放大和信息处理，显示于屏幕上，形成一张人体的断层图像，称为声像图或超声图，供临床诊断使用。超声图像反映组织器官动态和实时信息，由于组织界面的深浅不同，回声波接收的时间不同，由此可测得该界面的深度，即可得到脏器的厚度。超声因无痛、无创、无电离辐射、简便、快捷、可实时成像、重复性好等优势已广泛应用于多个系统内脏器官及浅表结构的检查与诊断。

将人工智能与超声图像诊断相结合，研究超声人工智能设备，可提高超声诊断的准确率，减少误诊、漏诊，具有重大的社会效益。目前，人工智能超声诊断主要研究领域为甲状腺、乳腺、肝脏病变等，并在提高诊断率、降低误诊率方面取得了进展。

（三）CT

CT 通过 X 线对人体部位一定厚度的层面进行扫描，根据不同组织的 X 线吸收系数不同获得相应器官的信息。通过 X 线－可见光转换、光电信号转换、模拟/数字转换为数字，以数字矩阵形式储存在计算机中，并通过数字/模拟转换器将数字转化为黑到白不等灰度的小方块，即像素，按照矩阵排列，从而获得 CT 图像。

CT 检查的突出优点是密度分辨率高，易于检出病灶，并且具有成像方便、快速、适用范围广等明显优势，其快速成像减少了运动伪影的影响并能获取高分辨率的解剖图像。CT 检查的应用范围基本覆盖全身各个系统，对于呼吸系统、心血管系统、消化系统、泌尿系统、头颈部等，其诊断价值和优越性尤为突出。

CT 检查在临床肿瘤管理的所有阶段，包括预测、筛查、引导实施活检、制订治疗计划、治疗指导和治疗反应评估中均发挥重要作用。通过多次纳入患者临床影像学的最新信息，优化的模型可进一步准确地评估患者的预后，为临床提供更有效的信息，协助临床精准诊治。

（四）MRI

MRI 基于成像原理和多参数、多序列、多方位成像的特点而具有较高的组织分辨力，且无 X 线辐射,目前已广泛应用于人体各部位的疾病检查和诊断,在中枢神经系统中的诊断价值尤为突出。常用的 MRI 模态为 T1 加权成像(T1WI)、T2 加权成像(T2WI)、对比增强 T1 加权成像(CE－T1WI)。多参数 MRI 采用不同参数的成像技术,多方面描述病灶信息,有利于肿瘤的诊断。其中,动态增强 MRI(DCE－MRI)不仅可以提供肿瘤的形态学信息,也能体现与组织血流相关的微观信息;弥散加权成像(DWI)可提供与弥散特性有关的定性和定量信息,可以检出和评价急性脑梗死与恶性肿瘤。

MRI 具有无辐射、多参数及软组织分辨率高的优势,在多个不同肿瘤的影像组学及人工智能运用中具有重要的地位。基于 MRI 或功能 MRI 构建的多模态模型,使用有效的特征信息描述肿瘤的内部异质性,精准地评估肿瘤的分子分型、病理类型、疗效评估及预后预测,并取得良好的效果。

(五) PET

在静脉注射少量放射性核素或放射性示踪剂后,通过 PET 扫描仪检测器官或组织中放射性核素放射光子后形成的 γ 射线,分析该伽马射线的信息用于创建相应目标图像,从而显示其代谢性活动。PET 图像可以定量评估器官或组织代谢,从而获得其生理学功能及生化特征信息,早期识别疾病的发生。然而,PET 图像的组织结构分辨率较低,常与其他的影像学检查相结合,如 CT 或 MRI。

在临床实践中,PET－CT 已经集成于同一个扫描仪中,最常用的放射性核素为 ^{18}F－氟脱氧葡萄糖(^{18}F－FDG),可评估器官或组织中的葡萄糖代谢。在恶性肿瘤中由于肿瘤细胞异常增殖,常具有高代谢的特点,需要增加葡萄糖的摄取及糖酵解来维持细胞的能量供应。因此,^{18}F－FDG 在肿瘤组织中浓聚,从而在 PET 图像中显示为明亮的区域。这种浓聚点在 PET 中有多个定量的参数,包括标准摄取值(SUV)、肿瘤代谢体积(MTV),从而衍生出最大标准摄取值(SUV_{max})、最小标准摄取值(SUV_{min})、平均标准摄取值(SUV_{mean})、标准摄取值峰值(SUV_{peak})及总病变糖酵解量(TLG)等。

PET 图像的信息可定量反映肿瘤的代谢改变及其缺氧状态等信息,有助于协助肿瘤诊断、疗效评估及预后预测。PET－CT 或 PET－MRI 同时获得了器官组织的生理学(功能)及解剖学(结构)信息,可量化肿瘤组织病理学相关的细胞进程,从而了解个体肿瘤的表征,有助于评估肿瘤局部侵袭及转移的能力,并预测治疗反应。

PET 图像分析对肿瘤治疗的反应具有重要价值,已广泛地应用于不同肿瘤的早期诊断、疗效评估及预后预测。而人工智能可进一步挖掘肿瘤 PET 图像中的纹理体征,为传统的 PET 参数定量分析提供更多的图像特征,并关联其代谢性参数及建立特定的模型。PET-CT 在非小细胞肺癌、淋巴瘤等方面具有重要的诊断及预测价值。

二、智能影像分析

医学影像是由大量的数据特征重建而成的,内含大量的定量数据。而传统的影像学对病变的描述主要基于形态学及半定量分析,并未挖掘其内部大量的定量影像数据特征。

医学影像学发展迅速,已逐步成为肿瘤定性定量评估、临床决策制订以及手术方案指导中不可或缺的信息来源。传统医学影像学对肿瘤的评估主要依赖于定性语义特征,如肿瘤的形状、边缘、坏死、钙化、强化模式以及与肿瘤周围组织的关系等。CT、PET－CT、PET－MRI 和多模态成像融合等影像新技术的广泛应用,促使肿瘤影像学逐步由定性评估向定量评估转化,在肿瘤形态学信息的基础上进一步提供了丰富的组织成分、代谢和免疫微环境信息。然而,受到人脑计算能力及传统统计学方法的制约,面对传统影像提供的海量图片和影像新技术提供的复杂定量信息,人们难以将这些信息有效地用于提高肿瘤患者的临床获益。于是学者们将目光投向了计算能力远超人脑的计算机,以及学习能力和理解能力日益提升甚至超过人类的人工智能,基于医学影像大数据的人工智能技术成为产、学、研、医共同关注的焦点。

2012 年,荷兰学者 Lambin 首次提出了影像组学概念,即从医学图像中高通量地提取影像特征用于肿瘤异质性分析,从此开启了医学影像学全面定量化分析的新时代。影像组学通过提取病变内部的海量特征,筛选关键的影像组学特征,并构建相应的预测模型。影像组学具有肿瘤特异性及与临床相关的特征,可用于预测肿瘤的分期、组织学分型及预后,影像组学模型可作为一种无创的定量监测肿瘤表型的方法。因此,影像组学及人工智能分析可以精准定量分析肿瘤的内部异质性,反映肿瘤基因及分子表型,从而推进精准诊断及个体化的诊疗方案。

然而,影像组学从肿瘤影像中提取的海量一阶、二阶和高阶定量影像学特征,传统统计学模型难以进行有效分析。于是决策树、支持向量机、随机森林等可以拟合数据间复杂非线性关系的机器学习算法,被应用到影像组学研究中。“影像特征高通量提取 + 机器学习建模”的影像组学研究模式被广泛用于医学影像大数据的挖掘和处理,形成了一套系统的影像组学分析模式,即:感兴趣区勾画、影像组学特征提取、特征筛选、机器学习预测模型构建与验证。这套医学影像定量分析模式突破了传统医学影像学仅观察解剖形态的局限,其原理是:从 CT、MRI、PET-CT、超声等图像中高通量地提取定量特征用于建立机器学习预测模型,并将结果用于指导临床决策。得益于显著优于传统临床预测模型和形态学诊断的性能,影像组学在肿瘤精准诊疗中大放异彩,在肿瘤的诊断、预后判断、疗效预测等方面发挥了重要作用,为肿瘤患者提供了精准筛查、早诊早治、最佳治疗方案选择和术中辅助导航等前所未有的临床获益。

与此同时,人工智能技术中的深度学习技术也开始在肿瘤影像学领域崭露头角。深度神经网络的前身 MLP 由 Werbos 在 1981 年提出,当时深度学习技术的发展受到了算力的限制,直到近年来芯片技术与并行计算技术的成熟,相关研究才呈现出爆发式增长。应用于影像学的深度神经网络技术绝大多数为卷积神经网络及其变体,其通过"卷积核"有效地将大数据量的图片降维,但同时又保留了物体轮廓等必要的图片特征,能高效准确地完成肿瘤图像分类诊断、放射治疗靶区勾画等任务。相比影像组学,深度神经网络可通过更深更复杂的网络设计拟合复杂的非线性关系,在肿瘤影像数据充足的情况下,深度神经网络往往具备更高的肿瘤诊断预测准确性。除此之外,其优势还在于深度神经网络可通过"卷积"等方式自动完成肿瘤图像中影像特征的提取,从而避免了耗时耗力的感兴趣区域(ROI)勾画和人工操作软件提取影像特征的环节,减轻了建模过程对肿瘤影像专家的依赖,总体上极大地减少了人工干预且提高了模型的可重复性。

然而,性能上的超越并不意味着深度学习能取代影像组学。首先,深度学习对数据集的规模有很高的要求,在小样本学习任务中,深度学习的性能通常不及影像组学。现实情况是,单一医疗中心所具有的肿瘤影像数据通常不足以支持大型深度学习模型的训练,而医疗数据又具有极高的隐私性,如何整合、利用多中心来源的医疗数据成为将深度学习应用于肿瘤影像学所面临的最大困难。其次,深度神经网络是一种"端到端"的模型,即只需向深度学习模型提供图片就能得到预测结果,其中模型的预测过程和预测依据是未知且难以解释的。这种"黑箱"的性质限制了深度学习技术在临床中的应用。因而,有学者另辟蹊径,尝试将可自动提取特征的深度神经网络与在小样本中表现更佳的影像组学进行融合,例如,用卷积神经网络提取深度学习特征,传递给传统影像组学分类器(预测器)进行建模等,被命名为深度影像组学(DLR)。此方法不仅在小样本的肿瘤影像数据集上表现出全面优于影像组学或深度学习的准确性,且能更好地融合分析多模态图像[1]。

三、智能肿瘤影像诊断研究概述

(一)头颈部肿瘤

1.甲状腺结节良恶性鉴别诊断

美国甲状腺协会指南推荐超声作为甲状腺结节良恶性评估的主要影像学方法。在过去的几十年中,机器学习算法已应用于开发甲状腺结节超声图像术前诊断的分类器模型。基于特征提取的方式可分为 3 类:基于临床特征、基于非临床特征、基于临床及非临床特征的结合[2]。

深度学习技术的发展使图像识别技术在检测出图像中目标区域的同时,还可对被检测到的目标特征进行分类。Zhu 等[3]纳入形状、边缘、回声强度、内部组成、钙化及晕征共 6 项临床特征,采用人工神经网络方法建立了一个甲状腺结节分类模型,模型的准确率、敏感性和特异性分别为 84.3%、84.5% 及 79.1%。此外,Wang 等[4]基于 YOLOv2 建立了甲状腺图像自动识别和诊断系统,并在超声检查中实现实时同步诊断,以帮助超声医生诊断甲状腺良、恶性结节。与经验丰富的超声医生的表现相比,该人工智能诊断系统具有更高的准确率和特异性(89.91% 对 77.98%),且该算法对甲状腺恶性结节诊断的敏感性、阳性预测值、阴性预测值、准确率与超声医生的诊断结果相比无显著性差异。Xia 等[5]利用极端学习机(ELM)算法,根据超声图像中甲状腺特征来区分良、恶性结节。与其他方法相比,该方法实现了良好的分类精度,显著降低了计算成本。此外,该团队针对甲状腺形状、组成成分、内部回声、钙化、边缘、血管特性、颈部淋巴结情况等特征选择诊断效能高的特征子集,探讨了选择特征子集与 ELM 分类性能之间的关系,提出了内部回声、钙化、边缘、组成成分和形状是甲状腺良、恶性结节最具代表的临床辨别特征。

纹理特征是甲状腺结节最为常用、使用最广的非临床特征。不少学者都致力于对纹理特征的探讨,以寻找最能代表甲状腺异质性的纹理特征。但大多数研究使用单一人工智能图像处理技术提取单一的纹理特征,实际上,纹理特征包括灰度值、亮度、颜色、大小、频率、粗糙度和规律性等形式。因此,Abbasian 等[6]为了提高超声医生鉴别甲状腺结节的准确性,运用 MaZda 分析软件提取了 270 个纹理参数,并对 70 例甲状腺结节(26 例良性,44 例恶性)进行分析,结果显示该模型敏感性为 94. 45% ,特异性为 100% ,准确率为 97. 14% 。为了进一步从不同特征组合中寻找最能代表甲状腺癌的特征,Tsantis 等[7]通过提取包括形态学特征和小波局部最大值特征在内的 20 个甲状腺结节超声图像特征,使用两种常用的模式识别算法(支持向量机和概率神经网络),对提取的特征进行了量化和分类。

已有研究认为由形态特征和纹理特征构建的组合特征具有最佳的诊断效能。例如,Ardakani 等[8]基于二维灰阶图像上提取的纹理及形态特征构建的支持向量机分类器,在甲状腺冷、热结节分类中具有很大的潜能。Ardakani 等[9]进一步通过二维灰阶超声特征联合彩色多普勒参数,构建了计算机辅助诊断(CAD)系统,其能有效区分甲状腺冷、热结节;同时该研究指出,甲状腺峡部厚度、结节体积、回声特性、血流阻力指数(RI)和收缩期速度峰值/舒张末期速度值(S/D)在冷、热结节之间存在显著性差异。

2. 甲状腺结节内部性质分析

甲状腺乳头状癌是甲状腺最常见的恶性肿瘤,占所有甲状腺癌的 85% ~ 90% 。典型的甲状腺乳头状癌的超声特征包括微钙化、实性回声、纵横比 > 1 和边缘不规则等;但肿瘤区域超声图像通常是边缘模糊、形状不规则的。而且,肿瘤区域的特征与正常或良性组织非常相似,使得超声检测甲状腺乳头状癌具有一定困难。另外,不同的诊断医生对超声图像的判断通常存在诸多差异。因此,甲状腺乳头状癌的准确超声诊断是一项具有挑战性的工作。纹理分析和机器学习方法在医学成像中的应用可更好地描述甲状腺结节并识别具有侵袭性的结节或肿瘤。

纹理分析是指通过分析图像中像素或体素灰度的分布和联系,深度挖掘其细微结构和变化规律,精确地评估肿瘤异质性。结节和软组织灰度比作为低回声的评价指标,可以客观地量化低回声程度,以评估恶性肿瘤的风险,具有较高的观察者间一致性和诊断准确性。最近,纹理分析也被应用于其他成像方式,如弹性成像、PET – CT 和MRI,以评估甲状腺结节或分化型甲状腺癌的恶性风险。Bhatia 等[10]对甲状腺超声剪切波弹性成像(SWE)的图像进行纹理特征提取,以准确地区分甲状腺乳头状癌和良性甲状腺增生结节,结果表明甲状腺乳头状癌 SWE 的空间异质性比良性甲状腺增生结节大。

随着压力的增加,SWE 纹理特征的诊断性能得到改善。Li 等[11]通过改良的卷积神经网络采用深度学习方法实现了超声图像中甲状腺乳头状癌病灶区域的高效检出,在训练样本少及癌症区域模糊的情况下,结合验证层级连接和空间约束层等多种方法,以提高区域卷积神经网络(R－CNN)在超声图像上快速检测甲状腺乳头状癌的能力。实验表明,在不使用任何额外的免疫组化标志物或人为干预的情况下,该方法可自动检测甲状腺乳头状癌区域,其检测准确率为93.5%,识别良性和正常组织的准确率为81.5%。

此外,Guan 等[12]采用基于 Inception v3(一种 CNN 模型)深度学习算法的 CAD 系统来区分甲状腺乳头状癌(PTC)和良性甲状腺结节。其研究结果显示:Inception v3 与经验丰富的超声医生在区分 PTC 与良性结节方面具有相似的准确性。虽然 Inception v3 在诊断良性结节方面的准确率低于有经验的超声医生,但是其在诊断 PTC 方面上更准确;结果强调 PTC 的超声特征更容易被 Inception v3 检测。此外,为了优化该系统,他们进一步研究了可能影响该系统精确度的参数,以获得高效分类诊断效能的最佳参数。

除了甲状腺的形态、大小外,结节内钙化特征也是甲状腺结节良恶性判别的重要依据。但结节内某些微钙化灶体积小且散在分布,当超声医生工作量大、注意力不集中时很容易忽略,从而影响甲状腺结节良恶性的判断。既往钙化点判别方法都是基于钙化点的亮度特征,以单一或多个阈值的比较来判断是否为钙化,具有很大的弊端。首先,某些钙化点亮度不够但对比度高。其次,若仅以亮度作为钙化点的判别标准,则囊壁等这些强回声非钙化组织很容易被判定为钙化点。最后,不同超声仪器所获取的图像质量不一,分辨率、清晰度、整体亮度、对比度等多项指标都会有差异。因此,李涛等[13]采用基于卷积神经网络 Alexnet 模型的分割算法自动提取甲状腺结节超声图像中的钙化特征,分析评估所提取的钙化指数对甲状腺结节的鉴别诊断价值,结果显示,甲状腺结节良恶性分类的准确率可达80%,这证明所提取的钙化指数对甲状腺恶性结节的超声临床诊断具有一定的辅助作用。计算机术前辅助评估结节良恶性有助于降低良性结节患者的高活检率,以及精准确定有甲状腺癌风险的患者。

3.甲状腺智能辅助诊断系统的研发

应用 CAD 系统可以提高诊断的准确性,减少时间消耗,减轻医生的工作量。基于模式识别方法的 CAD 系统已被用于甲状腺良恶性结节的诊断。然而,不同的研究使用不同的系统,诊断的准确性也不同。有研究表明,CAD 系统具有良好的诊断性能,对甲状腺结节具有较高的分类潜力[14-15]。尽管如此,Gao 等[16]研究表明,CAD 系统在鉴别结节方面的敏感性与有经验的放射科医生相似,但特异性较低。随着技术的不断进步,CAD 系统日趋成熟并逐渐被应用于临床诊断。

继美国食品药品监督管理局(FDA)、欧洲联盟 CE 标示批准之后,中国食品药品监督管理局(CFDA)于 2017 年 7 月 7 日批准了甲状腺肿瘤超声辅助侦测软件(安克侦 Am-CAD – UT Dection,二类医疗器械 6870 类)上市。安克侦是基于计算机科学、医学、物理学等学科,紧密结合甲状腺结节超声影像的关键特征,解析原始影像的量化信息,通过智能算法对其进行影像增强和量化智能分析,可以辅助临床医生提高甲状腺肿瘤诊断的准确性和一致性。Reverter 等[17]利用商用 AmCAD – UT 系统评估了 300 个结节,结果表明该软件在排除恶性肿瘤方面表现良好,敏感性和阴性预测值可与内分泌专家相媲美,这使其成为筛查甲状腺癌潜在的有效工具。

　　甲状腺 S – Detect 系统(一种基于大量超声图像深度学习的人工辅助诊断技术)有不同的版本:S – Detect 1 是基于支持向量机模型的机器学习技术,而 S – Detect 2 是基于卷积神经网络的深度学习技术。两者最大的应用差异是对微钙化的识别能力。Gitto 等[18]指出,S – Detect 2 的局限性在于识别钙化的不准确性,将 S – Detect 2 系统与超声医生的诊断经验联合,可以加强识别甲状腺癌的钙化特征,从而可以提高甲状腺癌的检出率。S – Detect系列投入临床使用后,不少学者就其诊断能力提出不同的观点。最初,Choi 等[19]将甲状腺 S – Detect 系统整合到超声仪器中进行实时诊断。他们的一项前瞻性研究发现,尽管超声医生的甲状腺癌检测特异性更高,但甲状腺 S – Detect 系统可以表现出与经验丰富的超声医生相似的甲状腺癌检测敏感性。此外,Chen 等[20]在另一项比较 S – Detect系统与超声医生诊断低、高恶性风险的甲状腺结节能力的研究中发现,S – Detect 系统虽然是一个具有良好潜力的创新工具,但在结节表征描述的一致性方面不及超声医生,且其诊断敏感性不如经验丰富的超声医生。

(二)呼吸系统肿瘤

　　肺部肿瘤早筛对于肺癌的治疗意义重大,利用各种检查和技术手段提高肺癌早筛的成功率,是当下亟待解决的问题。结节的大小和形态是人工智能肺癌风险预测的重要因素。肺结节的人工智能辅助诊断是临床医学最容易的切入点。因此,目前人工智能辅助肺癌影像学诊断主要集中在肺小结节上,将来可能会进一步发展到肺癌的诊断,以及对于肺门和纵隔淋巴结转移的诊断等,进而能够涵盖所有肺癌的影像学诊断。

　　人工智能辅助的肺小结节诊断可以提供以下信息:肺小结节的位置、大小(包括最长径、最大截面积和体积)、性质(纯磨玻璃、亚实性、实性)和恶性概率(0%~100%)。人工智能辅助诊断系统还可以对同一患者不同时期胸部 CT 检查同一位置的肺小结节的长径、体积、平均密度及恶性概率的变化进行精确的量化对比分析,对于体积增大的肺结节,可以计算出结节增大的时间。对于所有筛查出的肺小结节,按照其恶性概率的大小,由高到低排列,给出标准的人工智能辅助肺癌诊断分析报告来供医生参考[21]。

1. 肺结节良恶性鉴别

多项研究表明,对肺癌进行早期筛查和诊断在提高患者生存率方面发挥了至关重要的作用。美国国家肺癌筛查试验统计了3个年度肺癌筛查产生的胸片图像和低剂量CT图像。对于接受胸片筛查的人群,每年每100 000人中有309人死亡;对于接受低剂量CT筛查的人群,每年每100 000人中有247人死亡。相对于胸片筛查群体,低剂量CT筛查的肺癌患者死亡率降低了20%。以上结果引起了使用低剂量CT进行肺癌筛查的广泛认可。然而,低剂量CT检查的假阳性率很高。在美国国家肺癌筛查试验中,使用低剂量CT检出肺结节的患者,大部分还不能确诊为肺癌。据统计,直径为4~12mm的不确定性肺结节患者虽然不能被确诊为癌症,但其后续却有着较高的肺癌发病率(3.6%)。即使如此,在这些不确定性肺结节患者中,仍然有96.4%在截至筛查或随访结束时,并没有发展成癌症。如果患者被诊断为此类不确定性的肺结节,可能会产生严重的焦虑情绪,针对此类人群的后续处理或治疗还会产生不必要的费用,但是如果不进行治疗,此类人群却又有比普通人群更高的肺癌发病率。在缺乏可靠的非侵入性方法来区分良性和恶性结节的情况下,这种额外的不确定性肺结节的检测会增加医源性死亡率,浪费宝贵的医疗资源,同时也为患者带来较为高昂的医疗保健费用。虽然在美国国家肺癌筛查试验的研究中,非必要的侵入性诊断和治疗干预措施保持在最低水平,但在为普通人群服务的临床实践中,不确定性肺结节处理策略的制订仍然是一项重大挑战。临床风险计算通过使用额外的工具来区分良性和恶性结节,可以显著改善不确定性肺结节的管理策略。对于不确定性肺结节,特别是中度风险肺结节,可以在很大程度上降低患者的焦虑,减少辐射暴露和医疗费用等。

Hawkins等[22]开展了一项基于低剂量CT的肺结节筛查研究。该研究假设,对于基线T0的不确定性肺结节患者,定量的影像组学特征能准确预测其在第一次随访T1或第二次随访T2的肺癌诊断结果。为了验证研究中的假设,对于不确定性肺结节患者,使用匹配方法平衡了CT筛查实验组与对照组之间人口统计学特征的差异。该研究使用三维影像组学特征对ROI的大小、形状、位置和纹理等进行了定量描述。基于这些特征建立了分类模型,对在基线T0进行筛查的不确定性肺结节患者,是否会最终确诊为肺癌进行预测。

该研究基于美国国家肺癌筛查试验建立了低剂量CT数据集。其主要的筛查标准为:横断面非钙化≥4mm 的肺结节或出现其他异常,如胸腔积液等。该研究首先使用两个最终确诊为肺癌的患者队列,通过最小化人口统计学特征差异,分别为其匹配了相应的对照组(最终未被确诊为肺癌)。

队列 1 和队列 2 中的患者在基线 T0 均检测到不确定性肺结节,但未被确诊为肺癌(结节阳性/肺癌阴性)。队列 1 中患者在 T1 有 1 次结节阳性的筛查结果,并且有 104 人被确诊为肺癌(肺癌阳性),经过人口统计学上的匹配,队列 1 最终纳入了 208 例确诊为良性肺结节且筛查历史相同的病例(记为 bPN – 1),通过核查其对应的影像数据,该研究最终入组 176 例,并进行了 ROI 勾画。队列 2 在 T1 有结节阳性且肺癌阴性的筛查结果,在 T2 有 1 次结节阳性的筛查结果,其中 92 人为肺癌阳性,经过人口统计学特征匹配,队列 2 最终纳入了 184 个良性肺结节患者(记为 bPN – 2),通过核查其对应的影像数据,该研究最终对其中的 152 例进行了 ROI 勾画。

两组良性肺结节人群(bPN – 1 和 bPN – 2)基于人口特征和危险因素(如年龄、性别、吸烟状况和每年吸烟量),以及确诊为肺癌的患者数量的两倍来进行人口统计学匹配。这项研究最大限度地减少了肺癌与良性肺结节患者之间混杂因素和风险因素的影响。经过统计,最终确诊为肺癌的患者的不确定性结节通常具有更大尺寸,并且两组间的结节尺寸具有显著的统计学差异。此外,该研究还构建了一个多变量的影像组学模型,从而进一步提高预测精准度。

对于两个研究队列中的良性肺结节组,放射科医生基于现有经验将直径范围在 4 ~ 12mm 的不确定性肺结节作为 ROI,并对其进行分割。在基线 T0 的 CT 图像中,研究者提取了 219 个三维特征,并通过可重复性检验选择了 23 个稳定的影像组学特征,其一致性相关系数均大于 0. 95。

该研究比较了决策树、朴素贝叶斯、支持向量机和随机森林等方法的分类性能。其中,使用支持向量机的线性和径向基核函数分别建立了两个不同的分类器;随机森林算法中决策树的数目设定为 200。在构建分类器之前,通过交叉验证进行特征选择,在每一折中使用了两种特征选择算法:Relief – F 和基于相关性的特征子集选择法。在队列 1 和队列 2 中,该研究使用 Wilcoxon 检验经 30 次十折交叉验证,比较了基于体积的最佳分类器和基于影像组学特征的最佳分类器,发现在准确率和受试者工作特征(ROC)曲线下面积(AUC)等指标上,基于影像组学特征的最佳分类器显著优于基于体积的最佳分类器,两者的准确率和 AUC 均具有统计学差异。

该研究还在构建的数据集上对比了不同肺结节良恶性诊断系统的分类结果。由美国放射学会建立的肺部影像报告和数据系统(Lung – RADS),主要用来从肺癌 CT 图像中鉴别良、恶性肺结节。该研究使用 Lung – RADS 对队列 2 中的 58 例恶性和 127 例良性结节进行分类,模型输出值≤3 时归为良性,输出值为 4A 和 4B 时归为恶性。

经过 McNemar 检验,影像组学模型与 Lung – RADS 的预测结果具有显著性差异,双边检验的 P 值为 0.0177;影像组学模型与仅基于体积的模型结果相比也具有显著性差异,双边检验的 P 值为 0.025;但与 McWilliams 模型结果相比,两个模型的输出并不存在显著性差异,双边检验的 P 值为 0.8383。

在另一项研究中,Peikert 等[23]还利用美国国家肺癌筛查试验的数据进行了一项影像组学肺癌筛查模型的构建研究。该研究回顾了美国国家肺癌筛查试验筛查组中 646 例患者的低剂量 CT 数据,其中包括 353 例腺癌、136 例鳞状细胞癌、28 例大细胞癌、75 例非小细胞癌、49 例小细胞癌和 5 例类癌。该研究的数据排除标准为:癌症确诊前最后一次高分辨率 CT 无明显病变、缺乏高分辨率 CT 数据、结节侵犯纵隔,以及病灶直径 <7mm 或直径 >30mm。最终选择了 408 例经低剂量 CT 扫描的恶性结节来进行影像组学分析,使用分层随机抽样确定了 318 例良性肺结节(直径为 7 ~ 30mm)作为对照组。

该研究将使用的影像组学特征分为 8 类:①结节位置特征;②结节尺寸特征;③结节形态特征;④结节强度特征;⑤结节纹理特征;⑥基于结节周围区域的肺实质纹理/密度特征;⑦结节表面特征;⑧捕获结节特征分布的统计特征。

为了选择最优的影像组学特征集,需要调整回归系数,并降低特征维度以优化模型的泛化能力。该研究将 57 个定量影像组学特征输入 LASSO 回归模型,筛选得到 8 个关键影像组学特征,并建立了相应的多变量回归模型。通过 ROC 分析对该多变量模型进行性能评估,最终显示其模型 ROC 曲线的 AUC 值达到了 0.941。该研究最终纳入的 8 个影像组学特征在多元线性回归检验中 P 值均 <0.01。为了避免过拟合,该研究使用了 Bootstrapping 策略来评估 AUC 的泛化能力。经优化校正的 AUC 为 0.939。基于约当定理的最佳截断值为 0.478,对应的模型敏感性为 0.904,特异性为 0.855。在结节直径为 7 ~ 15mm 的亚组分析中,AUC 为 0.948,优化校正后的 AUC 也达到了 0.941,这显示出模型较高的分类性能。

以上两项肺结节良恶性分类的影像组学研究通过使用不同的影像组学特征提取和模型构建方法,均构建出具有较高肺癌早期诊断性能的影像组学模型,显示出基于低剂量 CT 的影像组学特征在肺结节良恶性判断中具有良好的分类效能。

2. 肺浸润性腺癌鉴别

术前无创地对非浸润性腺癌或微浸润性腺癌与浸润性腺癌进行区分,对于指导临床治疗至关重要。不同类型的肺腺癌通常在薄层 CT 上均表现为磨玻璃结节,因此,放射科医生难以通过影像学评估对其不同类型进行直接准确的区分。基于 CT 图像的定量特征(如平均 CT 值和 CT 值直方图)对肺浸润性腺癌的鉴别诊断起到了一定的辅助作用。然而,由于可获得的定量特征多种多样、标准不统一等,目前,关于这些定量特征的诊断效能尚未达成共识。

针对以上问题,Fan 等[24]开展了一项影像组学研究,基于 CT 图像建立影像组学模型来区分肺浸润性腺癌和表现为磨玻璃结节的肺非浸润性腺癌。该研究使用了 160 例经病理证实的肺腺癌病例的多期相 CT 图像,从术前非对比增强 CT 图像中提取影像组学特征,并进行关键影像组学特征的选择,最后使用关键影像组学特征建立了一个影像组学模型。该研究使用内部交叉验证(n = 76)来进行模型的性能评估,同时还引入了外部非对比增强 CT 验证集(n = 75)和对比增强 CT 验证集(n = 84)来校正和评估影像组学模型的分类性能。

该研究共提取了 355 个三维影像组学特征,最后选择了 2 个特征来构建最终的影像组学模型。在最终的模型验证中,影像组学模型对浸润性肺腺癌和非浸润性肺腺癌有较强的区分能力,在训练集和 3 个验证集中的准确率分别达到了 86.3%、90.8%、84.0% 和 88.1%。该研究还对比了 CT 形态学特征和平均 CT 值的分类性能,结果显示影像组学标签是一个具有更高分类性能的独立预测因子。

以上研究表明了影像组学标签在鉴别浸润性腺癌和非浸润性腺癌方面具有良好的预测性能。研究中构建的影像组学模型达到了区分肺浸润性腺癌和表现为磨玻璃结节的非浸润性肺腺癌的目的。作为一种非侵入性的生物标志物,该影像组学模型可以帮助临床医生制订肺腺癌患者的个体化治疗策略。

(三)消化系统肿瘤

1. 肝脏肿瘤

临床常见的局灶性肝脏病变中,良性病变主要包括肝囊肿、肝脓肿、肝血管瘤及肝腺瘤等,恶性病变包括原发性肝癌、肝转移瘤等。然而,受超声伪影、患者体位、呼吸运动及组织天然对比度低等因素影响,超声医生对肝脏局灶性病变的诊断具有一定的经验依赖性,此外,尽管大部分局灶性肝脏病变声像图典型,易于诊断,但对于部分非典型局灶性肝脏病变的诊断仍然存在困难。为此,研究人员利用传统机器学习方法和深度学习方法结合超声图像,辅助超声医生进行局灶性肝脏病变的精准定位、诊断及良恶性鉴别。

(1)基于特征的疾病分类

传统机器学习方法辅助局灶性肝脏病变的定位及诊断,通过预先定义图像特征,并应用计算机对图像信息进行量化及可视化,从而达到分类诊断的目的,其特点为特征越关键,分类效能越强。例如,Hwang 等[25]从 99 例肝脏超声图像(29 例肝囊肿、37 例血管瘤、33 例恶性肿瘤)中提取了 42 个纹理特征,并选取主成分分析降维后的 19 个关键纹理特征作为人工神经网络模型的输入特征,实现肝囊肿、肝血管瘤及恶性肝肿瘤的识别及分类,其诊断准确率 >96% 。

此外,针对一些难以区分的病灶(如典型/非典型囊肿、血管瘤/转移癌等),Vimani 等[26]从 108 张灰度超声图像中提取 104 个纹理特征及 104 个纹理比率特征,经过主成分分析降维,采用概率神经网络及反向传播神经网络构建辅助分类系统,该系统对典型、非典型、小肝癌和大肝癌的诊断敏感性分别为 85.9%、88.1%、100% 和 87%,有助于提高非典型肝脏局灶性病变的诊断效能。在后续研究中,Vimani 等[27]进一步采用两级分类器(第一级分类器用于初步分类,第二级分类器在初步分类基础上对相似病灶进行精细化分类)进行优化,优化后的总体分类精度(OCA)及个体分类精度(ICA)均得到有效提升(提升至 95%)。由于超声成像模式和信噪比的差异,基于传统机器学习方法的诊断准确性往往受到限制。

(2)基于深度学习的疾病诊断

应用深度学习自动鉴别图像中病灶的性质,是人工智能在局灶性肝脏病变超声诊断中的前沿应用。按照模型训练方式不同,可分有监督学习与无监督学习。Schmauch 等[28]应用 367 张二维肝脏超声图像开展有监督深度学习,以实现局灶性肝脏病变的自动分类,其特点在于结合图像预注释的方法(将 1 张超声图像分成尺寸相等的多张单个图像,每张图像包含 2048 个特征向量)以提高分类效能。同样,无监督学习也可用于局灶性病变的分类,如 Hassan 等[29]应用 110 张肝脏超声图像进行无监督深度学习,对图像进行预处理后,再从分割图像的像素中提取抽象的高层次特征输入分类器,结果表明该无监督学习方法也可实现较好的自动检测(准确率达 97.2%)。深度学习方法与传统机器学习的不同之处在于前者无须人为选择病灶特征,可减少主观因素导致的诊断结果偏差,但所需数据量要求更高。

目前,肝脏局灶性病变的鉴别诊断仍然是临床关注的重要问题,基于人工智能技术的肝脏局灶性病变分类算法还在不断更新及完善,未来有望进一步开展更深入的研究。

(3)肝脏病变超声造影诊断

在鉴别良恶性病灶方面,除二维超声外,肝脏超声造影也具有较高的特异性和敏感性,可对局灶性病变血供的丰富程度、灌注时相性进行分析,从而获得有效的辅助诊断信息。但超声造影检查因具备实时动态的特性,对观察者的操作水平要求较高,且存在"同像异病"的情况,肉眼观察病灶的造影成像模式容易产生较大的诊断主观性及差异性(尤其是成像受限的病灶,如病灶位置较深、伪影干扰等);此外,在造影图像后处理时,往往需要多次回看图像,诊断耗时较长。基于此,Guo 等[30]采用深度典型相关分析方法及多核学习分类器区分良恶性病灶。该研究从动脉期、门脉期及延迟期选取典型的对比增强超声(CEUS)图像,首先利用不同时相的典型肝脏 CEUS 图像之间的相关关系来反映两个时相的整体相关性,进而对不同时相特征组合及参数进行权重分析,选出最佳核函数组合来进行分类。实验结果表明,充分利用这两种方法可以有效融合 3 个时相的 CEUS 图像,对肝良性肿瘤和恶性肝癌的区分具有较高的分类精度(可达90.41%),大大减少诊断所花费的时间。

此外,人工智能技术结合超声造影不仅是对造影图像本身的分析,还可同步结合二维模式病灶特征及超声造影定量分析技术——时间–强度曲线(TIC)的特征进行分析,由于纳入了时相性变化特征,这种"兼容"的方式可一定程度上提高对具有相似造影图像表现的肝脏占位的鉴别能力,具有较高的诊断准确性,尤其对经验欠缺的医生而言,可提高临床诊断的准确性。

随着研究的不断深入,不同算法在局灶性肝脏病变人工智能辅助诊断中的应用逐渐被研究人员所发掘,但现有的多数研究样本量有限,且缺少对临床因素的综合分析,尚未能独立应用于临床,仅可作为一种辅助手段。

(4)多模态融合成像技术应用于肝癌诊疗

肝癌是中国常见恶性肿瘤之一,死亡率高,超声引导下肝癌的消融治疗是近年发展起来的微创治疗技术。在肝癌的消融治疗中,为减缓局部肿瘤的发展进程,往往采用在一定程度上扩大消融边界的方法。如何掌握好边界消融范围与安全性间的平衡,对指导临床治疗有重要的意义,而基于图像配准的多模态融合成像将有助于解决上述问题。

融合成像技术可以分为单模态、双模态及多模态,此类技术需要对不同信息图像进行预处理,将两种或两种以上图像配准、融合形成新的图像,并利用计算机图像处理软件系统进行分析,从而实现"优势互补"。其中的关键在于图像配准,包括刚性匹配和非刚性匹配——前者包括图像的转化和旋转,后者还包括拉伸和压缩局部图像,通过以上操作整合多种模态图像的优势,获得更加丰富的病灶定位及诊断信息。通过融合成像技术,将肝脏 CT/MRI 图像的客观性与肝脏超声的实时性有机结合,一方面可有效提高病灶(尤其是特殊位置病灶,如膈顶处因声衰减而超声探查不清的病灶)的检出率,另一方面也可改善超声引导穿刺介入或消融治疗的效果。例如,Favazza 等[31]开发了一种结合自动分割算法的基准标记装置,可自动融合 MRI 和超声图像,实现融合图像的自动分割;Li[32]通过超声造影图像与 CT/MRI 图像融合评估肝细胞癌消融边界,有效提高了对肿瘤消融边界识别的准确性,以指导二次补充消融。此外,Toshikuni 等[33]提出了一种新方法——超声单模态自动融合技术,将肿瘤消融术前与消融术后的三维超声图像进行融合,观察治疗前后病灶边界情况,结果表明,该方法的有效性可媲美增强 CT/MRI。

综上所述,在肝脏病灶定位及肿瘤消融边界的评估方法中,相比单一影像学技术手段及单一造影剂对比的评估方法,图像融合技术克服了传统方法无法检测消融术后病灶的边界、造影剂汽化遮挡及缺乏实时指导等缺点,但其固有的局限性依然存在,如体位及呼吸对图像对位的影响、操作者的实践经验依赖性较高、存在造影剂过敏反应等。随着研究的不断深入,多模态融合成像技术有望通过大量的数据研究来实现更加有效的临床指导。

2. 胰腺肿瘤

超声在胰腺的诊断评估中主要起到识别胰腺正常组织、辅助诊断胰腺炎及胰腺占位的作用。胰腺的解剖位置位于腹膜后较深处,前方有胃、横结肠和大网膜等组织器官覆盖,故常规经腹部超声检查胰腺容易受邻近组织或胃肠气体遮挡而显示不清,且在胰腺病变早期,腹壁体征往往不明显,从而增加了诊断的困难性。随着内镜技术的发展,超声内镜(EUS)为胰腺病变的探查提供了更为直观、清晰的手段。EUS 的探头可紧贴胃壁或十二指肠壁对胰腺进行观察,避开肠气的遮挡,清晰显示全程胰腺组织。

尽管如此,胰腺癌和慢性假瘤性胰腺炎的早期病变鉴别仍然不易:发病部位相同,且在超声成像上均可表现为边界轮廓模糊、内部回声不均匀、血供丰富程度相似的胰腺病灶。针对上述问题,Zhu 等[34]采用 CAD 技术,从胰腺 EUS 图像中提取 9 个类别共 105 个纹理特征,并使用不同算法将这些特征进行整合,建立辅助胰腺癌诊断的模型,结果显示该模型可有效提高胰腺疾病鉴别的准确性,平均准确率达 94%。此外,在提高胰腺病灶鉴别诊断方面,还需结合组织本身图像特征及临床特征,如 Ozkan 等[35]在利用 CAD 方法构建胰腺癌超声图像早期识别模型时,对年龄因素进行分组对照研究,发现该系统在不同年龄人群中的诊断效能存在差异,这可能与胰腺的外形和内部结构随年龄变化而改变有关。此外,人工智能技术可结合弹性超声及疾病临床特点辅助鉴别胰腺良恶性病灶[36]。超声弹性成像的原理与组织硬度及病变组织的病理组成密切相关。该技术可对接收到的组织硬度及组织特征信息进行编码,以不同的颜色投放在显示屏上,实现组织硬度信息的可视化。图像分析技术也可应用于编码后的弹性成像图像,通过对大量灰度级超声弹性成像纹理参数进行分析,证实所构建的模型具有较好的鉴别诊断效能及良好的泛化能力。既往已有多个研究将人工智能应用于胰腺疾病诊断及治疗效果评估,但目前相关研究仍较少,未来的发展趋势主要是在 EUS 图像引导下通过人工智能精确引导进行介入治疗。可以说,人工智能技术在消化系统的应用,将为患者的病情和转归提供更系统、更全面、更准确的判断,有利于推动精准医疗在消化系统疾病中的应用。

(四)泌尿生殖系统肿瘤

1. 前列腺癌

(1)前列腺超声

前列腺癌是最常见的男性泌尿系统恶性肿瘤,早期发现和准确分期可以降低疾病的死亡率。前列腺癌常规筛查方法为检测血清学前列腺特异性抗原(PSA),当发现 PSA 水平升高时,临床将建议患者进行穿刺活检以明确诊断。尽管联合 PSA 检测和前列腺癌活检的方法可实现前列腺癌的早期检出,但 PSA 的特异性较低,且前列腺穿刺活检属于侵入性检查,该联合诊断方法容易导致不必要的活检及过度诊疗。因此,为前列腺癌早期检测及预测提供无创的辅助支持信息是人工智能与前列腺超声的重要结合点之一。

人工智能技术在前列腺超声诊疗中可实现多样化应用,如针对常规超声对前列腺病灶诊断的低敏感性,通过影像组学特征提取及分析,实现疾病的早期诊断及预测;针对超声单模态检查对前列腺癌的诊断效能不佳,可采用 US/MRI 等多模态图像配准融合的方法实现术前规划及术中精准引导;通过对前列腺超声图像的深层次分析,为肿瘤鉴别诊断提供更丰富的信息,以避免不必要的活检。

研究人员持续探索机器学习方法在前列腺癌辅助诊断中的应用,尤其是在前列腺良恶性病变的鉴别诊断方面。构建多因素预测模型是最常用的方法,可采用不同因素构建的机器学习模型,对可能与良恶性病灶鉴别诊断相关的多种因素进行综合分析,以期实现肿瘤的预测及诊断。除了良恶性鉴别外,机器学习模型还可以对已确诊的前列腺癌进行病理分期及风险评估(根据肿瘤大小、原发肿瘤范围,可分为原位癌、T1～T4 期),尤其是对 T2、T3 期肿瘤的分期。不同级别的肿瘤,其治疗方法有所不同,通过人工智能方法实现肿瘤的精准分期,有助于指导临床选择合适的治疗方法。

超声图像的呈现是原始信号经过转换及处理得到的,并非完全原始的数据信息。近年来,为追求超声信号数据的原始完整性,越来越多关于前列腺癌诊断的研究聚焦在超声射频(RF)时间序列上。RF 信号是指从目标组织接收到的一系列回声,其信号变化与组织类型显著相关。基于捕获 RF 时间序列的超声模式称为时间增强超声(TeUS)。有研究证实,提取 RF 信号中所包含的特征,有助于提高前列腺癌的检测准确率、敏感性及特异性(可达 90% 以上)[37-38]。基于 RF 信号的分析方法为人工智能在超声领域的应用提供了一个新的思路。

(2)前列腺 MRI

MRI 具有无电离辐射、无创伤、软组织分辨率高等优点,被广泛应用于前列腺病变检测。通常由医生调取多重序列,结合临床信息,对 MRI 进行阅读和解释并撰写报告,从而为后续的诊断和治疗提供依据。由于医生之间存在较大的观察者间异质性,基于人工智能的算法已经被纳入放射学研究,可通过提供稳定、可重复的结果提高观察者间一致性,在前列腺癌 MRI 评估中,近年来,基于人工智能的算法在病灶识别和分类、前列腺癌预后预测等方面都有了较大的进展,尤其是对前列腺癌病灶的识别和分类。

1)前列腺肿瘤良恶性鉴别:前列腺癌是男性最常见的恶性肿瘤之一。在过去的几十年中,多参数 MRI 已广泛应用于前列腺癌的检测和分级评估。近期,一个新的前列腺影像报告和数据系统(PI－RADS v2)被用于前列腺 MRI 解读和结果评估,已有文献证实了该系统具有更高的前列腺癌良恶性诊断性能。尽管如此,PI－RADS v2 仍然需要经验丰富的放射科医生对图像进行解读,因此,观察者间的差异是不可避免的。基于以上现实情况,定量分析大量医学图像特征的影像组学,有望替代传统的前列腺病变检测和分类方法,实现个体化的精确诊断。

Wang 等[39]根据影像学与组织学特性之间的相关性,对 54 个前列腺癌肿瘤、47 个正常外周带和 48 个正常移行带,使用 PI - RADS v2 对多参数 MRI 进行评分。另一方面,该研究还通过提取影像组学特征,对前述的感兴趣区域进行了量化分析。该研究期望通过对两个模型(PI - RADS v2 和影像组学模型)的融合和对比,得出前列腺癌精准诊断的最佳模型。

PI - RADS v2 的评估由两名在前列腺 MRI 诊断方面拥有 10 年以上经验的放射科医生进行。根据欧洲泌尿生殖放射学会的指导原则,两名放射科医生对 MRI 的影像学特征进行独立评估,并使用 PI - RADS v2 对所有 T2WI、DWI 以及 DCE 序列的 MRI 图像进行评分。两名放射科医生在读片期间若有分歧,则进行讨论直至达成一致。该研究中两名放射科医生的评分结果为中等一致(kappa = 0.557;95% CI 0.471 ~ 0.587;$P <$ 0.001);在影像组学特征的提取方面,该研究对每个 ROI 提取了 8 个一阶统计特征和 40 个纹理特征。

经过 PI - RADS v2 评分和影像组学特征提取,该研究中所有的入组患者均具备 3 个特征集:影像组学特征;单独的 PI - RADS 评分;影像组学特征和 PI - RADS 评分的并集。所有的特征均进行了标准化,为了优化特征集的大小,使用递归特征消除来执行特征选择,以防止过拟合,提升模型泛化能力。最后,建立 SVM 分类器对每个特征集合的预测性能进行评估和对比。

由于该研究中的样本量相对较少,因此,在模型构建中结合了留一交叉验证法来进行训练和验证,该方法在降低计算成本的同时,也在一定程度上保证了模型验证的可靠性。在模型训练完成后,使用 Sigmoid 函数将模型的输出值转换为概率,以便进行进一步的模型性能分析。

如上所述,该研究最终构建了 3 个 SVM 分类器,即影像组学模型、PI - RADS v2 评分模型、影像组学和 PI - RADS v2 评分的融合模型,使用 ROC 曲线分析方法对每个分类器的性能进行量化评估。另外,该研究还使用决策曲线分析比较了 3 种模型进行前列腺癌评估的临床增益情况。

在前列腺癌与正常的前列腺移行带的区分实验中,单独使用影像组学特征训练的影像组学模型的 AUC 达到了 0.955(95% CI 0.923 ~ 0.976),显著高于 PI - RADS v2 评分模型[AUC:0.878(95% CI 0.834 ~ 0.914),$P < 0.001$]。在前列腺癌与正常的前列腺外周带的区分实验中,两个模型的 AUC 并没有统计学差异[0.972(95% CI 0.945 ~ 0.988)与 0.940(95% CI 0.905 ~ 0.965),$P = 0.097$]。将影像组学特征与 PI - RADS v2 评分融合后,再进行训练所得的融合模型,其对前列腺癌与正常前列腺外周带的分类性能[AUC:

0.983（95% CI 0.960～0.995）］和对前列腺癌与正常前列腺移行带的分类性能［AUC：0.968（95% CI 0.940～0.985）］，相比 PI－RADS v2 模型均有统计学上的显著提升。这表明，通过将影像组学特征与 PI－RADS v2 评分进行融合，可以显著改善目前 PI－RADS v2 评分的前列腺癌诊断性能。

目前，该影像组学研究通过与现有前列腺癌诊断方法的融合，提升了前列腺癌的诊断性能。这说明影像组学与临床先验知识的相互补充，有望推动现有临床诊断水平的进一步提升。通过结合现有临床诊断方法或临床先验知识，影像组学在肿瘤良恶性辅助诊断方面具有广阔的应用前景。

2）病灶检测和分类：对疑似患者进行活检是前列腺癌确诊的必要程序，但其具有一定的创伤性，且常常带给患者不可避免的痛苦。近几年，随着多参数 MRI 技术逐渐被国际学术界认可，欧洲泌尿外科指南开始建议患者在进行穿刺活检前进行多参数 MRI 检查，后者则在过往的研究中显示可以显著提高临床前列腺癌的诊断率并降低过度诊断率。

人工智能方法和 MRI 的结合是改进前列腺癌识别的有前途的工具。人工智能在前列腺癌 MRI 病灶的检查上，一方面可以对 MRI 进行筛查以减小临床工作的负担，另一方面则可以辅助医生进行诊断以减少漏诊率。

人工智能对病灶检测和分类的应用也是目前的热点之一，相关研究开展得也比较广泛。在一项研究中，Yang 等[40]开发了一个基于卷积神经网络的前列腺癌自动检测系统，结合 T2 加权和表观弥散系数信息，该研究对 >100 例患者的大型数据集进行了自动前列腺癌检测，具有高检测率（敏感性为 92%）、低假阳性率和良好的鲁棒性。

为进一步检测人工智能的临床性能，Schelb 等[41]使用 T2 加权和扩散加权对深度学习系统 U－Net 进行训练后与 PI－RADS 的性能对比，以检测深度学习算法是否具有与 PI－RADS 相似的评估能力，结果显示两者表现出了相似的效果。在另一项研究中，Li 等[42]则将深度学习（DL）系统的分类性能与不同级别放射科医生进行比较，结果显示，DL 的分类性能优于初级放射科医生，低于高级放射科医生，同时在临床实践中可以提高初级和高级放射科医生对前列腺癌诊断的准确性。

（3）前列腺癌核医学

随着 PSMA 特异性探针的应用推广，继 CT、MRI 等常规检查之后，以^{68}Ga－PSMA PET－CT 为主角的前列腺癌核医学检查逐渐发展。近年来，基于深度学习的影像组学研究方兴未艾。人工智能和影像组学为核医学在前列腺癌的诊断和治疗中开辟了新的视角。

1）筛查：^{68}Ga-PSMA PET-CT 对诊断前列腺癌原发灶和转移灶具有高度的特异性和敏感性，但约 10% 的原发癌灶在 ^{68}Ga-PSMA PET-CT 图像上呈隐匿性表现，基于机器学习的图像组学可能对隐匿性癌灶的诊断有所帮助，可进一步提高对隐匿性癌变筛查的准确率。

Yi 等[43]对 ^{68}Ga-PSMA PET-CT 阴性的隐匿性癌变进行了回顾性研究，接受 ^{68}Ga-PSMA PET-CT 检查并在两个不同机构的 PSMA-PET 图像呈阴性的前列腺癌患者，其中包括：机构 1（2017—2020 年，包括 39 例前列腺癌患者和 25 例非癌症患者）数据纳入训练集，机构 2（2019—2020 年，包括 21 例前列腺癌患者和 15 例非癌症患者）数据纳入测试集。从早期 PET-CT 图像、延迟 PET-CT 图像中提取组学特征，建立 3 个随机森林模型，进行十折交叉验证。比较测试集随机森林模型和 PSA 密度（PSAD，截值为 0.15ng/mL²）的 AUC。结果发现，3 个随机森林模型的 AUC 分别为 0.903、0.856 和 0.925，均显著高于 PSAD 的 0.662（$P = 0.007$、0.045 和 0.005）。

Zamboglou 等[44]将纳入的 72 例患者分为前瞻训练集（n = 20）和外部验证集（n = 52），根治术前均接受 ^{68}Ga-PSMA-11 PET-CT 检查，以术后获取的病理为金标准，探索基于 ^{68}Ga-PSMA-11 PET-CT 的放射组学特征在视觉诊断前列腺癌遗漏病灶中的诊断价值。结果发现，在 60%（12/20）的训练集患者中，视觉诊断共遗漏了 134 个癌变，其中 75% 具有临床意义（ISUP > 1），漏诊癌变的中位直径为 2.2mm。在 154 种放射组学特征中有 2 种表现出色，AUC 高达 0.93。在 50%（26/52）的验证集患者中，77% 的遗漏病灶具有临床意义，验证集中 2 种放射组学特征的敏感性均高于 80%。

2）病灶性质鉴别和解剖定位：Capobianco 等[45]将 173 例受试者分为训练集（n = 121）和测试集（n = 52），分别训练和测试卷积神经网络对 ^{68}Ga-PSMA-11 PET-CT 图像中疑似癌变性质和解剖位置的诊断能力。根据 PROMISE-miTNM 框架，评价卷积神经网络和专家对 N 分期及 M 分期诊断的一致性。结果发现，通过四折交叉验证，与专家评估相比，测试集定性诊断疑似癌变的平均准确率为 80.4%（95% CI 71.1% ~ 87.8%），对疑似癌变解剖部位分类定位的准确率为 77.0%（95% CI 70.0% ~ 83.4%），对 N 分期诊断的一致率为 81.0%，对 M 分期诊断的一致率为 77.0%。这表明，在全身 ^{68}Ga-PSMA-11 PET-CT 影像诊断中，经过训练的卷积神经网络与专家评估在病灶定性和定位方面表现出良好的一致性。

2. 膀胱癌

泌尿系统肿瘤的发病率逐年增高,膀胱癌作为泌尿系统最常见的恶性肿瘤,如何对其进行诊断、分级分期、疗效评估和预后判断的全方位管理备受关注。

膀胱微乳头尿路上皮癌是尿路上皮癌的一种罕见亚型,患者就诊时通常处于临床晚期,预后较差。而该亚型在 CT 检查中与普通尿路上皮癌较难鉴别,基于 CT 图像的纹理分析可区分膀胱微乳头尿路上皮癌和普通尿路上皮癌,帮助临床医生对膀胱癌的组织亚型进一步细分。术前无创且准确地确定膀胱癌分级对膀胱癌的临床决策、治疗选择和预后产生影响。DWI 和表现弥散系数(ADC)可以对膀胱癌进行术前分级。膀胱镜检查为膀胱癌的诊断和分期提供依据,但该检查仍存在一定局限性,如多灶病变和不典型病变,有时难以区分病变区域和正常组织。基于 MRI 图像的纹理特征能够更好地区分膀胱癌与膀胱壁组织,为膀胱癌的术前无创分期提供决策参考,提高高复发风险患者的生存率,同时减少获益患者的药物不良反应。基于膀胱癌治疗前和治疗后的 CT 图像,利用影像组学和深度学习方法,可依据对新辅助化学治疗反应是否完全将患者进行区分。非肌层浸润性膀胱癌的复发率较高,因此,准确预测疾病复发对制订个体化治疗方案和随访至关重要。结合非肌层浸润性膀胱癌患者的临床数据和病理切片的深度学习模型可对患者 1 年和 5 年的无复发生存率进行预测。结合基因组特征进行分析研究在膀胱癌的相关的研究中较少。通过结合影像组学特征、转录组学特征和临床参数的列线图表现出对膀胱尿路上皮癌患者的无进展间隔期的良好预测能力,并提供了对膀胱尿路上皮癌分子机制的新见解[1]。

(五)妇科肿瘤

1. 乳腺癌

乳腺癌是女性最常见的癌症之一,早期诊断与治疗有助于提高生存率及治愈率并降低死亡率,改善患者预后[1]。常见的检查手段有 X 线检查、超声、MRI,还有一些正在开发的新型乳腺成像检查技术,如乳房断层摄影(3D 乳房钼靶摄影)、分子乳腺成像(MBI)、正电子发射乳房摄影(PEM)、对比增强乳房摄影(CEM)、光学成像、电阻抗断层扫描(EIT)、弹性成像等[46]。

超声对乳腺疾病的诊断具有较高的敏感性及精确度,是乳腺癌筛查的主要手段之一。在乳腺病灶的超声诊断中,对于良恶性病变的早期鉴别是关键。乳腺超声检查耗时长,随着需求的增加,医生及相关科室人员的负担与日俱增。

当前,人工智能技术在乳腺超声诊断中具有客观性、稳定性及精确性,可以弥补乳腺超声诊断中的主观性、操作者依赖性及低特异性。目前,已有许多基于乳腺超声的 CAD 系统被研发并应用于实际临床工作中。CAD 系统可快速处理大批量数据,定量分析乳腺病灶的超声影像学特征,有效降低医生诊断的主观性,减少疾病误诊和漏诊。

(1)乳腺病灶超声图像识别与分割

CAD 系统的流程涉及以下 4 个步骤:图像预处理、病灶分割、特征提取及分类诊断。其中,精准分割病变部位是提高后续特征提取和分类诊断准确性的关键。在传统乳腺超声检查中,大量存在于乳腺超声图像中的特征信息无法通过肉眼识别;基于乳腺癌向周围组织浸润生长的疾病特性,其超声图像表现为病灶边界不清,呈“毛刺状”“蟹足状”,难以精准分析。因此,对乳腺病灶的分割需要更准确、更便捷的方法。

基于人工智能的图像分割技术为乳腺病灶分割提供了新的策略。目前,已有多种分割算法应用于乳腺病灶超声图像的分割,包括直方图阈值法、分水岭法、聚类算法、活动轮廓模型及水平集算法等。然而,这些传统分割方法仍存在各种局限性,如早期研究中使用分水岭算法(利用边缘和密度信息)、灰度切片法(利用形态信息)等基于强度阈值的方法对可疑的乳腺病灶图像进行分割,但该方法对乳腺病灶的检出仍存在一定假阳性可能,尤其是内部呈高回声的病灶容易出现检测错误;存在回声衰减的病灶则可能会被过度分割。此外,传统分割方法往往需要医生首先进行手工标记,工作量较大的同时,仍无法避免不同观察者间的差异性。随着技术的不断进步,一些半自动/全自动分割方法(如种子区域生长法,灰度二值化阈值法等)有助于更加快速、准确地获得良好的分割结果。

对乳腺进行全面、反复扫查,才能确定乳腺肿物的位置,而具备分割功能的 CAD 系统可有效减少乳腺病灶扫查及定位的时间,如三星公司自主研发的 S - Detect,以 2013 版乳腺影像学报告及数据系统(BI - RADS)为标准建立的、基于深度学习技术的全自动乳腺超声图像辅助诊断人工智能软件,可在二维灰阶图像上自动检测、定位乳腺病灶,描绘 ROI 轮廓并分析区域内的超声特征,从而快速产生分类诊断结果。

随着三维超声成像技术的发展,以自动乳腺全容积成像(ABVS)及自动乳腺超声成像系统(ABUS)为代表的乳腺三维成像技术,以其特有的自动扫查方式及冠状面成像模式,有效提高了乳腺超声诊断的全面性、可重复性及客观性。基于三维乳腺超声成像的图像分割技术,实现了真正意义上的乳腺病灶“全自动检测”。例如,Moon 等[47]应用斑点检测方法,改善了传统强度阈值分割法对 ABUS 病灶分割的局限性,对于病灶内外区域对比度低、存在回声衰减的乳腺病灶具有较好的分割效能。在此基础上,他们成功研发了首款基于多尺度斑点检测的 ABUS 乳腺病灶分割 CAD 系统,并应用斑点、内部回声和形态学特征构建逻辑回归模型,以评估乳腺病变的恶性可能。Lo 等[48]在冠状面识别的基础上,联合纵切面、横切面的 3 个切面信息,采用模糊 C - 均值聚类方法从 ABUS 图像中检测、定位病灶,并基于回声强度、形态、位置和大小等特征,通过逻辑回归模型对可疑乳腺病灶进行分类诊断。

除了改善分割方法外,另一种优化乳腺分割的思路是采用区分结构识别进行精细化分割。如 Xu 等[49]在研究中采用卷积神经网络将三维乳腺超声图像分割为皮肤、纤维腺组织、病灶及脂肪组织,并对这些区域进行单独分割,可有效提高分割效能。

(2)乳腺病灶超声图像特征与临床应用

自 20 世纪 80 年代起,人工智能就开始在乳腺超声诊断领域崭露头角。其中,提取超声图像特征是最基本的步骤。以下将从不同超声成像模式及技术的角度,分析目前应用于乳腺超声诊断的特征。

1)基于乳腺二维超声图像的特征

①形态学特征:二维超声是评估乳腺良恶性最常用的方法,其常用特征包括肿块大小、位置、形状、边缘、后方回声、有无内部钙化、有无淋巴结转移等。在二维超声图像上,良性肿块的共性表现为边界清晰、形态规则及内部回声均匀等。恶性肿块的共性特征为形态不规则、边缘部分/全部不清晰、内部回声不均匀等。除了共性特征外,不同病理类型的乳腺癌在形态学特征方面也不同。乳腺癌病理类型繁多,WHO 将其分为 20 余种,临床上以浸润性癌最为多见,占乳腺癌总数的 85%,其中又以浸润性导管癌、浸润性小叶癌和髓样癌多见。浸润性导管癌在影像学上形态变化最多样,由于肿瘤呈浸润性生长,其内部生长速度不一致,表现为肿瘤边缘出现浸润、毛刺或小分叶等恶性形态征象,伴有导管原位成分的浸润性导管癌常合并内部强回声钙化。浸润性小叶癌由于癌细胞较小,细胞间黏附力差,多在纤维间质中散在或呈单行线状分布,故在疾病早期常无明显肿块出现,仅表现为局部乳腺组织结构扭曲,较少合并微小钙化。不同种类乳腺癌的形态学表现不同是乳腺超声结合特征分析的基础。

应用形态学特征进行分析的优点在于:形态学特征的范围较广,是超声图像人工解读的通用特征;形态学特征相对直观,不容易受到噪声的干扰;形态学特征受超声参数设置的影响较小,具有较强的普适性;乳腺癌形态学特征与病理类型存在较密切的相关性。

传统机器学习方法常基于二维灰阶图像提取病灶形态、纹理、位置及方向等信息来描述乳腺肿瘤特征。Shan 等[50]研究发现,尽管使用的机器学习方法不同,乳腺病灶边缘情况及生长方向几乎是公认的最佳形态学诊断特征。

乳腺病灶形态学特征与生物标志物的相关性分析也是近年来的研究热点。乳腺癌是一类高度异质性的肿瘤,即使组织形态学相同,其分子表达也可能并不一致。随着乳腺癌个体化治疗的发展,乳腺癌各分子分型的划分对治疗方案的选择具有重要参考价值。肿瘤分子生物学因素决定了其病理组织学改变,而病理组织学改变是影像学表现的基础,故乳腺癌影像学表现与分子生物学之间存在一定的相关性。依据肿瘤影像学的不同表现可判断其受体的表达及分子分型,从而指导乳腺癌的临床诊断、治疗及预后评估。

乳腺肿瘤的声像图特征与其免疫组化标志物具有不同程度的相关性,黄巍等[51]研究表明,肿瘤的大小与 Ki67 阳性表达呈显著正相关,与雌激素受体(ER)阳性表达呈极显著负相关;肿瘤淋巴结转移与 Ki67 阳性表达呈正相关,与孕激素受体(PR)阳性表达呈显著负相关。张晓晓等[52]认为人表皮生长因子受体 2(HER2)过表达型乳腺癌微钙化率较其他类型乳腺癌高。Çelebi 等[53]发现三阴型乳腺癌超声图像多表现为边界清晰、边缘光滑,后方回声多增强,微钙化少见。乳腺癌研究的一个重要领域是了解肿瘤的宏观表现与其肿瘤微环境之间的关系。这些关系可以尝试从临床乳腺图像及风险、预后或治疗反应的生物学指标中探索。李佳伟等[54]对乳腺癌超声图像特征进行回顾性分析,使用影像学特征成功地预测了浸润性乳腺癌的激素受体表达情况,提出超声影像组学定量特征分析可降低传统超声图像的主观性,对提高超声对乳腺癌的精准诊断及生物学行为预测具有较好的临床价值;Flores 等[55]的研究结果同样证实了这一点。尽管如此,由于缺乏组织内部变化信息,仅使用形态学特征仍难以实现乳腺肿瘤的准确评估。

②纹理特征:具有良好的抗噪声能力是解决异质性和复杂空间分布问题的有效方法,被广泛用于各种图像的识别、分割及分类。纹理特征主要用来解释内部回声模式和组织结构组成,为保证特征的真实性,一般从原始图像或预处理后的图像中获得。通常,图像纹理描述的是灰度值、亮度、颜色、大小、频率、粗糙度和规律性等因素的分布。由于不同性质的乳腺病灶在病理、超声图像上存在纹理特征的差异,通过纹理分析可以实现较肉眼评估更为精准的乳腺病灶诊断,如 Hsu 等[56]将基于灰度共生矩阵(GLCM)获取纹理特征并结合形态特征和参数成像特征的方法用于良性纤维腺瘤的识

别及诊断,证实了该系统具有良好的应用效能(AUC 为 0.96);Chen 等[57]进行了纹理特征提取,并使用主成分分析缩小特征尺寸,提高了乳腺良恶性肿瘤的平均诊断准确率(平均为 92.5%)。

然而,基于纹理特征的乳腺病灶超声图像分析也存在一定的局限性。首先,纹理分析只注重局部特征的分析和提取,不能兼顾整体图像特征,且该方法是对排列特征的描述,不能反映图像中物体的本质属性。其次,该方法对数据的真实性要求较高,而仪器上或影像系统中导出的图像数据往往经过各种调节及处理,难以获得真实的纹理信息。最后,纹理分析还高度依赖超声仪器设置和检查者的操作,稳定性和鲁棒性难以保证。为优化纹理分析在乳腺癌评估中的应用,Alvarenga 等[58]提出将 7 个形态特征和 25 个纹理特征进行结合的分析方法,结果表明形态 - 纹理的组合特征能更加有效地诊断乳腺癌。可见,各类基于二维乳腺超声图像的特征能够在诊断中起到相应作用,而通过对各类特征的组合应用能够进一步提高乳腺超声图像分析的准确性。

③原始超声信号:当超声波在介质中传播时,遇到两种不同声阻抗的介质所形成的界面,若界面大于超声波波长则产生反射,若界面小于超声波波长则产生散射。散射具有多重方向性,朝向探头的散射即为背向散射。背向散射信号与组织中散射体的大小、密度及排列等性质有关。通过对背向散射信号的检测、量化,可识别正常组织与异常组织,进而实现诊断和分析。在原始超声数据中,RF 的背向散射信号可以很好地描述肿瘤分类的组织特性。超声背向散射信号具有明显的随机性,利用适当的统计分布对其概率密度函数进行建模,有助于解释由散射体性质决定的背向散射行为。常应用的射频超声背向散射信号包括 Nakagami 参数和原始超声射频回波信号(RF 信号)。由于 Nakagami 参数可以有效量化医学超声中遇到的所有背向散射条件,其常被用作描述具有不同统计量的原始超声数据的通用模型。Nakagami 参数已被证明具有鉴别良恶性乳腺肿物的能力。而原始超声 RF 信号包含最全面、最丰富的灰阶图像信息,是传统灰阶图像在忽略频率信息和相位信息的基础上,由 RF 信号转换得到的。采用未经处理的原始超声 RF 信号对乳腺肿物进行分析研究,可以充分利用 RF 信号中的幅度、频率和相位信息,实现乳腺组织微结构病变特征的准确描述。有研究通过结合二维超声图像的形态、纹理及 Nakagami 参数特征对乳腺肿瘤进行分析,结果表明,结合 3 类特征的超声组织表征可为乳腺肿瘤诊断提供更为丰富的信息[56]。

2)基于乳腺超声弹性图像的特征:在乳腺组织炎症和肿瘤发展等病理过程中常伴随着组织硬度的变化,而通过超声弹性成像可以识别组织的硬度差异,并通过彩色编码实现硬度特征的可视化。由于恶性病变内部蕴含较多的结缔组织,细胞高度集中,因此,恶性病变组织的硬度往往高于良性病变。根据弹性成像的原理不同,可将其分为应变弹性成像(SE)、压迫式弹性成像、声辐射力脉冲(ARFI)弹性成像及 SWE 等。然而,超声弹性图像的诊断性能在很大程度上受检查者的主观性影响,而相关定量分析需要人为指定 ROI,其结果易受观察者的影响。人工智能技术将为解决上述问题提供一种有效的工具。

从超声弹性图像中提取的主要特征如下:平均组织弹性、截面刚度比和标准化最小距离;平均弹性模量、最大弹性模量、标准差、硬度和弹性比;面积差异、周长差异、轮廓差异、坚固度、宽高比差异和纹理特征(标准差、能量、熵、相异性、同质性和对比度)等。采用不同的弹性特征对乳腺肿物进行定性或定量分析是目前乳腺弹性超声结合人工智能的主要模式,如 Moon 等[59]通过预先在乳腺肿物边缘设定 ROI,研发出基于 6 大弹性特征值(平均色调直方图值、偏度、峰度、差异直方图变化、边缘密度和运行长度)的乳腺肿物分类诊断系统,并分别采用弹性图像视觉评估和基于 B 超图像的 BI - RADS 分类标准进行对比验证。结果表明,基于弹性特征的系统,其诊断效能(AUC 为 0.89)显著高于超声医生弹性图像视觉评估(AUC 为 0.81)及 BI - RADS 分类标准(AUC 为 0.76)。

近年来,越来越多的研究开始关注对乳腺病变边缘硬度的精确评估。恶性肿瘤浸润具有导致周围组织反应性增生的生物学特征,使恶性病变的边缘硬度增高,对病灶边缘硬度的评估有助于分析肿瘤浸润程度。Xiao 等[60]提出对肿瘤周围区域弹性特征的检测有助于乳腺良恶性鉴别诊断,并研发了一种基于 2D - SWE 的乳腺 CAD 系统,该系统从肿瘤和肿瘤周围区域的彩色弹性图像中获取 10 个定量特征(包括弹性模量平均值、最大值和标准差、硬度和弹性比等),并采用支持向量机分类器将这些特征进行组合,实现良恶性乳腺肿物的高效分类。随后,为解决肿瘤边缘宽度选择的主观性对弹性阈值的影响,Yu 等[61]对上述系统进行进一步改良,通过对乳腺病灶边界的初始化、二元小波变换能量场变形及纳入多角度多方位的图像特征,有效提高了识别及分类的精度。

由于 SE 本身存在难以定量、准确性不佳、极度依赖操作者经验等局限性,与 SWE 相比,近年来相关研究较少。Marcomini 等[62]基于 SE 的局限性,研发了智能优化辅助诊断系统,该系统对 SE 图像中的颜色差异进行定量信息提取,将病变硬度信息分为硬区域(红色区域)及软区域(其他颜色区域);此外,该系统还提供病变硬度的百分比值范围

（0%对应良性,100%对应恶性）,以降低超声医生的诊断主观性。此外,Xiao等[63]研发了一款基于 SE 的 CAD 系统,该系统通过评估 4 个可量化的弹性成像特征（弹性评分、病变硬度、病变－脂肪应变比和弹性成像－B 模式病变面积比）来区分良、恶性乳腺病变,结果表明,结合 SE 特征的逻辑回归模型显著提高了诊断性能（AUC 0.988 对 0.921）及诊断特异性（95.2% 对 54.5%）。

3）基于三维乳腺超声图像的特征:无论是病灶还是正常组织,均属于空间立体结构,基于二维图像的超声特征仅能体现出病灶某个切面的情况,难以表征出 ROI 的整体信息。随着三维超声技术的发展,乳腺三维超声特征的提取可有效弥补上述局限性,如 Moon 等[64]使用水平集分割方法对 3D 乳腺肿瘤轮廓进行分割,在分割的基础上实现纹理特征、形状特征及椭圆拟合 3D 特征提取,并采用逻辑回归模型实现良、恶性乳腺肿瘤的分类诊断,该研究还证实了通过结合 3D 椭圆拟合特征和形状特征,可实现乳腺癌的最优诊断效能。

在 ABUS 特征性诊断切面——冠状面上检测病灶的"毛刺状"表现是诊断乳腺恶性肿瘤的有力证据。基于此,Tan 等[65]研发了基于 ABUS 的 CAD 系统,实现了高质量乳房冠状切面的数据特征获取;量化乳腺肿瘤"毛刺状"特征,并将其与纹理信息、病灶内部回声、形状、后方回声和边缘等特征进行组合及对比分析。其研究结果表明,该系统具有与高年资超声医生相当的诊断能力。此外,Chiang 等[66]共收集了 230 例乳腺肿瘤患者的超声图像,联合三维卷积神经网络与 ABUS 以诊断可疑病灶的良恶性,获得较高的敏感性和较低的特异性。相对于既往采用二维卷积神经网络分析单张的乳腺超声图像,这种将多模态超声与人工智能技术联合应用的方法,为后续研究提供了新思路。

4）基于三维能量多普勒超声图像的特征:肿瘤血管为肿瘤组织提供营养,维持肿瘤的生存能力,而侵袭性乳腺肿瘤的生长与肿瘤血管生成程度密切相关。从病理角度分析,肿瘤组织通过新生血管与现有的血管系统建立联系,从而增强肿瘤细胞的转移扩散;血管丰富程度在良、恶性病灶间存在显著差异;乳腺癌为富血供型肿瘤,分析乳腺肿瘤血管的形态、数量及分布对乳腺癌的诊断具有重要意义。

三维能量多普勒超声（3D－PDUS）是在空间维度检测乳腺肿瘤血管的重要方法,研究表明,与良性乳腺病灶相比,恶性肿瘤脉管系统高度紊乱、曲折和扩张,并伴有血管径线不均匀、血管分支杂乱。Chang 等[67]提出了一种从 3D－PDUS 图像中获取血管形态特征的方法,采用三维细化算法将血管收缩成骨架结构,并提取血管体积比、血管树数、血管分叉数、半径均值及 3 种扭曲度(距离度量、拐点计数度量及角度度量)共 7 个特征,在此基础上构建神经网络模型以实现乳腺肿瘤的分类诊断。

5)乳腺多模态成像特征:单一的成像技术已难以实现疾病诊断的完整性及精确性,多模态成像逐渐成为研究热点。多模态成像是指将两个及以上不同模态的成像信息进行有机融合,以获得对目标更为精准、全面、可靠的图像表达,为医学研究提供更为丰富的诊断信息。

在乳腺超声诊断中,通过多模态成像及特征组合,可以提高对乳腺癌的识别与诊断能力,如 Moon 等[68]采用基于 SWE 特征(平均组织弹性、截面刚度比和分组硬化像素归一化最小距离)和 B 超特征(形态学特征和纹理特征)构建双模态乳腺病灶分类诊断系统,结果表明双模态组合特征的诊断性能显著高于单一模态。另有 Huang 等[69]研究构建了基于 3D 灰阶超声图像及 3D 弹性图像特征的双模态分类诊断模型,结果表明结合形状、椭圆拟合和弹性成像特征的组合特征具有最佳的诊断性能(AUC 为 0.987)。

SWE 可提供二维灰阶及弹性成像双模态可视化图像,然而,现有研究多数只针对弹性图像进行分析。对此,Zhang 等[70]构建了一个基于 SWE 及二维灰阶超声图像的双模态乳腺深度学习分类诊断框架——深度多项式网络(DPN)。该框架利用反应扩散水平集模型与基于 Gabor 的各向异性扩散算法相结合的方法实现图像分割,提取两种模态中的形态特征和纹理特征,并构建乳腺良恶性肿瘤深度神经网络分类模型。交叉验证结果表明,基于双模态特征的网络模型 AUC 为 0.961,具有高效实现乳腺肿瘤分类的潜力。

在乳腺肿瘤血管多模态分析方面,2012 年,Liu 等[71]使用基于颜色聚合向量的速度向量法对乳腺癌多普勒成像的血流信号进行分析,并提取多个光谱特征,结果表明联合二维超声特征和彩色多普勒特征可提高 CAD 良恶性乳腺肿瘤分类的准确性。Lai 等[72]研究基于乳腺二维灰阶图像及 3D - PDUS,采用水平集法和血管骨架三维细化算法实现乳腺肿瘤边缘分割,并从中提取 20 个灰阶图像特征及 15 个肿瘤血管特征构成组合特征参数,通过特征互补提高了对乳腺病灶的诊断性能(AUC 为 0.91)。

(3)人工智能应用于乳腺疾病分类诊断

1)结合 BI - RADS 分类诊断系统的 CAD:1992 年,美国放射学会联合多家学术机构联合建立了 BI - RADS,并于 2003 年的修订版中增加了乳腺超声分类规范。超声 BI - RADS 通过描述乳腺肿瘤的形状、方向、边缘、内部回声和后方声影等特征,将乳腺病灶分为 0 ~ 6 类,恶性程度依次提升。

然而,BI - RADS 分类的实际应用仍存在一定的局限性。尽管 BI - RADS 对乳腺病灶的评估进行了详细的规范,但因需要超声医生读图后主观评估,仍无法避免不同经验水平的医生在使用 BI‑RADS 分类进行诊断时的主观差异。此外,BI‑RADS 分类尚存在一定的假阳性率,将导致不必要的穿刺活检。为此,Ciritsis 等[73]提出一种基于超声图像的病灶分类标准化方法,以进一步提高 BI‑RADS 分类的客观性及准确性。该方法将每张乳腺超声图像上的元素细分为 5 个不同类别,即 0 类:BI‑RADS 2 类;1 类:BI‑RADS 3 类;2 类:BI‑RADS 4/5/6 类;3 类:正常组织(NT);4 类:图像元数据(即非超声图像信息,如仪器 logo、体表标记等)。分别针对这 5 类图像的识别及分类构建 DCNN 模型,如 DCNN 模型 1 的作用是区分 4 类元数据及其他类别,而 DCNN 模型 2 的作用是区分病变区域及其他区域,以此类推。该系统可有效增加输出结果的可解释性,实现乳腺病变的全自动、标准化分类。

此外,由于在乳腺占位性病变中,良性病例占比多于恶性病例,导致良恶性组间的数据分布失衡。为此,Rodríguez‑Cristerna 等[74]以 BI‑RADS 分类为标准,将入组的乳腺病灶分为良性 A(BI‑RADS 2 类)、良性 B(BI‑RADS 3/4 类)及恶性(BI‑RADS 4/5类)3 类。通过调整分类数的方式在不降低特异性的情况下,提高了对少数类别的分类性能及敏感性。可以说,同作为辅助诊断方法,CAD 与 BI‑RADS 并不是"竞争关系",相反,两者可实现互补,CAD 的应用一定程度上提高了乳腺 BI‑RADS 分类系统的客观性及准确性。

2)乳腺癌辅助检测

①以微钙化为特征的乳腺癌:微钙化已被证实是乳腺癌的显著预测因子。有部分乳腺癌在超声图像上仅表现为微钙化,而无局部区域肿物占位;此外,除了病灶区域内的微钙化,病灶区域外的微钙化也可能提示肿瘤的发生。然而,超声检测微钙化的敏感性却显著低于乳腺钼靶。为了改善二维超声图像对微钙化的显示效能,Chang 等[75]采用自适应斑点过滤器,强化对乳腺病灶超声图像上微钙化的检测,结果证实,这种方法有助于提高以微钙化为特征的乳腺癌检出率(准确率可达 80.3%)。

②三阴性乳腺癌(TNBC):TNBC 是一种侵袭性恶性乳腺癌,肿瘤的雌激素受体、孕激素受体及人表皮生长因子受体 HE2 均为阴性,一方面不利于快速明确诊断,另一方面,此类乳腺癌对化学治疗及内分泌治疗的效果不敏感。在超声图像上,三阴性乳腺癌可表现为圆形或椭圆形,肿瘤边界清晰且周边回声增强,这种声像往往容易与乳腺纤维腺瘤混淆。为此,Moon 等[76]采用特异性形态特征及纹理特征构建 CAD 系统的方法,从超声图像上区分三阴性乳腺癌与乳腺纤维腺瘤,结果表明,基于形态、纹理组合特征的 CAD 较

单一特征具有更好的分类诊断效能,其 ROC 曲线下面积可达 0.9702。

③隐匿性乳腺癌:此类肿瘤往往以腋窝淋巴结转移癌为主要表现,而临床体格检查、钼靶及超声检查均未发现乳腺内的原发病灶。钼靶评为 BI-RADS 1~2 类、具备致密性乳腺腺体组织特性的隐匿性乳腺癌,在超声检查中难以被发现。Drukker 等[77]应用 K 均值无监督聚类结合种子生长及灰度阈值法构建 CAD 以实现分类诊断,结果表明该 CAD 的假阳性检出率在临床接受范围内。

④乳腺叶状肿瘤:在超声形态表现上,乳腺叶状肿瘤与乳腺纤维瘤不易鉴别,容易误诊。为此,Stoffel 等[78]采用深度学习的方式,辅助超声对乳腺叶状肿瘤与纤维腺瘤的鉴别诊断,结果表明,采用深度学习方法,可有效提高两者鉴别诊断的特异性和阴性预测值,在一定程度上减少不必要的穿刺活检。

因计算机医学影像辅助诊断技术在检测、分类乳腺病灶的优越性,近年来,研究人员逐步研发出全自动乳腺癌 CAD 软件,通过快速完成"识别乳腺肿物、分析乳腺肿物性质及输出临床建议"的流程,辅助乳腺病灶的高效、准确诊断[79]。也有研究在此基础上进行针对性调整,如 Qi 等[80]基于乳腺恶性病灶的实性表现,在识别肿物后首先分析其是否为实性病灶,以提高分类诊断的准确性;Hinkuri 等[81]则进一步应用卷积神经网络,在良恶性分类的基础上,实现基于超声图像的病理分类,将结果由良、恶性二分类细分为浸润性乳腺癌、非浸润性乳腺癌、乳腺纤维瘤及囊性病变 4 类,证实 CAD 技术既可提高恶性肿瘤诊断效能,也具备区分病理学分类的潜在可行性。

2. 子宫肌瘤

子宫肌瘤是女性生殖系统最常见的良性肿瘤,主要由平滑肌和纤维组织构成。子宫肌瘤在二维声像图上表现为低/中/高回声团块,与正常肌壁分界清晰,诊断较为容易。

既往对子宫肌瘤的治疗大多采用手术方式,近年来,高强度聚焦超声(HIFU)作为一种无创治疗技术,逐渐为临床所广泛应用。然而,若消融治疗定位不准确,不仅治疗效果不佳,还有可能导致肠穿孔等严重并发症。因此,HIFU 治疗的精准定位具有重要意义。在 HIFU 设备中,通常利用超声设备实时监控和引导治疗区,并对治疗效果进行实时评估。因此,超声图像处理算法的水平将直接影响到整套 HIFU 设备的性能及其治疗效果。在早期 HIFU 术前治疗规划中,超声图像的分割与目标区域定位由医生手动完成,但手工操作受限于图像质量及医生的经验水平,其准确性变异度大。此外,手工分割耗时长、效率低,临床工作强度大。因此,在计算机辅助 HIFU 治疗中超声引导图像的分割具有应用价值,其可提高治疗效率,降低人为分割主观性。尽管如此,CAD 系统在 HIFU 治疗规划中仍存在一定的应用难点。由于引导探头通常在不接触患者身体的情况下获取图像，HIFU 引导图像的质量比诊断超声图像更差，患者呼吸和肢体动作也会对分割效果产生影响，所以常规算法分割效能有限。为此，研究人员针对如何提高计算机对 HIFU 治疗中超声引导图像的分割精确性开展了研究工作。

在子宫肌瘤 HIFU 治疗定位中，Zhang 等[82]采用改良后的新型迭代多区域生长算法，首先将图像分割成均匀超像素区域（其特点为在超像素区域内提取的特征比在传统像素邻域内提取的特征更加稳定），再采用聚类算法将肿瘤内部的超像素聚类到同一区域，将肿瘤外部的超像素聚类到不同区域，从而实现对肿瘤区域的优化分割。

除了对原始图像区域进行"二次分割"外，Ni 等[83]采用训练集特征分析对 ROI 先验形状进行预估，即根据待测 ROI 形状自动选择出合适的形状（初始轮廓），再通过"半径 – 时间"新参数的设计建立径向轮廓特征模型，进一步细化分割结果，从而提高分割精确度。

Rundo 等[84]在同一患者的多个肌瘤分割方面，磁共振引导聚焦超声（MRgFUS）相关研究采用多个种子自适应区域生长方式，以适用于不同像素的多个肌瘤分割，结果表明该分割方法敏感性为 84.05%，特异性为 92.84%。此外，Militello 等[85]在 MRgFUS 消融治疗后的评估中，通过治疗区域定量评价指标——非灌注体积，可实现对切除的肌瘤区域边界和体积的自动评估，从而对病程进行良好随访及跟踪。

3.子宫内膜病变

常见的子宫内膜病变包括子宫内膜息肉、子宫内膜增生及子宫内膜恶性病变。后两者预后不同，鉴别诊断具有重要意义。从临床表现而言，绝经后出血是子宫内膜癌最常见的症状。然而数据表明，有此症状的患者中仅 10% ~15% 为子宫内膜癌。经阴道超声检查是诊断子宫内膜疾病的良好方法，但通过超声图像表现有时难以鉴别，尤其是对于早期及不典型病变，需要进一步结合患者病史及病理进行明确诊断。

子宫内膜病变超声声像图的良恶性鉴别主要依赖于对内膜厚度、内膜回声、内膜形态及肌层组织浸润情况的评估。然而，由于不同超声医生的图像采集手法及经验不同，收集图像的质量存在差异性，而图像预处理的方法普遍适用于超声图像的优化，从而可获得更清晰的图像，保证了图像分析的质量。因此，在获取图像特征前，往往需要进行相应的超声图像预处理，如采用子宫内膜超声图像分割、图像对比度增强等技术，可有效提高子宫内膜的边界识别清晰度，提高子宫内膜图像诊断准确性。

图像质量得到提升后，研究人员会构建机器学习诊断模型，以期为子宫内膜病变的良恶性鉴别提供更客观的形态学特征评估方法,如 Michail 等[86]共收集了 65 例围绝经期及绝经后女性的术前超声图像(15 例为恶性,50 例为良性),首先对图像进行优化,利用一阶和二阶统计纹理分析算法提取直方图、灰度共生矩阵等共 32 个纹理特征,并应用 Logistic 回归进行特征筛选,采用具有较强关联性的优势特征进行分类诊断模型构建,为子宫内膜良恶性疾病超声鉴别诊断提供了精准、可解释的方法。

此外,可针对不同的样本集构建不同模型(如回归、人工神经网络或随机森林等),并通过模型间效能比较获得最优的预测效果。该方法的优势在于通过多指标(如除阴道出血外,还纳入糖尿病、吸烟、血脂异常等因素)对疾病进行综合评估,更具系统性、全面性,可对子宫内膜癌进行诊断及预测。除超声图像分析及临床分析领域外,人工智能技术对子宫内膜癌的评估还涉及病理领域,如人工神经网络技术应用于子宫内膜病理细胞学涂片检查,以辅助子宫内膜细胞核的良恶性分类。尽管目前研究较为全面,但人工智能技术应用于子宫内膜癌的诊断评估仍缺乏多中心、大样本研究数据及结果支撑。

4. 卵巢肿瘤

卵巢恶性肿瘤在中国女性恶性肿瘤中发病率位居第三,2018 年数据显示,中国卵巢癌的发病率约为 1.8% ,5 年生存率为 40% ~ 45% 。卵巢癌的高死亡率主要是由于大多数卵巢癌在诊断时已处于晚期,原因在于卵巢深居盆腔、体积小,且疾病早期缺乏典型临床症状。如何实现卵巢癌的早期诊断及分级评估是医学领域持续关注的重点。

卵巢癌常见超声声像图表现为以囊性为主的囊实性肿块,呈多房状,形态不规则,边界清晰或欠清晰,实质部分回声不均,囊壁厚薄不均,附壁可见实性乳头状突起,常合并腹水。然而,当超声征象及病史不典型时,良恶性病灶存在"异病同像"的情况,不同病理分级间病灶声像图差异不明显,且卵巢癌早期超声声像改变不显著,难以实现早期诊断。

20 世纪末,基于超声特征的卵巢癌形态学评分系统成为研究热点,如 1990—1997 年研究人员先后提出了 Granberg、Sassone、De Priest、Lerner 及 Ferrazzi 评分系统[87]。上述诊断评分系统的出现是卵巢癌超声诊断的一大进步,将图像转换为诊断特征的思路为后续人工智能技术在该病的应用奠定了良好基础。此后,也有研究在特征原理的基础上,应用 Logistic 回归模型等传统机器学习方法,对各种卵巢癌诊断特征的重要性进行分析,结果表明,实性回声特征是预测卵巢癌最显著的指标。

21 世纪以来,人工智能技术在卵巢癌早期诊断及分期中的应用逐渐兴起,尤其是以纹理分析为代表的图像处理及识别技术,在卵巢癌细胞学涂片、CT、光学成像诊断等多方面起到一定辅助作用。现有人工智能技术在卵巢癌超声诊断中的应用原理主要为基于特征提取的分类诊断,其中,针对卵巢癌超声图像的诊断特征主要包括纹理特征及临床特征。研究人员在常规机器学习方法的基础上进行算法改良,以期达到更优的分类效能。然而,受限于超声仪器间图像质量的差异性,对各类研究结果的比较存在一定困难。此外,由于卵巢癌患病人数相对较少,既往研究中所纳入的病例数有限(大部分为10~50例),而研究为了增加图像样本量,往往采用同一患者获取多张图像的方式,降低了样本图像的代表性。

还可以利用人工智能算法在大数据信息挖掘及分析中的优势,构建预测模型,以早期预测卵巢癌的发生。例如,某项研究通过收集单中心10年内600余例上皮性卵巢癌病例的相关诊断信息[如年龄、国际妇产科协会(FIGO)分期、分级、组织学亚型、术前CA125水平及病理结果等],建立疾病数据库,并构建人工智能预测模型。与其他机器学习方法或分类器相比,基于数据库的人工智能模型具有更高的生存期预测准确率。但该研究同样提出了通过回顾性研究建立预测模型的"通病",此类模型往往只能获取临床常规记录的数据,无法保证特征提取的全面性及系统性[88]。对此,分别有研究从基于超声[89]、CT[90]、病理[91]等图像及构建肿瘤诊断或预测模型[92]方向入手,采用深度学习方法实现卵巢癌的早期诊断及预后评估。

(六)口腔颌面肿瘤

1. 颌骨囊肿

成釉细胞瘤和牙源性角化囊肿是影像学特征相似但行为不同的两种颌骨病变,X线片表现为囊性病变,其治疗计划不完全相同。成釉细胞瘤和牙源性角化囊肿的准确诊断有助于制订合适的治疗计划。Poedjiastoeti等[93]开发了一个用于检测和鉴别曲面体层片中成釉细胞瘤和牙源性角化囊肿的CNN,同样表现出了较高的诊断准确性。经比较,CNN的敏感性、特异性、准确率和诊断时间分别为81.8%、83.3%、83.0%和38秒,口腔颌面外科专家在这些参数上均与CNN检测不分上下,但诊断时间为23.1分钟。可见利用CNN检测可以显著缩短诊断时间。

Ariji等[94]利用深度学习对曲面体层片中下颌骨良性病变进行自动诊断和分类,病变大小≥10 mm,病变类型包括成釉细胞瘤、牙源性角化囊肿、含牙囊肿、根尖周囊肿和单纯骨囊肿。共将210个训练图像和标签导入了深度学习训练系统,使用深度神经网络创建学习模型,将两个测试数据集应用于学习模型,评估预测图像与真实图像之间的差异,计算图像的敏感性和假阳性率,评估对不同囊肿的诊断性能。结果发现对含牙囊肿的诊断和分类敏感性最高。

Kwon 等[95]开发了一个用于检测和分类牙源性囊性病变的 CNN。研究使用 1282 张病理活检结果与影像学诊断相同的曲面体层片对 CNN 进行训练和测试,其中包括 350 张含牙囊肿、302 张根尖周囊肿、230 张成釉细胞瘤、300 张牙源性角化囊肿和 100 张正常颌骨的曲面体层片,以病理活检结果作为金标准,结果显示,该 CNN 对病变总体分类的准确率为 0.91,说明该 CNN 可以辅助临床诊断。

Lee 等[96]通过实验评估了 CNN 在口腔颌面锥形束 CT(CBCT)和曲面体层片中对于牙源性角化囊肿、含牙囊肿和根尖周囊肿这 3 种病变的检测和诊断。结果发现,使用 CBCT 图像进行预训练的模型显示出良好的诊断性能(AUC = 0.914,敏感性 = 96.1%,特异性 = 77.1%),明显高于其他使用全景图像的模型(AUC = 0.847,敏感性 = 88.2%,特异性 = 77.0%),差异有统计学意义($P = 0.014$)。这项研究表明,基于深度学习,可以诊断曲面体层片和 CBCT 中的 3 种类型牙源性囊性病变;而且使用 CBCT 图像训练的模型比使用曲面体层片图像训练的模型具有更高的诊断性能。

上述研究结果显示,CNN 除了可以在二维图像中较准确地检测颌骨囊性病变,在三维影像中也一样具有良好的准确性。

2. 舌癌

舌癌是口腔颌面部常见的恶性肿瘤,男性多于女性,98% 以上为鳞状细胞癌,特别是在舌前 2/3 部位,腺癌比较少见,多位于舌根部;舌根部有时亦可发生淋巴上皮癌及未分化癌。病因至今尚未完全明确,多数认为其发生与环境因素有关,如热、慢性损伤、紫外线、X 线及其他放射性物质都可成为致癌因素,例如,舌及颊黏膜癌可发生于残根、锐利的牙尖、不良修复体等的长期、经常刺激的部位。

传统的舌癌组织分类方法包括主成分分析、支持向量机和线性相关分析。然而,这些方法并没有很好地对非线性效应进行编码。舌鳞状细胞癌(TSCC)是口腔鳞状细胞癌最常见的亚型,Yu 等[97]将拉曼光谱与深度 CNN 相结合用于舌鳞状细胞癌的分类。首先在 12 例因舌鳞状细胞癌而接受手术切除的患者中收集了 24 个组织光谱数据。然后使用 6 个块,每个块包括 1 个卷积层和 1 个最大池化层,从拉曼光谱中提取非线性特征。导出的特征形成代表性向量,该向量被馈送到完全连接的网络中以执行分类任务。实验结果证实了 ConvNets 分类器通过对非线性交互进行建模来规避这些问题。研究人员共收集了 12 例舌鳞状细胞癌患者的光谱资料,使用核酸与氨基酸的显著差异来开发舌癌与非肿瘤组织的分类模型,该方法具有较高的敏感性(99.31%)和特异性(94.44%)。

(七)骨骼肌肉系统

骨肿瘤是20岁以下癌症患者的第三大死亡原因。世界卫生组织2020年发表的第5版骨肿瘤组织分类将骨肿瘤分为良性、交界性或恶性,不同类型的骨肿瘤具有不同的生物学行为和治疗方法。原发性骨肿瘤占人类肿瘤的0.2%,每年发病率约为每百万人口20例,这些肿瘤通常会导致骨骼结构破坏,导致患者长期功能障碍和生活质量下降。恶性骨肿瘤的早期发现与诊断对预防远处转移及提高患者保肢率、生存率和生活质量至关重要。借助影像组学模型,可以帮助医生自动快速筛查良、恶性骨肿瘤。

1.骨肿瘤X线

X线检查方便、价格低廉,可以更好地显示骨骼结构,是最常见和最有用的检查方式。然而,由于骨肿瘤的发病率低,经验不足的医生可能会误诊,给患者带来不必要的骨活检、疼痛和费用;或者可能漏诊,从而延误治疗甚至导致患者死亡[98]。

Liu 等[99]收集了643例于2012—2019年接受了术前X线检查并进行了骨肿瘤类型病理诊断的患者,图像数据共982张,其中良性组、交界组和恶性组的男女比例分别为245∶147(62%∶38%)、59∶34(63%∶37%)和95∶63(60%∶40%),并收集了他们的临床资料(红细胞沉降率、年龄、性别、肿瘤位置、发红和充血、肿胀、温暖、疼痛、可触及的肿块和运动障碍)。由两名放射科医生(分别有5年和3年的肌肉骨骼X线图像评估经验)进行评估。图像数据集以8∶1∶1的比例随机分为训练集(784张)、验证集(97张)和测试集(101张)。深度学习模型采用基于预训练的权重初始化Inception v3模型,它是通过训练和验证数据集进行训练和选择的,该模型在自然图像分类中具有准确的性能。将XG-Boost作为放射学和临床融合模型的最终分类器。XGBoost是一个非线性模型,并且在分类任务中具有良好的性能。比较融合模型肿瘤分类表现与5名放射科医生(分别有2年、6年、2年、12年和8年阅读肌肉骨骼X线图像的经验)的肿瘤分类表现,并比较放射科医生在有和没有融合模型辅助评估的情况下的肿瘤分类表现。每名放射科医生独立评估每张X线图像2次(其中1次使用分类融合模型的预测),以区分良性、交界性和恶性肿瘤。每名放射科医生记录了肿瘤分类及其置信度等级[即1(置信度:10%~20%)、2(置信度:20%~40%)……5(置信度:80%~100%)]。两次评估相隔至少4周。所有评估者对病理诊断不知情,但对临床特征知情。在二元类别分类任务中,良性/非良性、恶性/非恶性、中间/非中间分类的放射模型的准确率分别为82.2%、85.2%、82.2%;

AUC 分别为 0.846、0.827 和 0.820;特异性分别为 76.6% 、90.5% 、92.6% ;敏感性分别为 87.0% 、70.4% 、40.0% 。与二元放射模型相比,融合模型的准确率分别提高了 2.0% (84.2%)、2.9% (88.1%)、3.0% (85.2%);AUC 分别提高了 0.052(0.898)、0.067 (0.894)、0.045 (0.865);特异性提高了 2.1% (78.7%)、2.7% (93.2%)、3.7% (96.3%); 敏感性分别提高了 1.9% (88.9%)、3.7% (74.1%) 和 0(40%)。总体而言,结合 X 线图像信息和临床特征的融合模型比单纯放射模型表现更好。并且融合模型的性能与高级放射科医生相当(宏观平均 AUC:0.872 对 0.910 和 0.838,$P = 0.86$ 和 0.21),并且优于初级放射科医生(宏观平均 AUC:0.872 对 0.762、0.810 和 0.774. $P = 0.009$、0.04 和 0.01)。在融合模型的辅助下,放射科医生的平均准确率、AUC、敏感性和特异性分别为 72.3% 、0.819、66.2% 和85.3% ,平均准确率提高了 4.3% ,AUC 提高了 0.026,敏感性提高了 3.4% ,特异性提高 5.9% 。其中两名初级放射科医生通过模型辅助显著改善了他们的表现(宏观平均 AUC:0.76 和 0.810 分别提高到 0.853 和 0.856,$P = 0.007$ 和 0.03)。该研究表明,融合模型可能有助于放射科医生对骨肿瘤的鉴别诊断。

2. 骨肿瘤 CT

骶骨脊索瘤(SC)和骶骨巨细胞瘤(SGCT)是骶骨最常见的两种原发性肿瘤,分别占所有原发性骶骨肿瘤的 40% 和 13% 。SC 和 SGCT 具有许多共同的临床和影像学特征,但治疗方法却大不相同。由于 SC 复发率高,腰椎切除肿瘤是降低局部复发率的首选方法。而 SGCT 是位于上骶骨的良性肿瘤,通常进行病灶内切除术,但术中易出血。因此,准确的术前诊断对指导临床治疗具有重要意义。CT 扫描是骶骨肿瘤的首选成像方法。CT 扫描和 CT 增强(CTE)扫描,尤其是具有 2D 和 3D 重建的薄层螺旋采集,在显示特殊钙化、骨残留和侵袭等骨骼细节方面具有优势。CTE 还可以提高对囊性或坏死组织的辨别能力,而血管化的肿瘤区域则显示为比其他区域更亮的增强异质区域。在临床实践中,由于罕见或非特异性症状,SC 和 SGCT 很少在早期被诊断出来。当 SC 和 SGCT 在 CT 上表现为混合有坏死、出血、钙化或残留骨的异质肿块时,放射科医生难以在术前识别它们。活检是术前对肿瘤组织学进行分类的最常用方法,但其具有侵入性,仅评估小样本,可能会存在并发症、取样错误和效率低下等问题。

Yin 等[100]人收集了 CT 和 CTE 完整图像并经病理证实的骶骨肿瘤患者 95 例(53 例 SC 和 42 例 SGCT)。由两名具有 10 多年肌肉骨骼影像诊断经验的放射科医生使用 INK-SNAP 软件手动分割感兴趣区域,观察者间(ICC,0.812 ~ 0.934)和观察者内(ICC,0.863 ~ 0.986)一致性均较高。根据 7∶3 的比例,将 66 例骶骨肿瘤患者(37 例 SC,29 例 SGCT)分配到训练集,将 29 例患者分配到验证集(16 例 SC,13 例 SGCT)。该研究基于 Artificial Intelligence Kit 软件 1.0.3 版(GE Healthcare),从每例患者的 CT 和 CTE 图像中提取了总共 770 个放射组学特征(CT、CTE 各 385 个)。放射组学特征分为 3 组:肿瘤强度、形态和纹理特征。该研究验证了 3 种选择方法:Relief 特征选择、套索算法(LASSO)和随机森林。研究了 3 种分类器:SVM、广义线性模型(GLM)和随机森林。在训练集中使用十折交叉验证方法训练分类器,并使用验证集评估分类性能。对于 CT 特征,选择随机森林 + GLM 在验证集的 AUC(0.889)最高,其次是 LASSO + GLM(AUC = 0.865)和 Relief + SVM (AUC = 0.864),而 LASSO + GLM 中的准确率(ACC)最高,为 0.793。而对于 CTE 特征,选择 LASSO + GLM 在验证集中的 AUC(0.984)最高,其次是 Relief + GLM(AUC = 0.909)和随机森林 + 随机森林(AUC = 0.904),而随机森林 + SVM 的 ACC 最高(0.897)。在训练集中,CTE 图像的放射组学特征产生的最高 AUC 为 1,ACC 为 0.955,高于 CT 图像 (AUC = 1;ACC = 0.879)。在验证集中,发现了类似的结果:CTE 图像的放射组学特征产生的最高 AUC 为 0.984,ACC 为 0.897;而 CT 图像的放射组学特征产生的 AUC 为0.889, ACC 为 0.793。对于验证集中的交叉组合方法,在区分 SC 和 SGCT 方面,从 CTE 图像中提取的特征的 AUC 和 ACC 值显著高于 CT 图像(ZAUC = −3.029,ZACC = −4.553;$P <$ 0.05)。综合考虑 AUC 和 ACC,基于选择方法的最佳鉴别诊断性能来自 CTE 特征的 LASSO + GLM(AUC = 0.984,ACC = 0.897),其次是 Relief + GLM(AUC = 0.909,ACC = 0.862)和 LASSO + SVM(AUC = 0.900,ACC = 0.862)。因此,CTE 特征可以为 SC 和 SGCT 的识别提供比 CT 特征更有用的信息。该研究开发并验证了基于 3D CT 和 CTE 的放射组学模型,可作为区分 SC 和 SGCT 的新方法,提供了一种以低成本改善骶骨肿瘤决策支持的最佳方法。

参考文献

[1]徐波.智能肿瘤学[M].天津:天津科学技术出版社,2022.

[2]陈智毅.超声医学与人工智能[M].北京:科学出版社,2020.

[3]Zhu LC, Ye YL, Luo WH, et al. A model to discriminate malignant from benign thyroid nodules using artificial neural network[J]. PLoS One,2013,8(12):e82211.

[4]Wang L, Yang S, Yang S, et al. Automatic thyroid nodule recognition and diagnosis in ultrasound imaging with the YOLOv2 neural network[J]. World J Surg Oncol,2019,17(1):12.

[5]Xia J, Chen H, Li Q. et al. Ultrasound-based differentiation of malignant and benign thyroid Nodules:An

extreme learning machine approach[J]. Comput Methods Programs Biomed,2017,147:37 – 49.

[6] Abbasian Ardakani A, Gharbali A, Mohammadi A. Application of texture analysis method for classification of benign and malignant thyroid nodules in ultrasound images [J]. Iran J Cancer Prev,2015,8(2): 116 – 124.

[7] Tsantis S, Dimitropoulos N, Cavouras D. et al. Morphological and wavelet features towards sonographic thyroid nodules evaluation[J]. Comput Med Imaging Graph,2009,33(2):91 – 99.

[8] Andalani AA, Mohammadzadeh A, Yaghoubi N, et al. Predictive quantitative sonographic features on classification of hot and cold thyroid nodules[J]. Eur J Radiol,2018,101:170 – 177.

[9] Ardatani AA, Mohammadzadeh A, Yaghoubi N, et al. CAD system based on B-mode and color Doppler sonographic features may predict if a thyroid nodule is hot or cold [J]. Eur Radiol, 2019, 29 (8): 4258 – 4265.

[10] Bhatia KS, Lam AC, Pang SW. et al. Feasibility Study of Texture Analysis Using Ultrasound Shear Wave Elastography to Predict Malignancy in Thyroid Nodules[J]. Ultrasound Med Biol,2016, 42(7): 1671 – 1680.

[11] Li H, Weng J, Shi Y, et al. An improved deep learning approach for detection of thyroid papillary cancer in ultrasound images[J]. Sci Rep, 2018,8(1):6600.

[12] Guan Q, Wang Y, Du J. et al. Deep learning-based classification of ultrasound images for thyroid nodules: a large scale of pilot study[J]. Ann Transl Med, 2019,7(7):137.

[13] 李涛,李怡勇,米永巍等.甲状腺结节钙化特征的自动提取方法研究[J].医疗卫生装备,2015,36(12):28 – 30.

[14] Acharya UR, Faust O, Sree SV, et al. ThyroScreen system: high resolution ultrasound thyroid image characterization into benign and malignant classes using novel combination of texture and discrete wavelet transform[J]. Comput Methods Programs Biomed,2012, 107 (2): 233 – 241.

[15] Andakani AA, Gharbali A, Mohammadi A. Classification of Benign and Malignant Thyroid Nodules Using Wavelet Texture Analysis of Sonograms[J]. J Ultrasound Med,2015,34(11):1983 – 1989.

[16] Gao L, Liu R, Jiang Y, et al. Computer-aided system for diagnosing thyroid nodules on ultrasound: A comparison with radiologist-based clinical assessments[J]. Head Neck,2018,40(4):778 – 783.

[17] Reverter JL, Vazquez F, Puig-Domingo M. Diagnostic Performance Evaluation of a Computer-Assisted Imaging Analysis System for Ultrasound Risk Stratification of Thyroid Nodules[J]. AJR Am J Roentgenol, 2019,213(1):169 – 174.

[18] Gitto S, Grassi G, De Angelis C. et al. A computer-aided diagnosis system for the assessment and characterization of low-to-high suspicion thyroid nodules on ultrasound[J]. Radiol Med,2019,124(2):118 – 125.

[19] Choi YJ, Back JH, Park HS, et al. A Computer-aided Diagnosis System Using Artificial Intelligence for the Diagnosis and Characterization of Thyroid Nodules on Ultrasound: Initial Clinical Assessment[J]. Thyroid,2017, 27(4):546 – 552.

[20] Chen KY, Chen CN, Wu MH, et al. Computerized quantification of ultrasonic heterogeneity in thyroid nodules[J]. Ultrasound Med Biol, 2014, 40(11):2581 – 2589.

[21]田捷,李纯名,董迪等.医学影像组学基础[M].北京:科学出版社,2022.

[22]Hawkins S, Wang H, Liu Y, et al. Predicting malignant nodules from screening CT scans[J]. J Thorac Oncol, 2016, 11(12): 2120-2128.

[23]Peikert T, Duan F, Rajagopalan S, et al. Novel high-resolution computed tomography-based radiomic classifier for screen-identified pulmonary nodules in the National Lung Screening Trial[J]. PLoS One, 2018, 13(5): e0196910.

[24]Fan L, Fang M, Li Z, et al. Radiomics signature: a biomarker for the preoperative discrimination of lung invasive adenocarcinoma manifesting as a ground-glass nodule[J]. Eur Radiol, 2019, 29 (2): 889-897.

[25]Hwang YN, Lee JH, Kim GY, et al. Classification of focal liver lesions on ultrasound images by extracting hybrid textural features and using an artificial neural network[J]. Biomed Mater Eng,2015,Suppl1: S1599-1611.

[26]Vimani J, Kumar V,Kalna N,et al. A comparative study of computer-aided classification systems for focal hepatic lesions from B-mode ultrasound[J]. J Med Eng Technol,2013,37(4):292-306.

[27]Virmani J, Kumar V, Kalna N, et al. Neural network ensemble based CAD system for focal liver lesions from B-mode ultrasound[J]. J Digit Imaging,2014,27(4):520-537.

[28]Schmauch B, Herent P, Jehanno P,et al. Diagnosis of focal liver lesions from ultrasound using deep learning[J]. Diagn Interv Imaging, 2019,100(4):227-233.

[29]Hassan T, Elmogy M, Sallam E, et al. Diagnosis of focal liver diseases based on deep learning technique for ultrasound images[J]. Arab J Sci Eng,2017,42(8):3127-3140.

[30]Guo LH, Wang D, Qian YY, et al. A two-stage multi-view learning framework based computer-aided diagnosis of liver tumors with contrast enhanced ultrasound images[J]. Clin Hemorheol Microcirc, 2018,69 (3): 343-354.

[31]Favazza CP, Gorny KR, Callstrom MR, et al. Development of a robust MRI fiducial system for automated fusion of MR-US abdominal images[J]. J Appl Clin Med Phys, 2018,19(4):261-270.

[32]Li K, Su ZZ, Xu EJ, et al. Improvement of ablative margins by the intraoperative use of CEUS-CT/MR image fusion in hepatocellular carcinoma[J]. BMC Cancer ,2016,16(1):277.

[33]Toshikuni N, Shiroeda H, Ozaki K, et al. Advanced ultrasonography technologies to assess the effects of radiofrequency ablation on hepatocellular carcinoma. Radiol Oncol,2013.47(3):224-229.

[34]Zhu M, Xu C, Yu J, et al. Differentiation of pancreatic cancer and chronic pancreatitis using computer-aided diagnosis of endoscopic ultrasound (EUS) images: a diagnostic test[J]. PLoS One, 2013, 8(5): e63820.

[35]Ozkan M, Cakiroglu M, Kocaman O, et al. Age-based computer-aided diagnosis approach for pancreatic cancer on endoscopic ultrasound images[J]. Endosc Ultrasound, 2016,5(2):101-107.

[36]Săftoiu A, Vilmann P, Gorunescu F, et al. Efficacy of an artificial neural network-based approach to endoscopic ultrasound elastography in diagnosis of focal pancreatic masses[J]. Clin Gastroenterol Hepatol, 2012, 10(1):84-90.

[37]Azizi S, Mousavi P, Yan P, et al. Transfer learning from RF to B-mode temporal enhanced ultrasound

features for prostate cancer detection[J]. Int J Comput Assist Radiol Surg, 2017,12(7):1111 – 1121.

[38]Azizi S, Imani F, Ghavidel S,et al. Detection of prostate cancer using temporal sequences of ultrasound data：a large clinical feasibility study[J]. Int J Comput Assist Radiol Surg, 2016,11(6):947 – 956.

[39]Wang J, Wu C J, Bao M L, et al. Machine learning-based analysis of MR radiomics can help to improve the diagnostic performance of PI-RADS v2 in clinically relevant prostate cancer[J]. Eur Radiol, 2017, 27 (10)：4082 – 4090.

[40]Yang X, Liu C, Wang Z, et al. Co-trained convolutional neural networks for automated detection of prostate cancer in multi-parametric MRI[J]. Med Image Anal,2017,42:212 – 227.

[41]Schelb P, Kohl S, Radtke JP, et al. Classification of Cancer at Prostate MRI：Deep Learning versus Clinical PI-RADS Assessment[J]. Radiology, 2019,293(3):607 – 617.

[42]Li D, Han X, Gao J, et al. Deep Learning in Prostate Cancer Diagnosis Using Multiparametric Magnetic Resonance Imaging With Whole-Mount Histopathology Referenced Delineations[J]. Front Med (Lausanne), 2021,8:810995.

[43]Yi Z, Hu S, Lin X, et al. Machine learning-based prediction of invisible intraprostatic prostate cancer lesions on ^{68}Ga-PSMA-11 PET/CT in patients with primary prostate cancer[J]. Eur J Nucl Med Mol Imaging,2022,49(5):1523 – 1534.

[44]Zamboglou C, Bettermann AS, Gratzke C, et al. Uncovering the invisible-prevalence, characteristics, and radiomics feature-based detection of visually undetectable intraprostatic tumor lesions in [68]GaPSMA-11 PET images of patients with primary prostate cancer[J]. Eur J Nucl Med Mol Imaging,2021,48(6): 1987 – 1997.

[45]Capobianco N, Sibille L, Chantadisai M, et al. Whole-body uptake classification and prostate cancer staging in ^{68}Ga-PSMA-11 PET/CT using dual-tracer learning[J]. Eur J Nucl Med Mol Imaging, 2022, 49(2)：517 – 526.

[46]Shaikh, Khalid 沙伊克 Shaikh, Khalid,Krishnan, Sabitha 克里什南 Krishnan, Sabitha,Thanki, Rohit M. 谢伊 Thanki, Rohit M. 人工智能在乳腺癌早诊中的应用[M]. 天津科技翻译出版有限公司,2022.

[47]Moon WK, Shen YW, Bae MS, et al. Computer-aided tumor detection based on muli-scale blob detection algorithm in automated breast ultrasound images [J]. IEEE Trans Med Imaging, 2013, 32 (7): 1191 – 1200.

[48]Lo C, Shen YW, Huang CS, et al. Computer-aided multiview tumor detection for automated whole breast ultrasound[J]. Ultrason Imaging,2014,36(1):3 – 17.

[49]Xu Y, Wang Y, Yuan J, et al. Medical breast ultrasound image segmentation by machine learning[J]. Ultrasonics,2019, 91:1 – 9.

[50]Shan J, Alam SK, Garra B, et al. Computer-Aided Diagnosis for Breast Ultrasound Using Computerized BI-RADS Features and Machine Learning Methods[J]. Ultrasound Med Biol,2016,42(4):980 – 988.

[51]黄巍,程文,向佳兵等.乳腺癌声像图征象与分子生物学之间的相关性研究[J].中国超声医学杂志,2010,26(11):970 – 973.

[52]张晓晓,周建桥,朱樱等.乳腺癌超声征象与分子亚型相关性的研究[J].诊断学理论与实践, 2011,

10(02):153 – 157.

[53]Çelebi F, Pilancı KN, Ordu Ç, et al. The role of ultrasonographic findings to predict molecular subtype, histologic grade, and hormone receptor status of breast cancer[J]. Diagn Interv Radiol, 2015, 21(6): 448 – 453.

[54]李佳伟,时兆婷,郭翌等. 超声影像组学对浸润性乳腺癌激素受体表达预测价值的探索性研究[J]. 肿瘤影像学,2017,26(02):128 – 135.

[55]Flores WG. de Albuquerque Pereira WC, Infantosi AFC, et al. Improving classification performance of breast lesions on ultra-sonography[J]. Pattern Recognit,2015, 48 (4):1125 – 1136.

[56]Hsu SM, Kuo WH, Kuo FC, et al. Breast tumor classification using different features of quantitative ultrasound parametric images[J]. Int J Comput Assist Radiol Surg,2019,14(4):623 – 633.

[57]Chen DR, Huang YL, Lin SH. Computer-aided diagnosis with textural features for breast lesions in sonograms[J]. Comput Med Imaging Graph,2011. 35(3):220 – 226.

[58]Alvarenga AV, Infantosi AF, Pereira WC, et al. Assessing the combined performance of texture and morphological parameters in distinguishing breast tumors in ultrasound images[J]. Med Phys, 2012, 39 (12):7350 – 7358.

[59]Moon WK, Choi JW, Cho N, et al. Computer-aided analysis of ultrasound elasticity images for classification of benign and malignant breast masses[J]. AJR Am J Roentgenol,2010,195(6):1460 – 1465.

[60]Xiao Y, Zeng J, Niu L, et al. Computer-aided diagnosis based on quantitative elastographic features with supersonic shear wave imaging[J]. Ultrasound Med Biol,2014,40(2):275 – 86.

[61]Yu Y, Xiao Y, Cheng J, et al. Breast lesion classification based on supersonic shear-wave elastography and automated lesion segmentation from B-mode ultrasound images[J]. Comput Biol Med, 2018,93: 31 – 46.

[62]Marcomini KD, Fleury EFC, Oliveira VM, et al. Evaluation of a Computer-Aided Diagnosis System in the Classification of Lesions in Breast Strain Elastography Imaging[J]. Bioengineering (Basel), 2018, 5 (3): 62.

[63]Xiao Y, Zeng J, Zhang X, et al. Ultrasound Strain Elastography for Breast Lesions:Computer-Aided Evaluation With Quantifiable Elastographic Features [J]. J Ultrasound Med,2017,36(6):1089 – 1100.

[64]Moon WK, Shen YW, Huang CS, et al. Computer-aided diagnosis for the classification of breast masses in automated whole breast ultrasound images[J]. Ultrasound Med Biol,2011,37(4):539 – 548.

[65]Tan T. Platel B, Huisman H, et al. Computer-aided lesion diagnosis in automated 3-D breast ultrasound using coronal spicula-tion[J]. IEEE Trans Med Imaging,2012,31(5):1034 – 1042.

[66]Chiang TC, Huang YS, Chen RT, et al. Tumor detection in automated breast nlrasound using 3 – D CNN and prioritized candi-date aggregation[J]. IEEE Trans Med Imaging,2019,38(1):240 – 249.

[67]Chang RF, Huang SF, Moon WK, et al. Computer algorithm for analysing breast tumor angiogenesis using 3-D power Doppler ultrasound[J]. Ultrasound Med Biol,2006,32(10):1499 – 1508.

[68]Moon WK, Huang YS, Lee YW, et al. Computer-aided tumor diagnosis using shear wave breast elastography[J]. Ultrasonics, 2017, 78:125 – 133.

[69]Huang YS, Takada E, Konno S, et al. Computer-aided tumor diagnosis in 3-D breast elastography[J].

Comput Methods Programs Biomed, 2018,153:201-209.

［70］Zhang Q, Song S, Xiao Y, et al. Dual-mode artificially-intelligent diagnosis of breast tumours in shear-wave elastography and B-mode ultrasound using deep polynomial networks［J］. Med Eng Phys, 2019, 64:1-6.

［71］Liu Y, Cheng HD, Huang JH, et al. Computer aided diagnosis system for breast cancer based on color Doppler flow imaging［J］. J Med Syst, 2012,36(6):3975-3982.

［72］Lai YC, Huang YS, Wang DW, et al. Computer-aided diagnosis for 3-D power doppler breast ultrasound ［J］. Ultrasound Med Biol, 2013, 39(4): 555-567.

［73］Ciritsis A, Rossi C, Eberhard M, et al. Automatic classification of ultrasound breast lesions using a deep convolutional neural network mimicking human decision-making［J］. Eur Radiol, 2019,29(10): 5458-5468.

［74］Rodríguez-Cristerna A, Gómez-Flores W, de Albuquerque Pereira WC. A computer-aided diagnosis system for breast ultrasound based on weighted BI-RADS classes［J］. Comput Methods Programs Biomed, 2018, 153:33-40.

［75］Chang RF, Hou YL, Huang CS, et al. Automatic detection of microcalcifications in breast ultrasound ［J］. Med Phys,2013.40(10): 102901.

［76］Moon WK, Huang YS, Lo CM, et al. Computer-aided diagnosis for distinguishing between triple-negative breast cancer and fibroadenomas based on ultrasound texture features［J］. Med Phys, 2015,42(6): 3024-3035.

［77］Drukker K, Sennett CA, Giger ML. Computerized detection of breast cancer on automated breast ultrasound imaging of women with dense breasts［J］. Med Phys,2014.41(1):012901.

［78］Stoffel E, Becker AS, Wurnig MC, et al. Distinction between phyllodes tumor and fibroadenoma in breast ultrasound using deep learning image analysis［J］. Eur J Radiol Open,2018,5:165-170.

［79］Arun Kumar S, Sasikala S. Review on Deep Learning-Based CAD Systems for Breast Cancer Diagnosis ［J］. Technol Cancer Res Treat. 2023,22:15330338231177977.

［80］Qi X, Zhang L, Chen Y, et al. Automated diagnosis of breast ultrasonography images using deep neural networks［J］. Med Image Anal, 2019.52: 185-198.

［81］Hinkuri A, Nakayama R. Computer aided diagnonis schee for determining hisological classifcation of breast lesions on ultra sonographic images using convolutional neural network［J］. Diagnostics(Basel), 2018.8(3):48.

［82］Zhang D, Liu Y, Yang Y, et al. A region-based segmentation method for ultrasound images in HIFU therapy［J］. Med Phys, 2016, 43(6): 2975-2989.

［83］Ni B, He F, Yuan Z. Segmentation of uterine fibroid ultrasound images using a dynamic statistical shape model in HIFU therapy［J］. Comput Med Imaging Graph,2015,46(3):302-314.

［84］Rundo L, Militello C, Vitabile S, et al. Combining split-and-merge and multi-seed region growing algorithms for uterine fibroid segmentation in MRgFUS treatments［J］. Med Biol Eng Comput, 2016, 54(7): 1071-1084.

［85］Militello C, Vitabile S, Rundo L, et al. A fully automatic 2D segmentation method for uterine fibroid in

MRgFUS treatment evaluation[J]. Comput Biol Med, 2015, 62: 277 - 292.

[86] Michail G, Karahaliou A, Skiadopoulos S, et al. Texture analysis of perimenopausal and post-menopausal endometrial tissue in grayscale transvaginal ultrasonography[J]. Br J Radiol, 2007. 80(956): 609 - 616.

[87] Ferrazzi E, Zanetta G, Dordoni D, et al. Transvaginal ultrasonographic characterization of ovarian masses: comparison of five scoring systems in a multicenter study[J]. Ultrasound Obstet Gynecol, 1997, 10 (3): 192 - 197.

[88] Enshaei A, Robson CN, Edmondson RJ. Artificial Intelligence Systems as Prognostic and Predictive Tools in Ovarian Cancer[J]. Ann Surg Oncol, 2015, 22(12): 3970 - 3975.

[89] Zhang L, Huang J, Liu L. Improved Deep Learning Network Based in combination with Cost-sensitive Learning for Early Detection of Ovarian Cancer in Color Ultrasound Detecting System[J]. J Med Syst, 2019, 43(8): 251.

[90] Wang S, Liu Z, Rong Y, et al. Deep learning provides a new computed tomography-based prognostic biomarker for recurrence prediction in high-grade serous ovarian cancer[J]. Radiother Oncol, 2019, 132: 171 - 177.

[91] Du Y, Zhang R, Zargari A, et al. Classification of Tumor Epithelium and Stroma by Exploiting Image Features Learned by Deep Convolutional Neural Networks[J]. Ann Biomed Eng, 2018, 46(12): 1988 - 1999.

[92] Vázquez MA, Mari？o IP, Blyuss O, et al. A quantitative performance study of two automatic methods for the diagnosis of ovarian cancer[J]. Biomed Signal Process Contro, 2018, 46: 86 - 93.

[93] Poedjiastoeti W, Suebnukarn S. Application of Convolutional Neural Network in the Diagnosis of Jaw Tumors[J]. Healthc Inform Res, 2018, 24 (3): 236 - 241.

[94] Ariji Y, Yanashita Y, Kutsuna S, et al. Automatic detection and classification of radiolucent lesions in the mandible on panoramic radiographs using a deep learning object detection technique[J]. Oral Surg Oral Med Oral Pathol Oral Radiol, 2019, 128(4): 424？430.

[95] Kwon O, Yong TH, Kang SR, et al. Automatic diagnosis for cysts and tumors of both Jaws on panoramic radiographs using a deep convolution neural network [J]. Dentomaxillofac Radiol, 2020. 49 (8): 20200185.

[96] Lee JH, Kim DH, Jeong SN. Diagnosis of cystic lesions using panoramic and cone beam computed tomographic images based on deep learmning neural network[J]. Oral Dis, 2020, 26(1): 152 - 158.

[97] Yu M, Yan H, Xia J, et al. Deep convolutional neural networks for tongue squamous cell carcinoma classification using Raman spectroscopy[J]. Photodiagn Photodyn, 2019, 26: 430 - 435.

[98] 严瀚. 人工智能与椎体骨折诊断[M]. 广州: 广东科技出版社, 2012.

[99] Liu R, Pan D, Xu Y, et al. A deep learning-machine learning fusion approach for the classification of benign, malignant, and intermediate bone tumors[J]. Eur Radiol, 2022, 32(2): 1371 - 1383.

[100] Yin P, Mao N, Zhao C, et al. Comparison of radiomics machine-learning classifiers and feature selection for differentiation of sacral chordoma and sacral giant cell tumour based on 3D computed tomography features[J]. Eur Radiol, 2019, 29(4): 1841 - 1847.

第4章 智能肿瘤病理诊断

当前,随着病理图像大数据积累、人工智能方法的不断发展,人工智能可以自动检测数字切片中的病变区域并定量评估各项指标,帮助病理医生做出快速、准确、重复性高的病理诊断。另一方面,随着影像技术的不断进步,图像的分辨率和质量日益提高,许多影像细节已经成为诊断要点,病理影像学可以结合人工智能对疾病影像学表现的各种细节与病理的相关性进行分析预测。

一、病理诊断

病理诊断泛指应用病理学的理论和技术,对取自机体内的病变组织、细胞进行形态学观察分析做出的疾病诊断。由于这是通过直接观察病变的宏观和微观特征而做出的诊断,比通过分析症状、体征、影像学检查和检验分析而做出的各种临床诊断常常更为准确。所以,病理诊断常被视为"金标准"或"最终诊断"。因此,它在临床医学、法医学、新药开发和各种生物科研中都有广泛的应用。

目前,常见基本病理过程包括:①组织和细胞的适应、损伤与修复;②局部血液循环障碍;③炎症;④发热;⑤缺氧;⑥休克;⑦肿瘤。

细胞病理学是以组织学为基础,研究组织碎片、细胞群团、单个细胞的形态和结构,以及细胞间比邻关系并探讨组织来源的一门科学。在肿瘤的诊断中,细胞病理学诊断是最常采用的方法之一。

细胞病理学在肿瘤诊断中的作用:

(1)进行人群或癌症高发区的普查。一般为定期针对性地检查某种癌症,可发现无明显症状的肿瘤,包括早期的恶性肿瘤,为早期治疗争取时间,显著改善患者的预后。如坚持多年的防癌普查使全世界宫颈癌的死亡率和晚期癌症的发生率普遍下降。

(2)诊断肿瘤,发现早期癌症,为早期治疗提供依据。细胞学检查通过宫颈刮片、宫内膜吸片、食管拉网、尿液、浆膜腔积液、溢乳涂片、痰涂片、内镜刷片、针吸内脏和体表肿块等途径的检查,诊断癌细胞或肉瘤细胞,并可以进一步明确组织类型,因此,是肿瘤诊断的重要方法之一。当肿物较小、体征不明显或患者感觉不到症状时,行细胞学检查也能发现早期癌症。

（3）肿瘤治疗后随诊。对恶性肿瘤患者治疗后定期复查或确定是否复发,细胞学检查是最方便的方法之一。

（4）认识癌前病变。细胞学诊断能够发现癌前病变。所谓癌前病变就是在一些致癌因素的长期作用下,其发展为癌潜在危险的某些形态变化,经过治疗可以转归正常。因此,细胞学检查为癌症防治提供形态学依据,是营养干预试验和药物阻断治疗癌前病变转归的重要监测指标。

（5）提示良性病变。针吸肿物也能提示炎症感染,如淋巴结肿物针吸可依据一定形态特征提示化脓性炎症或结核性病变等。脱落细胞学检查也可以明确某些良性病变,如宫颈刮片发现线索细胞提示存在细菌性阴道病,发现核挖空细胞则提示人乳头状瘤病毒感染等。

二、智能病理

（一）智能病理研究领域

显微图像的数字化为人工智能辅助组织病理诊断和分类奠定了基础。人工智能辅助组织病理诊断已有大量的研究成果,目前认为其已能达到病理医生诊断的同样水平,在某些方面甚至超越了病理医生的日常工作能力,尤其是人工智能具有良好的可重复性,在速度和效率上也有优势,在细胞学筛查上更显示了"不知疲倦"和不遗漏病变的优势。

人工智能可以从组织精准获取、辅助诊断、组织学分级、定量评分、肿瘤生物标记物的精准评估、预测分子特征、精准解读生物信息、信息整合、预测生存和预后等多方面辅助病理医生。当前,智能病理研究主要有以下领域。

1. 组织病理精准诊断

人工智能辅助组织病理精准诊断,不仅在肿瘤病理诊断领域,在非肿瘤的病理诊断上也将发挥重要作用。如 Nirschl 等[1]开发了一种卷积神经网络模型,从 HE 染色的心内膜活检组织中检测心力衰竭,其结果优于两名参与研究的病理医生。而 Wei 等[2]基于深度学习模型在十二指肠活检切片上区分乳糜泻、非特异性十二指肠炎和正常组织也获得了很好的结果。

2. 组织学分级和定量评分

组织学分级是肿瘤治疗和预后的重要独立指标,有十分重要的临床价值,在前列腺癌、乳腺癌和胶质瘤等肿瘤的诊断中都是必须报告的项目,但在病理医生的日常诊断中,其重复性并不理想,主观性较强,尽管已经采用了诊断指南和图示卡片等一系列方法来加以改进,但其差异仍明显存在,重复性仍待提高。利用人工智能辅助进行肿瘤的组织学分级是实用和可行的,能明显提高肿瘤的病理诊断水平。组织学诊断的一些定量评分,如核分裂计数、肿瘤细胞的核级评分等在临床上都很有价值,也是人工智能辅助诊断的"用武之地"[3]。

3. 基于 HE 图像预测分子特征和生物信息精准解读

近年不断有研究报道尝试用深度学习来预测病变组织的基因改变和分子表达情况。首先是 2018 年发表在 *Nature Medicine* 的利用深度学习对非小细胞肺癌组织病理图像进行分类和突变预测的研究;同年发表在 *BioRxiv* 的通过深度学习来预测前列腺癌 HE 图像上 SPOP 突变状态的研究;2019 年发表在 *Nature Medicine* 的深度学习模型可以直接从胃癌和结肠癌的 HE 组织图像预测微卫星不稳定性的研究。更重要的是随着高通量测序的普遍应用,生物信息学面临着如何将海量的数据转化为有价值的诊断信息的问题,人工智能以其高效和精准的数据处理能力,在生物信息学、基因组学、蛋白质组学和代谢组学等领域具有很好的应用价值[3]。

4. 肿瘤生物标记物的精准评估

肿瘤生物标记物的量化评估是精准病理诊断的一个主要内容。病理医生对肿瘤生物标记物的定性判读具有较大的优势,但对精准的量化则主观性较强、差异较大、重复性不好;对多重标记等更繁杂的定量标记更加困难,依赖计算机图像分析的辅助人工智能在这方面则更显优势。Ki67 增殖指数等的量化评分在临床上有很重要的价值,人工智能在这些方面有明显的优势,2021 年线上发布的国际乳腺癌 Ki67 工作组关于 Ki67 评估的共识就明确指出了人工智能辅助自动化评分可能是解决 Ki67 评估痛点的可行方案,并介绍了一些开放和商业化的工作平台[3]。

5. 肿瘤起源检测

在肿瘤病理学中,肿瘤起源检测作为疾病分类的一个主要支柱,其研究成果对指导临床护理具有重要意义。

例如,在 2019 年,Penson 等[4]开发了一种机器学习方法,并成功地从相应患者 DNA

序列数据中预测肿瘤类型。首先,通过学习大量患者的 HE 染色病理切片,以弱监督的方式训练出一个 CNN 模型(命名为 TOAD)。然后,在读取一张病理切片后,TOAD 能够对人体的 18 种组织进行预测打分。最后,通过对预测分数进行排序,以找到肿瘤最可能的组织来源。

总体而言,该研究结果说明了人工智能对临床决策支持的强大作用。通过人工智能指导诊疗和肿瘤类型诊断,可以辅助标准的组织病理学检测和成像,从而提高诊断的准确性。

6. 淋巴结转移检测

淋巴结是人体重要的免疫器官,可以过滤周围组织和淋巴液,当发生淋巴结转移时,淋巴结的免疫功能会出现障碍,可能会导致机体出现不适症状。淋巴结转移可以通过临床症状、影像学检查、穿刺活检、淋巴结活检等方法进行检查。

如为了评估自动深度学习算法在检测 HE 染色的乳腺癌女性淋巴结组织切片中的转移可能性,并且将其与病理医生的诊断进行比较,Yala 等[5]通过神经网络完成了两个任务,第一个是检测,即找到已经扩散的组织;第二个是二元分类,用来判断是不是已经扩散至前哨淋巴结。

在该研究中,基于深度学习的计算机分析已经显示了作为一种诊断策略的潜在优势,表明了深度学习算法在病理诊断方面的潜在效用。

7. 预测未知原发性癌症的起源

在现有癌症诊疗体系中,明确原发部位仍是进行标准化治疗的基础,但是,在临床上仍有 3%~5% 的癌症无法确定原发部位,称为 CUP。CUP 是指一类经病理学诊断确诊为转移性,但是经过详细检查和评估仍无法明确原发部位的癌症。

CUP 因为无法确定肿瘤的主要原发性部位,对于癌症的治疗提出了相当大的挑战。CUP 患者经常接受全面诊断,包括病理学、放射学、内镜和实验室检查以确定肿瘤的发生位置。如可以通过深度学习进行肿瘤起源评估,使用常规获得的组织学切片为原发肿瘤的起源提供鉴别诊断,以更好地为原发肿瘤的诊断提供技术手段。

2021 年,Lu 等[6]将人工智能与癌症溯源结合起来,开发了一种使用常规组织学切片就能准确查找转移性肿瘤起源的人工智能系统,同时对 CUP 进行鉴别诊断。该人工智能系统能够改善对复杂转移性癌症患者的诊断,尤其是医疗资源匮乏地区的患者。

在该研究中,研究人员基于涵盖了超过 18 种常见原位癌的 3.2 万个数字化高分辨率组织学切片库,提出了一种高通量、基于深度学习的评估肿瘤起源算法(TOAD),研究人员利用来自超过 2.2 万例癌症患者的肿瘤千兆像素病理学全切片来训练该模型,随后在约 6500 个已知的原发病例中验证 TOAD 算法,并用其分析日益复杂的转移性癌症病例,以此来建立针对原发灶不明癌症的人工智能模型。

8.预测免疫检查点抑制剂疗效

在病理学中,基于肿瘤浸润淋巴细胞(TIL)的生物标志物在预测免疫检查点抑制剂(ICI)的有效性方面具有应用价值。人工智能驱动的全视野数字病理切片(WSI)评估 TIL 的生物标志物和免疫表型与 ICI 反应相关,可能有助于优化临床实践中的治疗选择。

2022 年,Park 等[7]开发了一种由人工智能驱动的肿瘤微环境中 TIL 的 WSI 分析仪,基于 TIL 的状态将肿瘤重新定义为 3 种免疫表型(IP):炎症型(TIL 在肿瘤内)、免疫排除型(TIL 在肿瘤外)和免疫抑制型(缺乏 TIL)。在两组独立的晚期非小细胞肺癌(NSCLC)患者中,这些免疫表型与肿瘤对 ICI 的反应和生存有关。与免疫排斥或免疫沙漠表型相比,炎性 IP 与局部免疫细胞溶解活性丰富、有效率高、无进展生存期延长相关。在 WSI 水平上,人工智能模型确定的肿瘤比例评分(TPS)与病理医生分析的对照 TPS 之间呈显著正相关($P < 0.001$)。总体而言,44.0% 的肿瘤为炎症型、37.1% 为免疫排斥型、18.9% 为免疫抑制型。对于 PD－1 TPS 为 1%、1%~49% 和 ≥50% 的患者,炎症表型的发生率分别为 31.7%、42.5% 和 56.8%。炎症表型患者的中位无进展生存期和总生存期分别为 4.1 个月和 24.8 个月,免疫排斥型的中位无进展生存期和总生存期分别为 2.2 个月和 14.0 个月,免疫抑制表型的中位无进展生存期和总生存期分别为 2.4 个月和 10.6 个月。

人工智能定义的肿瘤免疫表型,与 NSCLC 患者的预后和对 ICI 的治疗反应相关,其中炎症型患者对 ICI 治疗的反应最好、生存期更长。解决采用传统病理学的 WSI 对淋巴细胞进行观察和分析耗时长且具有主观性的问题,TIL 在临床中具有十分广泛的应用。

9.精准预测患者的生存和预后

除了利用人工智能辅助病理学常规诊断外,深度学习还可以超越日常的组织病理诊断,扩展对疾病的认识。Kul Karmi 等 2019 年发表的工作显示深度学习根据早期黑色素瘤的标准 HE 图像预测患者的预后取得了较好的结果;2018 年发表在 *PNAS* 上的文章则通过以卷积神经网络为基础的脑胶质瘤模型与 *COX* 比例风险模型相结合预测患者的预后,取得了较好的效果,其预测能力与神经病理学专家的组织学分级相当,表现出较好的预后预测能力[3]。

10. 信息整合实现深层次的精准诊断

有些重要的诊断信息并非来源于某项单一的检测信息分析,而是从多个检测信息的整合中挖掘分析获得。人工智能可以辅助方便地获取所有诊断信息,还有可能辅助综合分析,吸纳每种检测的优势和长处,以获得更深层次的精准诊断。病理学诊断并不仅限于组织形态的认识,通过整合患者的临床信息、影像学信息、检验结果、治疗经过及反应,甚至包括患者的社会经历、家族遗传信息等做出诊断,病理医生不仅要重视自己产生的数据,更要重视所有医疗数据的整合利用,人工智能在这方面是医生们的好帮手。

(二)智能病理研究方法

WSI 是一种数字化的图像技术,用于获取和浏览高分辨率的组织切片图像。它是将组织切片整体数字化,以替代传统的显微镜检查。

目前,对于人工智能关于病理切片的研究步骤大致相同,首先将病理切片通过扫描形成数字切片,这些数字切片要有足够高的像素,以满足细胞水平乃至亚细胞水平的诊断要求,故而每张数字切片的数据量可达到 1 ~ 10GB。随后将这些整张的数字病理切片切割成更小的图片,用于建立训练数据集和验证数据集,部分训练数据集中的图片会由病理医生手动标注癌细胞区域,用于辅助人工智能的训练,经过多个训练数据集训练后的人工智能模型会在外部验证数据集(之前训练时未使用过的图像)下进行验证,最终得出该人工智能模型区分肿瘤和正常组织的准确率。不同研究收集训练集或验证集的算法可能存在差异,使用的训练方法也可能不同,但大致的方法步骤大体相同[8]。

三、智能肿瘤病理诊断——以前列腺癌为例

(一)病理活检

使用人工智能分析前列腺穿刺活检病理切片并评估 Gleason 评分的研究很早就有团队在进行。在 2012—2014 年进行的一项前瞻性诊断研究中,Ström 等[9]使用深度神经网络的方法训练人工智能模型,并将人工智能的 Gleason 评分结果和病理医生的评分结果

进行比较,结果显示人工智能检出肿瘤的准确率较高,其 AUC 达到了 0.997,与专业的泌尿外科病理医生给出的 Gleason 评分相比,人工智能也表现出了较高的诊断一致性(人工智能系统的平均成对 kappa 为 0.62,普通病理医生为0.60~0.73,泌尿外科病理医生为 0.73)。另一项在 2018—2019 年进行的研究中,Nagpal 等[10] 使用深度学习的方法训练人工智能模型并将人工智能所得 Gleason 评分结果与普通病理医生、泌尿外科病理医生进行比较,结果显示该系统所得结果与泌尿外科病理医生所得结果的符合率(71.7%,95% CI 67.9%~75.3%)高于与普通病理医生的符合率(58.0%,95% CI 54.5%~61.4%)。

在一项临床验证中,Pantanowitz 等[11] 开发了一种对扫描前列腺癌穿刺活检 HE 染色切片进行评估的人工智能算法,结果显示该人工智能模型检出肿瘤的准确性较高,其内部测试集的肿瘤检测 AUC 为 0.997(95% CI 99.5%~99.8%),外部验证集的 AUC 为 0.991(95% CI 97.9%~100%),并且在临床实践中成功检出一例被错误诊断的恶性肿瘤患者。

下面将简要介绍此项研究的方法。

1. 数据收集

作为训练和内部测试数据集的前列腺穿刺活检标本来自以色列马卡比医疗服务中心实验室(MegaLab)病理研究所。HE 染色病理切片使用 Philips IntelliSite 扫描仪在 40 倍放大率下扫描得出。此算法的核心技术是专门为图像分类任务设计的多层 CNN,该算法分 3 个连续步骤分析整个 WSI:组织检测、分类和病理切片分析。首先使用梯度增强分类器,使用数千个图像块进行训练,以区分病理切片中的组织和背景区域。随后,在所有组织区域运行 3 个基于 CNN 的分析方法。

模型在 1 357 480 个经标记的图像上进行训练,这些图像从 549 张人工标记的病理切片上提取,这些病理切片是从档案中的 65 000 多张病理切片中选择的。标记由 3 名资深病理医生完成,每一名都有 20~40 年的工作经验。

病理医生之间 Gleason 评分的低一致性影响了诊断结果的准确性。因此,该研究将重点放在具有临床意义的分组上,而不是整个 Glesaon 评分范围,决定选择以下 5 个终点进行评估:①肿瘤的存在;②Gleason 评分 7~10 分(包括评分 3+4、4+3、4+4、3+5、5+3、4+5、5+4 和 5+5)、Gleason 评分 6 分(3+3)、非典型小腺泡增生(ASAP);③Gleason 模式 5(包括评分 3+5、5+3、4+5、5+4 和 5+5);④神经周围浸润;⑤计算穿刺活检标本中肿瘤体积百分比。Glesaon 终点代表疾病管理(Glesaon 评分 7~10 分)和侵袭性成分

（Glesaon 模式 5）的临床相关终点。

2. 训练与内部测试数据集

内部测试数据集包括 2016 年 3 月 1 日至 2016 年 6 月 30 日在 MegaLab 收到的 213 个前列腺穿刺活检标本（2576 张 HE 染色切片）。这些病例的相关免疫组织化学切片用于回顾病例并确定诊断结果。51 张（总体的 2.0%）HE 染色的病理切片受切片物理条件限制（如玻璃破碎或切片缺失）而未进行扫描，之前随机选择用于算法训练的部分穿刺活检标本的 24 张（总体的 0.9%）HE 染色病理切片被过滤。综上所述，对 210 例患者的 2501 张切片进行了内部测试。为确定病理医生的诊断，两名资深病理医生在病理切片层面从原始病理报告（良性病例）和对报告中诊断为癌症的病例进行审查后再进行确诊。

3. 外部验证数据集

外部验证数据集由匹兹堡大学医学中心（UPMC）不同预成像和扫描参数的病理切片图像组成，这些切片通过 Aperio AT2 扫描仪以 40 倍放大率扫描形成。在 2014 年 8 月至 2018 年 1 月的病例中选择 32 例前列腺穿刺活检病例，一共 159 个部分，来校准 UPMC 特定的整张病理切片图像属性的算法（如扫描仪和染色），并验证整张病理切片图像的技术有效性（如文件格式和分辨率）。该图像集包括各种 Gleason 评分的肿瘤成分、高级别前列腺上皮内瘤病变、炎症和萎缩。将该图像集分为校准集（也称为调整集）和内部测试集。校准集包括 44 个部分，由病理医生手动注释。其余 115 个未注释的部分用于内部验证。再取一个单独的整张病理切片图像数据集，包括之前由 UPMC 正式诊断和报告的 100 个连续前列腺穿刺活检病例，作为一个独立的外部盲法验证集。每个病例包括所有相关的病理切片，共 1627 张 HE 染色的整张病理切片图像。

4. 临床应用

研究在以色列的一家大型医疗服务中心 Maccabi Healthcare Services 进行，这里的病理中心每年约有 12 万例外科病理活检病例，其中前列腺核心穿刺活检（CNB）约 700 例，这些病理由 3 名泌尿生殖科病理医生进行审查。约有 40% 的 CNB 会被诊断为前列腺癌。研究使用一款基于前列腺算法的软件 Galen Prostation，使用 Philips IntelliSite 扫描仪扫描病理切片，并通过带有 4 个图形处理单元的服务器进行处理。该系统自 2018 年 3 月起在马卡比病理研究所投入使用，作为二次读片系统用于审查所有前列腺 CNB 的整张病理切片图像。研究团队将该算法应用到病理医生的常规工作中，当病理医生的诊断与算法输出的诊断出现不一致时则发出警告提醒病理医生。该系统会在病理医生诊断为良性而算法评估病理切片为恶性,或病理医生将病理切片诊断为 Gleason 评分 6 分而算法诊断为 7～10 分时发出警告。随后病理医生可以查看带有警告的病例列表,并查看二次读片系统在病理切片上标注出的警告区域,进行第二次审查。

这项研究是基于人工智能算法在常规病理学实践中进行临床应用的首批实例之一,其结果显示人工智能算法对于病理切片的检测和分级性能超越了普通病理医生,在研究中,参与的两名病理医生在 9% 的活检部位的癌症检测和 37% 的活检部位的 Gleason 分级分组上存在分歧。该研究也在 UPMC 数据集中确定了 17 个误诊部位和 6 个误诊病例,包括癌症检测和分级方面的误诊,以及神经周围浸润的检测。

(二)免疫组化

当无法根据穿刺活检组织的形态确定诊断时,使用免疫组化的方法进行辅助诊断就显得十分重要。免疫组织化学是一种根据抗原抗体反应,通过使用抗体标志物与细胞内组织抗原特异性结合对其进行定性、定位和相对定量的研究方法,在前列腺癌诊断过程中使用该方法可以帮助识别组织中的肿瘤性成分,从而辅助前列腺癌的诊断。

在临床实践中,病理医生需要对患者的所有组织切片进行初检后选择可行的切片进行免疫组化检查,因此,存在效率较低的缺点。Chatrian 等[12] 设计了一个人工智能工具用于帮助筛选出病理诊断模糊的切片并自动申请免疫组化检查,辅助病理医生进行诊断,从而提高工作效率。该研究共使用了 299 张图像(219 张请求免疫组化的图像和 80 张注释的对照图像)进行训练,通过三折交叉验证进行测试,结果显示该工具的测试精度可达 99%,AUC 为 0.99,在验证中,人工智能与病理医生的平均一致性为 0.81,平均 AUC 为 0.80。该工具通过消除重复性工作,使每个病例平均节约 11 分钟。这表明人工智能可以实现自动筛选需要免疫组化染色的切片,显著简化工作流程,提高临床工作的效率。

(三)术后病理

1. 机器学习系统评估术后病理

关于使用人工智能分析根治术后病理切片的研究从很早就开始了,早期的研究为了训练人工智能算法使用了机器学习的方法,在 2015 年,Gertych 等[13] 使用了一种机器学习的方法识别前列腺根治术后病理切片的各组织成分,该研究使用了包括支持向量机和随机森林分类器的机器学习方法,使用两步来区分前列腺各组织,第一步从上皮组织中区分出基质,第二步再区分前列腺癌和正常腺体组织。先由两名病理医生手动标注组织区域,再以 210 张图像作为训练集训练模型,结果显示该模型区分前列腺各组织成分的性能良好,误差率为 1.62%。

在 2020 年,为了通过人工智能算法评估前列腺癌根治术后病理 Gleason 评分,Han 等[14]使用了 3 种机器学习方法自动识别前列腺切除术后切片,选择 71 例患者的根治术后病理标本获得 299 张整张切片图像,经两名泌尿科病理医生标注后分别采用以下 3 种传统的机器学习方法训练模型:①Fisher 线性判别分类器(FisherC);②Logistic 线性分类器(LoglC);③支持向量机分类器。结果显示 3 种方法区分肿瘤与正常组织的 AUC 分别为 0.927、0.926 和 0.928,区分 Gleason 分级分组 3 组与 Gleason 分级分组 4 组的 AUC 分别为 0.858、0.850 和 0.783。

传统的机器学习方法训练人工智能的效果似乎是有限的,以上两组关于机器学习识别前列腺癌根治术后病理切片所得模型性能在区分肿瘤良恶性方面较为优秀,而对于进行 Gleason 评分所得结果尚不理想,所以研究人员转而将目光投向了算法的升级。

2. 深度学习系统评估术后病理

在 2021 年的一项研究中,Melo 等[15]使用了一个深度学习的卷积神经网络来识别前列腺癌根治术后病理切片,选取 12 张前列腺根治术后病理切片分为 1525 张图像,由两名病理学专家标注肿瘤区域后进行训练并使用外部验证集进行验证,结果显示该模型准确率达到 91.2%,外部验证集准确率达到 89%,并能对其进行准确的 Gleason 分级。

先前的研究中也已经体现了深度学习对于人工智能算法训练的优异表现,在 2019 年,Nagpal 等[16]开发了一个深度学习系统(DLS)用以评估前列腺切除术后的 Gleason 评分,使用 1226 张切片进行训练并在 331 张切片的外部数据集上进行验证,再与 29 名病理医生对切片的评估结果进行比较,结果显示 DLS 在验证集上的平均准确率(AUC 0.70)比普通病理科医生的准确率高(AUC 0.61),表明人工智能可以更清楚地评估肿瘤形态。

该研究所使用的 HE 染色福尔马林固定石蜡包埋(FFPE)前列腺切除术标本的数字化全切片图像有 3 个来源:公共存储库(美国国家癌症基因组图谱,TCGA,397 例患者)、美国大型三级教学医院(圣地亚哥海军医学中心,NMCSD,361 例患者)和独立的医学实验室(马林医学实验室,11 例患者)。

这些病例被随机分配到开发(训练/调整)或独立验证数据集。对于分配给验证数据集的 380 例患者,病理医生确定每例患者有一个代表性的肿瘤切片。其中又因为不同原因而排除了部分切片:有 27 张切片因为不能进行分级被排除,有 2 张切片因为存在伪影和染色不良而排除,有 20 张切片因为病理医生无法明确诊断而排除,最终验证数据集由剩余的 331 张病理切片组成(183 张来自 TCGA,144 张来自医院,4 张来自实验室)。

　　共有 35 名病理医生对此研究中的训练和调整数据集的图像进行标注,确定了肿瘤组织的区域并且提供了相应的 Gleason 评分,为了确定每例患者的 Gleason 评分,每张切片由一名泌尿外科资深病理医生评估作为标准,他还可以从至少 3 名普通病理医生之前的审查中获得初始 Gleason 模式估计值的百分比。然后,专家确定每例患者的 Gleason 模式,又在此基础上确定其 Gleason 分数和 Gleason 分级分组作为参考标准。

　　DLS 包括两个阶段,分别对应于区域级注释和病理切片级审查:首先是区域分类,然后是整张数字切片的 Gleason 分级分组分类。当应用于整个病理切片图像时,此系统输出一个"热点图",指示病理切片中每个组织的分类。第一阶段将每个切片的图像分割成小块,并用卷积神经网络分类,该网络将每个小块分为 4 类:正常组织、GP3、GP4 和 GP5,在区域级别收集病理医生对整体图像的注释(注释掩码),然后生成"组织掩码",指示每张切片 4 个类别(正常组织、GP3、GP4 和 GP5)中每个类别的位置,在数百万次训练迭代过程中,收集的区域图像和相关注释结果用于在集成的第一阶段 CNN 模型中训练形成CNN。第二阶段由"最近邻分类器"组成,该分类器使用第一阶段输出的热点图对每张病理切片的分级分组进行分类。第一阶段的卷积神经网络通过使用以区域为中心的 $911\mu m \times 911\mu m$ 的输入图像块对大约 $32\mu m \times 32\mu m$ 的每个组织区域进行分类。每个区域的标注来自病理医生提供的区域级注释。

　　在 DLS 的第二阶段,首先通过选取具有最高校准可能性的类别来获得每个区域的分类预测,其中校准权重使用调整集根据人工智能训练结果决定。接下来,对于每张病理切片,收集每个经过预测后的区域数量,并用于评估 Gleason 模式(GP3、GP4 和 GP5)。GP3 和肿瘤受累情况被用作特征,类似于病理医生进行 Gleason 评分。最后,还对另外几个预测任务训练"最近邻分类器":①预测 Gleason 分级分组(GG)1、2、3 或 4~5 级;②预测 GG≥2 级;③预测 GG≥3 级;④预测 GG≥4 级。

　　该研究显示人工智能系统可以提高 Gleason 评分和后续治疗决策的准确性,尤其是在缺乏专业知识的情况下。DLS 还超越了当前的 Gleason 系统,更精细地描述和定量肿瘤形态,为完善 Gleason 评分系统提供方法。

　　以上研究表明,人工智能在前列腺癌根治术后病理分级中不仅能对肿瘤进行精准的分级与评分,更能在临床实践中作为辅助工具提示泌尿科医生进行治疗方案的选择。完善算法并通过临床验证将人工智能训练成为可以信赖的工具,人工智能将是减轻病理医生工作负担、提高临床诊断效率的得力助手。

3.预后预测

(1)基于形态学识别内容预测前列腺预后的方法

前列腺活检中肿瘤的神经浸润(PNI)与预后不良有关,Kartasalo 等[17]开发了一个基于深度神经网络的人工智能算法来评估前列腺癌的神经浸润,随机选择 1427 名参与者,从中提取 8803 个活检样本,使用约 80 000 张经标注的切片(其中 80% 训练算法,另外 20% 进行验证),结果显示检测前列腺活检标本中的神经浸润,人工智能的 AUC 估计为 0.98(95% CI 97% ~99%),其检测结果(kappa 0.74)与普通病理医生有较高的一致性(kappa 0.68~0.75),该研究证明人工智能拥有较高的前列腺癌神经浸润检出率。

(2)基于临床特征预测前列腺预后的方法

淋巴结转移通常与较高的癌症相关死亡风险有关,Wessels 等[18]使用深度学习的方法,开发了一种基于 CNN 的分析模型用以预测前列腺癌淋巴结转移(LNM),并以 218 例患者的 HE 染色切片与 Gleason 评分、肿瘤大小、血管浸润、神经浸润和年龄相匹配来训练该模型,结果显示该算法 AUC 为 0.68(95% CI 67.8% ~68.2%),准确率为 61.37%(95% CI 60.05% ~62.69%),该研究证明人工智能算法在一定程度上可以预测原发性前列腺癌患者的淋巴结转移。

利用人工智能模型识别病理切片并根据临床特征直接预测预后的研究近期逐渐开展,在一项 2022 年的研究中,Huang 等[19]开发了一种人工智能工具用于预测前列腺癌根治术后的复发情况,将形态学评分与已知的临床特征(如 Gleason 分级、TNM 分期和肿瘤边缘形态)相结合,得出一个算法用于预测患者预后。使用深度卷积神经网络通过 243 张切片进行训练,使用 173 张切片组成的外部验证集进行验证,结果显示患者 3 年复发的生化预后指标 AUC 为 0.78,优于用 Gleason 分级做出的预测(AUC 0.62),在中低风险前列腺癌复发的预测中也显示出较高的准确性,Gleason 评分 1 分、2 分、3 分的预测准确率分别为 0.76、0.84 和 0.81,这一研究还发现了一个潜在的新的与 STING 通路相关的前列腺癌分子标志物 TMEM173。

研究使用美国国家卫生研究所癌症基因组图谱前列腺癌(TCGA – PRAD)数据集中经 HE 染色的根治性前列腺切除术(RP)的病理切片数据作为训练数据集对模型进行训练。该数据集包含 500 例患者的 HE 染色 WSI 及相关临床和结果数据,建立的训练数据集包括 243 例患者,其中,92 例在 3 年内发生过生化复发(BCR),151 例至少 3 年没有发生过 BCR。

验证数据集由在威斯康星大学(UW)麦迪逊病理档案和临床数据库中选择的173例 RP 患者组成,其中3年内存在复发的有78例、至少3年没有复发的患者有95例。每例患者的每张切片在40倍的放大倍数下选择了最有代表性的一张形成图像。

该研究使用 GeoMx RNA 和 Protein Assay 对 RNA 和蛋白质表达进行分析,选择了影响肿瘤微环境的物质:细胞毒性 T 淋巴细胞相关抗原4(CTLA4)、CD74 和跨膜蛋白173(TMEM173);前列腺癌生物标志物:雄激素受体、程序性死亡配体1(PD-L1)、前列腺特异性膜抗原(PSMA)和 PSA,以及6种免疫细胞标志物(CD4、CD8、CD20、CD68、CD163 和 CD57),用于该研究 ROI 的分析。

1)输入:模型以 HE WSI 和已知临床结果作为输入。

2)图像准备:将整张切片切分为大小为 256×256 像素的多个小图像,其数量为 10 000~100 000。

3)特征提取:多层 CNN 特征提取程序使用随机抽样的图像进行训练,图像分辨率为 64×64(40倍放大倍数)、256×256(40倍)和 1024×1024(5倍),以捕获细胞核细节、腺体情况和 TME 元素。

4)特征排序模块:根据每个图像块与患者结果的相关性为其分配分数。高分(1分左右)代表的是主要出现在预后不良患者中的组织,而低分(0分左右)代表的是良好结果。这些分数使用从回顾性获得的已知患者结果中学习到的一组权重生成。

5)ROI 分析:模型最终会输出每张病理切片的热点图及预后级别分数,选择前列腺癌区域的高等级 ROI 和相对低等级 ROI 进行生物标志物分析。

6)结果预测:将形态学评分与已知的临床特征(如 Gleason 分级、TNM 分期和边缘状态)相结合,得出一个用于预测患者结果的组合分类器。

这项研究提出了一种基于人工智能识别前列腺癌特征区域的方法,用于前列腺癌风险分层、结果预测和新型生物标志物/目标检测,这将对临床试验设计和患者个性化管理产生重大影响。

以上研究表明,人工智能可以直接从病理组织切片中提取相关的预后信息以预测前列腺癌患者的术后情况,为临床医生的治疗方案提供参考。最近的研究也表明,人工智能可以预测其他恶性肿瘤的预后改变[20-21],证明人工智能作为预后检测工具具有很大的潜力,如何开发更完善的算法并将其运用到临床实践中将是未来研究的主要方向。

(3)**基于结构化数据的前列腺癌预后预测**

目前,手术病理特征,尤其是 Gleason 分级和分期,是识别前列腺癌特异性死亡率最好的方式。然而,尽管有能力对临床显著风险进行分级,但对于每一例前列腺癌患者而言,预测的结果仍有相当大的可变性。

针对这个问题,Donovan 等[22]通过应用新的人工智能图像分析特征选择工具,如机器视觉和机器学习,并结合以生殖和雄性激素信号为中心的定量生物标志物分析,加强传统以 Gleason 分级为中心的前列腺癌预后模型,从而提供无偏见的、广泛的且独立于组织学的风险与预后评估。

图像处理包括解混、分割、遮蔽、特征提取和建模等步骤,研究人员将每个病例中最多 3 个 ROI 的多光谱中频图像堆栈作为输入,使用珀金埃尔默的 Inform 软件对图像进行解混,提取 6 种生物标志物信息:细胞角蛋白 18(CK18)、醛糖还原酶/α - 甲酰基 - CoA 消旋酶(AR/AMACR)、细胞角蛋白 56(CK56)、Ki67 和 DAPI。然后,使用基于 C++ 应用程序(ITK)对细胞核(DAPI)和腺体(CK18)区域进行分割,将腺体核聚类成环,并对 AR 和 Ki67 图像进行预处理以去除噪声。由病理医生进行遮蔽以去除非肿瘤和伪影区域后,软件计算出 7 个预后特征集,将环和 AR 特征与 Ki67 分层。研究人员使用数学特征来定义肿瘤侵袭性,使用数学软件进行特征分析,并根据支持向量回归(SVR)进行建模,预测患者生存时间(针对临床失败和疾病复发终点),在 0 ~ 100 分范围内创建患者风险评分。

该研究纳入了 892 例行前列腺癌根治术的患者,平均随访年限为 8 年,在这个研究中,由机器学习指导的"精确术后测试"利用新颖的图像特征与 Gleason 评分竞争,这些特征将形态学与生物属性相结合,似乎能更准确地反映疾病的潜力。该模型对显著的临床失败有较好的预测效果,其中 C - 指数为 0.82,HR 为 6.7。

四、智能病理影像学分析

随着影像学技术的不断进步,图像的分辨率和质量显著提高,许多影像细节已经成为诊断要点,病理影像学可以结合人工智能对肿瘤影像学表现的各种细节与病理的相关性进行分析预测。

(一)病理亚型预测

1.脑垂体瘤

垂体瘤占所有颅内肿瘤的 15% ~ 20%,其中,无功能性垂体瘤约占垂体瘤的 1/3。由于无功能性垂体瘤缺乏激素活性,因此,多为大腺瘤。生长的大腺瘤可能压迫邻近组织,从而导致头痛、视野缺损或不同程度的垂体功能减退等症状。根据超微结构和免疫组化特征,无功能性垂体瘤可分为空细胞腺瘤、嗜酸细胞瘤和促性腺激素腺瘤。然而,目前还没有诊断这些亚型的方法[23]。

Zhang 等[24]利用影像组学方法开展了一项无功能性垂体瘤亚型术前个体化预测的研究。该研究回顾性地分析了 2011 年 1 月至 2016 年 4 月的 112 例经病理学确诊并已接受手术切除的无功能性垂体瘤患者,所有患者都进行了 MRI 采集,包括 T1WI 和 CE – T1W 两个序列。根据 MRI 的采集时间,将所有患者进行排序,然后按照 2∶1 将所有患者分成训练集和验证集,其中训练集(包含 75 例患者)用于构建预测模型,验证集(包含 37 例患者)用于进行模型性能的验证。在训练集和验证集之间,亚型类别、年龄、性别、肿瘤总体积和 Knosp 分级均无显著差异。

该研究主要对无功能性垂体瘤中的空细胞腺瘤进行鉴别,MRI 的定量分析过程分为以下 3 个步骤:①肿瘤 ROI 分割;②影像组学特征提取;③特征稳定性分析。首先,由一名资深的放射科医生独立完成 T1WI 和 CE – T1W 序列上的肿瘤 ROI 分割;其次,分别对 T1WI 和 CE – T1W 序列进行纹理分析,共提取出 1482 个用以描述肿瘤表型的影像组学特征,包括强度特征、形状大小特征和纹理特征(该研究中提取的纹理特征主要基于 GL-CM 和 GLRLM 两个典型的矩阵来计算)。随后,为了评估影像组学特征的稳定性,该研究从所有患者中随机筛选出 50 例,由另一名资深的放射科医生对这 50 例患者重新进行肿瘤分割,并对这些重新分割的 ROI 提取影像组学特征,通过计算组内/组间相关系数(ICC)评估提取出的影像组学特征的一致性。

随后,对影像组学特征进行归一化,后续的特征选择和模型构建都基于归一化后的特征。为了避免特征冗余和非相关特征纳入模型造成的过拟合,该研究采用了 mRMR 特征选择方法进行影像组学特征的重要性排序。为减少数据偏差、提高特征筛选结果的稳定性,采用分层随机采样的策略进行 250 次随机抽样,对每个样本子集均采用 mRMR 方法进行特征筛选,从而得到 250 次特征重要性排序结果。随后,利用 Borda 方法将 250 次特征重要性排序的结果进行总体特征重要性排序。最终,该研究将总计特征排序中的前 20 个特征作为候选的特征筛选结果。

虽然 mRMR 方法可以对所有输入的特征进行重要性排序,但其不能给出具有最优分类性能的特征子集。为了从候选的特征筛选结果中选择最优的特征子集,该研究在训练集中采用四折交叉验证,并利用交叉验证结果的平均准确率和其对应的贝叶斯信息准则作为选择最优特征子集的标准。

根据贝叶斯信息准则,该研究选取 T1WI 候选特征集中的前 3 个特征作为 T1WI 序列的最优特征子集,选取 CE – T1W 候选特征集中的前 2 个特征作为 CE – T1W 序列的最优特征子集,选取融合了 T1WI 和 CE – T1W 序列候选特征集中的前 3 个特征作为融合 T1WI 和 CE – T1W 序列的最优特征子集,且实验发现这 3 个特征与 T1WI 序列的最优特征子集中的特征相同。这可能表明,T1WI 影像组学特征比 CE – T1W 影像组学特征具有更好的亚型诊断性能。

最后,基于确定的最优特征子集,采用 SVM 在训练集中分别构建了 T1WI 和 CE – T1W 序列的无功能性垂体瘤亚型预测模型,并在验证集中验证了这两个亚型预测模型的性能。T1WI 预测模型在训练集和验证集中深度学习特征的 AUC 分别为 0.831 和 0.804,CE – T1W 预测模型在训练集和验证集中的 AUC 分别为 0.634 和 0.510。为定量评估 CE – T1W 的预测增益,该研究还计算了重分类指标,结果为 0,表明 CE – T1W 影像学特征对基于 T1WI 影像学特征的亚型预测模型无额外贡献。

此外,为提供一个更具有个性化的预测模型,该研究还采用逻辑回归的方法融合了 T1WI 预测模型和临床特征(性别),并构建了一个影像组学诺模图。该诺模图在训练集和验证集中的 AUC 分别为 0.854 和 0.857。建立了该诺模图的校准曲线,Hosmer – Lemeshow 检验结果表明诺模图的预测概率和真实观测概率之间具有较好的一致性。

综上所述,该研究构建并验证了一个基于临床特征和 T1WI 影像组学模型的诺模图,该诺模图可辅助临床医生对无功能性垂体瘤患者进行更准确的术前病理亚型预测,并且便于临床医生使用。

2. 非小细胞肺癌

肺腺癌和肺鳞状细胞癌是 NSCLC 的两种主要组织学亚型,两者的预后存在显著差异。在 ⅠA 期和 ⅠB 期患者中,与肺腺癌相比,肺鳞状细胞癌的预后明显更差。肺腺癌与血管侵犯的相关性更高,血管侵犯阳性的肺腺癌患者,其预后明显差于血管侵犯阴性的肺腺癌患者,而在肺鳞状细胞癌中,血管侵犯阳性与阴性之间无显著差异。同时,肺腺癌和肺鳞状细胞癌的治疗也有很大不同。准确的肺癌亚型诊断不仅可以提高治疗效果,还可以避免不必要的副作用。因此,在治疗前区分 NSCLC 的两种病理亚型具有重要的临床价值。

目前,病理诊断是区分肺腺癌和肺鳞状细胞癌的金标准。然而,病理诊断需要进行侵入性活检或手术。在某些情况下,不能也不适合对患者进行 CT 引导的穿刺活检。例如,对于一些小病变,不仅难以准确穿刺到肿瘤部位,也不能提供足够的组织用于病理诊断;对于更深部位的病变或靠近气道或血管的病变,CT 引导穿刺活检的操作具有挑战性;对于身体情况不佳的患者,更不建议进行 CT 引导的穿刺活检。另外,肿瘤通常是异质性的,这可能给活检结果的准确性带来一定影响。同时,虽然病理组织切片能提供更准确的诊断结果,但该过程只能在手术后进行,有可能延误患者的诊断。因此,亟须开发出在活检或手术之前进行病理诊断的非侵入性方法。CT 已被用于评估肿瘤的影像学特征与病理信息之间的关系,一些病理信息,如肿瘤增强特征和内部成分(坏死、钙化)等可以从 CT 图像中获得。然而,放射科医生难以根据 CT 图像的形态学特征来区分肺腺癌和肺鳞状细胞癌。已有研究发现,纹理分析具有反映肿瘤异质性的潜力,同时基于 CT 的纹理分析已成功应用于 NSCLC 的肿瘤分期预测,但较少研究利用 CT 纹理分析定量且非侵入性地区分肺腺癌和肺鳞状细胞癌。

针对以上问题,Zhu 等[25]利用 CT 影像组学开展了肺癌病理亚型预测的研究。该研究构建了基于 CT 影像组学特征的影像组学标签,用作区分肺腺癌与肺鳞状细胞癌的诊断因子。该研究回顾性分析了 2010 年 9 月至 2013 年 11 月的 129 例肺癌患者,分为训练集 81 例(男性 42 例,女性 39 例,年龄中位数为 55 岁,年龄范围 41～78 岁)和验证集 48 例(男性 27 例,女性 21 例,年龄中位数为 53 岁,年龄范围 43～75 岁)。该研究希望利用术前信息来区分肺腺癌和肺鳞状细胞癌,以便找到有可能协助术前治疗决策的方法。因此,该研究采用的是术前活检组织学分级而非手术标本分级。

对于定量特征的提取,ROI 的分割必不可少。该研究中由一名具有 10 年经验的放射科医生手动分割 ROI。为了测试分割结果的类内可重复性,随机选择 20 例患者,一周后由该医生进行二次分割。为了测试分割结果的类间可重复性,再次随机选择 20 例患者,由另一名放射科医生进行分割。使用 ICC 来评估提取特征的类内类间一致性,ICC＞0.75 表示一致性良好。最终,该研究保留了 485 个 ICC＞0.75 的特征用于进一步分析,包括肿瘤强度、形状和纹理特征。

然后,采用 LASSO 方法进行特征降维和特征筛选,最终将 485 个特征减少至 5 个特征。进一步,该研究构建了一个包含该 5 项特征的影像组学标签,用于在活检前或术前区分肺腺癌和肺鳞状细胞癌。影像组学标签在训练集的 AUC 为 0.905(95% CI 0.838～0.971),敏感性为 0.830,特异性为 0.929;在验证集的 AUC 为 0.893(95% CI 0.789～0.996),敏感性为 0.828,特异性为 0.900。实验结果表明,该研究的方法在训练集和验证集中均有效,并且在训练集中分析每例患者所需的平均时间约为 3.25 分钟,在验证集所需的平均时间约为 3.2 分钟。

事实证明,通过分析定量的图像特征,影像组学展现了强大的病理亚型预测能力。在该研究中,大多数选定的特征是纹理特征,这反映了肿瘤 ROI 的异质性。在这些特征中,X2_GLCM_cluster_tendency 表现最佳,它反映了图像中灰度信息的差异,可能是区分肺腺癌和鳞状细胞癌的一个潜在预测因素。

目前,也有几种生物标志物可用于区分肺腺癌和鳞状细胞癌,如针对肺腺癌的细胞角蛋白7、甲状腺转录因子1和三叶因子3,以及针对鳞状细胞癌的细胞角蛋白5/6等。上述生物标志物的问题在于,它们的个体敏感性和特异性不足以准确地鉴别肺癌亚型。通过组合几种生物标志物来诊断肺腺癌和鳞状细胞癌可能是未来的趋势,但目前,使用此类生物标志物具有侵入性且费用昂贵,这是一个很大的弊端。Zhu 等在该研究中提出的影像组学特征,具有重要的临床价值,是预测病理亚型和指导新辅助治疗的低成本、非侵入性的诊断因素。肺鳞状细胞癌患者对放化疗更敏感,他们将受益于这些影像组学特征,因为他们可以在术前选择接受放化疗来提高生存率。

总之,该研究构建的影像组学标签可以成功区分肺腺癌和鳞状细胞癌,从而辅助进一步的泛化性能验证。

(二)病理分级预测

1. 前列腺癌 Gleason 评分

(1)MRI 影像组学预测 Gleason 评分

Gleason 评分(GS)是病理医生通过显微镜观察肿瘤细胞的形态学特征,从而对前列腺癌确诊及分级的一种重要方法,也是制订临床治疗方案的重要参考指标。

不同 GS 的患者预后不同,对 GS 进行判断有助于对患者进行分层管理。但目前基于活检的 Gleason 分级不仅存在一定的漏诊率,同时还存在一定的痛苦和并发症。因此,结合 MRI 对 GS 进行分类可以减少患者的不适和一些不必要的干预。

Fehr 等[26]利用 MRI 影像组学开展了前列腺癌 GS 预测的研究。该研究结合 ADC 图和 T2WI 序列的纹理特征,提出了基于机器学习的前列腺癌分级的自动分类方法。

该研究共纳入了 217 例男性患者,入组标准为:①穿刺结果证实为前列腺癌的患者;②2011 年 1 月至 12 月进行了根治性前列腺切除术;③在前列腺切除手术前 6 个月内进行了前列腺 MRI 检查;④有完整的逐层病理切片图像。其中,当有前列腺癌治疗史(n = 7)、癌灶直径 <0.5cm(n=51)、MRI 图像质量差且难以分割(n=8),以及使用纹理特征鉴别前列腺癌 GS 为 6(3+3)和 7 时,鉴别同时起源于外周带和移行带的癌灶和仅发生

在外周带的癌灶的准确率分别为 93% 和 92%。为了扩充样本,该研究采用了 Gibbs 采样和合成少数采样算法,将各类样本数增加至 200 例,并分析了两种采样方式对分类准确率的影响。

该研究基于 18 个不同的纹理特征进行建模分析,使用纹理特征分类(t 检验 SVM、递归特征消除 SVM 和 AdaBoost)后,对比单独基于 ADC 均值的 SVM 分类结果与融合 ADC 均值和 T2 均值的 SVM 分类结果,未发现明显差异。同时,该研究也对比了样本在重采样前后的结果,约登指数表明采样对分类效果几乎没有影响。在对 GS = 6(3 + 3) 与 GS ⩾ 7 的癌灶进行分类时,对使用不同的采样方法及未采样的方法建立的模型进行对比分析。ROC 曲线分析结果显示,对癌灶发生在外周带和移行带的患者,采用合成少数采样算法,递归特征消除 SVM 的分类性能最好,AdaBoost 的表现最差;而对于癌灶仅发生在外周带的患者,各模型表现相似。

在区分前列腺癌 GS = 7(3 + 4) 和 GS = 7(4 + 3) 的实验中,研究方法和此前类似,对于发生在外周带和移行带的前列腺癌区分准确率为 92%,对于仅发生在外周带的前列腺癌区分准确率为 93%。相比之下,当仅使用 ADC 鉴别 GS = 6(3 + 3) 与 GS ⩾ 7 的癌灶时,对同时发生在外周带和移行带的前列腺癌的分类准确率最高仅为 58%,对仅发生在外周带的前列腺癌分类准确率为 63%。同样的分类器,在鉴别 GS = 7(3 + 4) 和 GS = 7(4 + 3) 的癌灶时,对同时发生在外周带和移行带的前列腺癌分类准确率为 59%,对仅发生在外周带的前列腺癌分类准确率为 60%。最终,该研究表明,ADC 图和 T2WI 序列所提取的纹理特征有助于准确进行 Gleason 分级,并且扩充训练样本可以提高模型的稳定性。该研究还指出,从不同肿瘤类型计算出的 ADC 能量和熵值存在显著差异。因此,采用 ADC 图进行纹理分析有助于区分前列腺癌的类型。

综上所述,该研究使用了两种样本扩充方法提取特征,并进行特征选择和分类。尽管样本分布存在高度不平衡性,该方法对 GS = 6 对 GS ⩾ 7 和 GS = 7(3 + 4) 对 GS = 7(4 + 3) 的癌灶分类仍获得了相当准确的结果。结果表明,与使用 ADC 均值或 T2 均值相比,通过提取常规 MRI 中的潜在数据信息,可提高对前列腺癌侵袭性的分类能力,降低漏诊率和过度诊断率,对制订临床决策、选择治疗方案和预测患者预后具有重大意义,同时能够避免活检和相应的并发症,提高患者的生活质量。但该研究仅限于两个类别间的判别,未能实现直接对 GS = 6、7 和 >7 的多类别预测,不利于其在临床上的直接转化应用。另外,该研究有待于基于更大的数据量以提高模型的分类性能。

（2）PET – MRI 组学预测 Gleason 评分

Solari 等[27]回顾性分析 101 例前列腺癌患者的根治术前^{68}Ga – PSMA – 11 PET – MRI 影像学资料,根据术后前列腺癌分级分组系统(该系统根据 Gleason 评分和疾病危险程度不同将前列腺癌分为 5 个不同的组别,级别越高,恶性程度越高)将患者分为 3 类:1 ~ 3 级、4 级和 5 级,提取 9 种模型组合的组学特征:4 种单模态模型(PET、T1W、T2W、ADC)、3 种双模态模型(PET + T1W、PET + T2W、PET + ADC)、2 种基线模型(临床数据模型、图像数据模型)进行六折交叉验证并比较各模型间差异,探索最佳模型预测 GS 的一致率。结果显示,所有单模态模型一致率间虽无显著差异,但均优于 2 种基线模型。最佳模型为 PET + ADC(82% ±5%),其显著优于其他双模态模型(PET + T1W 74% ±5% ,$P =$ 0. 026;PET + T2W 71% ±4% ,$P = 0.003$)和单模态模型(PET 75% ±5% ,$P = 0.042$;T1W 73% ±2% ,$P = 0.002$;T1W 76% ±6% ,$P = 0.003$), 仅 ADC 模型除外($P = 0.138$)。此外,PET + ADC 模型在预测术后 GS 方面较穿刺更优(82.5% 对 72.4%)。这表明,在预测 GS 方面,PSMA PET 组学联合 ADC 组学可互为补充。

2. 乳腺癌的肿瘤组织学分级

除了肿瘤的检出及良恶性分类外,提高对乳腺癌肿瘤组织学分级的准确性也有助于患者的预后评估。肿瘤组织学分级是癌细胞和正常细胞之间的分化量度,通常基于显微镜下组织和细胞形态进行评估。一般而言,高级别恶性病变比低级别恶性病变更具浸润性。因此,实现肿瘤组织学分级的快速、准确、非侵入性评估,对确定临床决策方案至关重要。然而,该分级属于侵入性检查,且具有主观性强和耗时长等局限。为此,Chen 等[28]研发了基于超声图像区分乳腺肿瘤组织学分级的 CAD 系统,通过量化分析乳腺三维超声图像病灶区域的纹理、形态、椭圆拟合和后方声影等特征,表征乳腺肿瘤;进一步采用相关特征构建支持向量机分类诊断模型,将乳腺肿瘤划分为低级别和高级别。结果表明,该 CAD 系统的诊断准确率、敏感性、特异性分别可达 85.14% 、79.31% 及 86.55% ,具有较好的分级效能。

3. 宫颈癌分期预测

宫颈癌是最常见的妇科恶性肿瘤之一,治疗方式主要包括手术、放射治疗和化学治疗,其选择在很大程度上取决于肿瘤分期。同时,肿瘤分期也是宫颈癌患者的一个可靠的预后指标。因此,准确的肿瘤分期在治疗方式选择和患者预后评估中具有重要作用。宫颈癌分期系统以 FIGO 制定的临床实践指南为依据,通常基于体格检查结果和多种成像技术(如消化道和尿路造影、膀胱镜检查和直肠镜检查)。然而,FIGO 分期系统在临床上具有一定的主观性且过于依赖检查方法。因此,亟须开发更客观的分期标准来辅助进行宫颈癌的自动分期。

(1)基于 PET 分期预测

目前,^{18}F – FDG PET 已经在肿瘤研究中被广泛应用。作为一种功能性成像技术,^{18}F – FDG PET 可以在分子水平反映肿瘤的代谢特征,其定量分析还可以辅助预测患者的预后。PET 图像在肿瘤分期中的价值主要体现在其预测淋巴结转移的能力上,但仍有 PET 图像的定量信息尚未被充分利用。另一方面,近年来利用 PET 图像分析肿瘤异质性的研究备受关注。肿瘤异质性常与细胞和分子特征(如细胞增殖、坏死、纤维化及特异性受体的存在等)密切相关,因此,许多研究提出利用 PET 图像纹理分析来评估肿瘤异质性,并证明了 PET 图像在疗效预测和预后评估方面的能力。然而,PET 图像的定量信息与原发肿瘤和肿瘤分期之间的相关性尚未明确,对于宫颈癌分期应评估哪些纹理特征仍是一个悬而未决的问题。

Mu 等[29]开展了一项基于 PET 影像组学预测宫颈癌 FIGO 分期的研究。该研究纳入了 2012—2014 年的 42 例宫颈鳞状细胞癌患者,所有患者均采集了 ^{18}F – FDG PET 图像,由于 PET 图像的定量指标要根据肿瘤原发灶进行计算,因此,准确地分割肿瘤原发灶十分重要。该研究首先提出了一种新的宫颈癌肿瘤分割方法:考虑到在高斯滤波的 PET 图像上,膀胱和肿瘤的中心强度高于周围区域,因此,通过整合强度信息和梯度场信息,可以构建一个用于精确分割肿瘤的演化过程,该过程可以通过有限的迭代进行。该研究中所有的肿瘤原发灶均通过此方法进行分割。

随后,该研究将所提出的肿瘤分割方法与几种传统的方法进行了对比,包括使用 40% 的 SUVmax 作为阈值的固定阈值法(T40%)、Otsu 方法、随机游走法等。使用 Dice 相似系数和 Hausdorff 距离评估分割结果的准确性。所提出的方法、T40% 方法、Otsu 方法、随机游走法与金标准之间的 Dice 相似系数分别为 91.78% ±1.66%、67.00% ±12.90%、80.48% ±6.78% 和 82.10% ± 5.50%,而 Hausdorff 距离分别为(7.94 ± 1.99)mm、(15.59 ±10.78)mm、(16.24 ±9.17)mm 和(13.87 ±7.12)mm。总之,该研究提出的肿瘤分割方法给出了更具竞争力的分割结果。

在定量指标计算方面,除了常用的 SUV 和 MTV,该研究还分析了图像的纹理特征。具体来讲,SUV 指标是指从每个患者基线 PET 图像的肿瘤原发灶提取的 SUV 参数,分别为:SUVmax、SUVmean 和 SUVpeak;MTV 是肿瘤原发灶的体积;纹理特征共计 58 个,通过统计学方法进行计算,包括一阶、二阶和高阶统计量[一阶统计量根据肿瘤内的灰度分布描述全局纹理特征;二阶统计量描述局部纹理特征,通常由共生矩阵计算得到;高阶统计量反映局部强度变化,通过灰度区域大小矩阵(GLSZM)、灰度游程矩阵(GLRLM)、邻域灰度差异矩阵(NGLDM)和纹理谱计算]。

通常来说,肿瘤Ⅰ期和Ⅱ期被认为是早期阶段,其生存率高于Ⅲ期和Ⅳ期等晚期阶段。早期宫颈癌的治疗通常包括手术和放射治疗,而晚期宫颈癌患者则主要进行化学治疗。因此,该研究主要进行了宫颈癌早期阶段和晚期阶段的鉴别。首先,为了评估不同定量指标之间的关系,该研究计算了每对定量指标之间的皮尔森相关系数。基于这些相关系数,将所有的定量指标划分为不同的组别,其中同一组中所有指标的相关系数的绝对值均 >0.8。其次,对于每个定量指标,分别采用 AUC 和 t 检验衡量其鉴别肿瘤分期的能力,只有最具区分性的指标(具有最大的 AUC)和具有统计学意义的指标($P < 0.05$)才能被进一步分析。

最终,该研究的结果显示 MTV 与许多纹理特征高度相关,并且在区分早期宫颈癌和晚期宫颈癌这一任务上,该组内的所有定量指标均具有显著的统计学差异,但是基于游程百分比这一指标的模型具有更好的分期预测能力(准确率为 88.10%,AUC 为 0.88)。这些结果表明,[18]F－FDG PET 图像的一些纹理特征与宫颈癌分期高度相关,并能在治疗前有效地鉴别早期和晚期患者,这在很大程度上可以辅助决定患者是否需要手术,从而减少手术带来的不必要的痛苦和经济负担。更重要的是,早期患者和晚期患者之间纹理特征的显著差异表明,纹理特征可能是除临床分期外另一个预后因素,可为制订治疗方案提供补充信息。

(2)基于 MRI 分期预测

Liu 等[30]利用 MRI 影像组学开展了宫颈癌组织学分级预测的研究。该研究共纳入160 例经病理证实的宫颈癌患者(平均年龄 51 岁;年龄范围 26～84 岁)。患者的 FIGO 分期包括Ⅰ B 期(n = 52)、Ⅱ期(n = 94)、Ⅲ期(n = 13)和Ⅳ期(n = 1)。

该研究从各向同性的 DWI 图像自动生成 ADC 图。相比于 DWI 和 ADC 图,T2WI 图像分辨率更高、更易识别肿瘤边界,因此,为减少模糊边界引起的误差,将 T2WI 作为人工分割的目标图像。参照相应的增强 MRI 图像,在矢状位 T2 图像上逐层围绕肿瘤边缘人工描绘 ROI。使用最近邻差值法调整 T2WI 的 ROI 大小,然后将其自动复制到相应 ADC 图上的同一位置。所有病灶分割都由具有 10 年妇科影像学经验的放射科医生使用 ITK－SNAP 软件完成。为了验证分割结果在不同观察者间的可重复性,随机选择 50 例患者,然后由另一名拥有 5 年盆腔影像学经验的放射科医生独立分析,并以同样的方式重复进行肿瘤分割,最后所有的手动分割都由一名具有 22 年经验的放射科医生进行校验。选择肿瘤最大层面用于探讨单层面分析的可行性,若医生间存在分歧,则通过小组讨论达成一致。

该研究提取了 208 个影像组学特征,包括直方图特征、纹理特征和拉普拉斯－高斯特征。其中,计算纹理特征的空间方向限制在矢状位上的两对正交方向(0° 和 90°、45° 和 135°)。通过对所有层面的特征值进行平均化进行肿瘤的全局纹理分析,从而建立 3D 肿瘤特征和 2D 中心层特征的对应关系,以进行进一步的比较分析。

该研究使用具有特征选择功能的 LASSO 回归作为建模算法,应用十折交叉验证和总体误判率作为测量指标,确定了 LASSO 的最佳参数。考虑到交叉验证时样本划分的随机性,训练过程被重复了 50 次,以找到单个交叉验证迭代的最小总体误判率。

基于随机选取的 50 例患者,从分割可重复性、特征可重复性和模型可重复性 3 个方面进行分析。首先,Dice 系数用来评估两次分割的可重复性,大于 0.9 表示一致性良好,可接受的一致性阈值定义为 0.75。其次,使用 Bonferroni 校正的 Wilcoxon 检验分析单个特征的可重复性,分析了 T2WI 及 $b=800$ 和 $b=1000$ 的 ADC 图两次勾画的 3D 特征值之间的统计差异。同时,为了量化观察者间的一致性,计算所有特征的组内一致性相关系数和组间相似系数:0 ～ 0.4 表示可靠性差,0.4 ～ 0.6 表示可靠性中等,0.6 ～ 0.8 表示可靠性强,0.8 ～ 1.0 表示可靠性极强。最后,为了研究从不同的肿瘤勾画中训练出来的模型的可重复性,该研究根据两次分割结果分别建立了影像组学模型,来证明是否存在与 ROI 变化一致的特征。两个 LASSO 模型筛选出的特征都进行了 Bland－Altman 分析以确定一致性。

为了比较 2D 和 3D ROI 影像学特征对宫颈癌组织学分级预测性能的影响,该研究按照上述建模策略对这两个影像组学模型进行了训练。为提高结论的完整性,分别在 $b=800$ 和 $b=1000$ 的 ADC 图上进行了对比分析。

该研究的结果表明,50 例用于可重复性分析试验的患者中,所有分割都具有可接受的一致性,其中 17 例的 Dice 系数 >0.90。基于 T2WI 和 DWI 图像包括峰度、偏度和大部分 GLCM 等纹理特征在内的 95 个特征对 ROI 变化不敏感。

在中心层和全肿瘤 ADC 特征的对比分析中,该研究对基于 ADC 图的 2D 和 3D 特征集进行了预处理。首先,使用皮尔逊相关系数矩阵探究不同特征之间的共线性关系。皮尔逊相关系数 $|r| >0.9$ 的特征被认为存在共线性关系,并被剔除。然后,对保留的特征

进行 Kruskal - Wallis 检验,移除 $P > 0.05$ 的特征,以筛选可鉴别肿瘤组织病理学分级的特征。最终筛选出 8 个 2D b800 特征、13 个 3D b800 特征、12 个 2D b1000 特征和 12 个 3D b1000 特征作为 4 个 LASSO 模型的输入。

b800 的 ADC 特征集中,2D 中心层图片分析的最小总体误差率为 0. 3813(95% CI 0. 3435 ~ 0. 4190),3D 全肿瘤分析的最小总体误差率为 0. 35(95% CI 0. 2971 ~ 0. 4029)。在重复了 50 次交叉验证之后,2D 中心层图片与 3D 全肿瘤模型之间有显著性差异($P < 0.0001$)。3D 全肿瘤分析比单纯使用 2D 中心层效果更好。b1000 的 ADC 特征集中,2D 中心层图片分析的最小总体误差率为 0. 3813(95% CI 0. 3526 ~ 0. 4099),3D 全肿瘤分析的最小总体误差率为 0. 3312(95% CI 0. 2963 ~ 0. 3662),同样的,2D 中心层与 3D 全肿瘤模型之间有显著性差异($P < 0.0001$)。该研究的综合结果表明,3D 全肿瘤的影像组学分析在 $b = 800$ 和 $b = 1000$ 的 ADC 图都表现良好。同时,基于 $b = 1000$ 的 ADC 图模型的总体误判率比 $b = 800$ 的模型略低,因此,建议未来的研究使用 $b = 1000$ 的 ADC 图。

总之,该研究表明,影像组学分析可以提供对肿瘤勾画方式不敏感的高维和定量的图像特征,以实现对宫颈癌组织学分级的预测。该研究在 T2WI 和 DWI 上逐层围绕肿瘤边缘人工描绘 ROI,之后将 ROI 的轮廓自动复制到相应 ADC 图上的同一位置,然而,由于不可避免地存在由图像变形导致的图像不匹配现象,这种 ROI 复制的方式可能不够精确。因此,未来可对 ADC 图上直接勾画的全肿瘤进行影像组学分析,以提供更可靠的结果和对肿瘤组织学分级更全面的评价。

4. 软组织肉瘤病理分级

软组织肉瘤是一种罕见的异质性肿瘤,在所有恶性肿瘤中占比不到 1%,在诊断和治疗上极具挑战性。软组织肉瘤根据其有丝分裂、分化、坏死等特点,在病理上分为低、中、高 3 种级别。根据病理分级评估患者病情,决定术前或术后进行化学治疗和(或)放射治疗有利于改善患者预后。由于软组织肉瘤具有高度空间异质性,其穿刺结果可能无法准确评估肿瘤的恶性程度。在临床上,高级别的软组织肉瘤比中级别的软组织肉瘤对化学治疗更敏感。术前无创判断软组织肉瘤的组织学分级具有重要临床价值。

针对这一问题,Corino 等[31]利用 MRI 影像组学开展了软组织肉瘤病理分级预测的研究。该研究共收集了 19 例确诊为软组织肉瘤且有明确病理分级的患者,含中级别 5 例,高级别 14 例;影像数据统一使用 1. 5T MRI 采集。对这些患者的 ADC 图提取了 65 个影像组学特征,主要包括强度特征和纹理特征。由于数据集存在严重的样本类别不均衡问题,可能会导致分类器倾向将大多数样本预测为多数类,对少数类样本的预测准确性较差,从而影响最终分类的准确性。因此,该研究对原始数据集进行重新采样,采用合成少数采样算法对少数类别进行了重新采样;然后使用顺序向前浮动搜索的方法进行特征选择,最后使用 K 近邻分类器进行分类。该研究结果显示,与高级别病变相比,中级别病变具有更高且更集中的 ADC 值;大多数基于强度的纹理特征在中级别软组织肉瘤组中值都比较高,而灰度共生矩阵特征中的熵和不相似性,在高级别软组织肉瘤组中值更高;对于灰度游程矩阵纹理特征,高阶灰度游程特征在中级别软组织肉瘤组中值较高,相对应的,低阶灰度游程特征在高级别软组织肉瘤组中值更高。该研究表明,基于影像组学可以对软组织肉瘤进行有效的分级预测。但该研究的局限性在于数据量少,同时存在类别不平衡的问题,虽然采用合成少数算法有效缓解了数据不平衡对模型的影响,但将来还需要在更大的数据集上进行训练,以期获得更稳定的模型。另外,该研究缺乏外部数据集验证,无法有效说明模型的泛化性,还需进一步的研究以评估模型及标签的泛化性和可重复性。

5.肝癌微血管侵犯分级

肝细胞癌是全球常见的恶性肿瘤,其致死率较高。手术切除和肝移植是肝癌的两种治疗方法,但肝切除术后 70% 的病例会发生肿瘤复发,肝移植后 25% 的病例会发生肿瘤复发,且 5 年总生存率仅为 10% ~20% 。

微血管侵犯与肝细胞癌的生物学侵袭性特征相关,已被确定为早期复发和不良预后的危险因素。肝癌微血管侵犯(MVI)是影响肝癌术后生存的重要因素,已成为肝癌外科疗效发展的主要瓶颈。肝细胞癌 MVI 分级分为 3 级,M0 表示没有发现癌巢;M1 级是低危组,能够发现≤5 个 MVI,并且发生在近癌旁的组织,有 1cm 左右的距离;M2 是高危组的分级,发现有 5 个癌巢或微静脉血栓,是发生在远癌旁的组织,即距原肿瘤 >1cm 的组织中发现癌细胞。

为了改善伴有微血管侵犯的肝癌患者的预后,有研究建议采用解剖下节段切除或部分宽边界切除的肝切除术。此外,考虑到肝移植的稀缺性和肿瘤复发的可能性,一些研究指出伴有微血管侵犯的患者不适合进行肝移植。因此,术前对微血管侵犯的评估有助于对高危人群的术后复发情况进行分层,从而辅助临床的治疗决策。但术前 CT 和 MRI 都难以有效评估肝癌微血管侵犯,因此,开发有效的微血管侵犯术前诊断方法具有重要临床价值。

肝细胞癌 MVI 分级是评估肝癌复发以及选择肝癌术后治疗方案的重要参考依据之

一。Yang 等[32]利用 MRI 开展了肝癌微血管侵犯预测的研究。该研究数据来源于复旦大学中山医院。研究人员从医院数据库中搜索了所有从 2012 年 3 月至 2017 年 9 月接受术前普美显增强 MRI 扫描的肝细胞癌患者,最终纳入了 208 例[183 例男性和 25 例女性:平均年龄(55.5 ±11.2)岁]。患者纳入标准如下:经组织学证实的肝细胞癌患者,无严重血管侵犯或肝外转移;无介入治疗或部分肝切除病史;无胆管肿瘤血栓形成;术前 1 个月内接受普美显增强 MRI 检查;在组织病理学报告中有对肝癌的完整描述;图像质量良好。将所有患者按照 7∶3 分为训练集[n = 146;127 例男性和 19 例女性;平均年龄(55.5 ±10.9)岁;2012 年 3 月至 2016 年 11 月]和独立验证集[n = 62;56 例男性和 6 例女性;平均年龄(55.5 ±11.9)岁;2016 年 12 月至 2017 年 9 月]。

人口统计学、术前肝功能检查和甲胎蛋白水平等指标均从病历报告中收集。根治性肝切除术的标本在肿瘤和邻近肝脏组织的交界处以 1∶1 的比例在 12 点钟、3 点钟、6 点钟和 9 点钟的参考位置进行采样。由两名经验丰富的病理学专家共同评估肿瘤细胞数目、Edmondson - Steiner 病理分化程度、微血管侵犯状态和非癌性肝实质肝硬化等病理特征。微血管侵犯被定义为仅在显微镜下可见的门静脉、肝静脉或周围有内皮的肝组织大包膜血管中存在肿瘤细胞。所有纳入研究的患者均使用 1.5T 扫描仪进行了普美显增强 MRI 成像,成像序列包括脂肪抑制的轴向 T2WI、DWI,同相和反相 T1WI,以及造影前和造影后的动态三维 T1 加权体积内插式屏气检查,注射 0.025mmol/kg 的钆对比剂后,在动脉期(20～30 秒)、门静脉期(60～70 秒)、延迟期(180 秒)和肝胆期(20 分钟)采集图像。

MRI 图像的定性分析由两名分别具有 20 年和 10 年经验的腹部放射科医生独立进行,如有任何异议,经过讨论后达成共识。两名放射科医生都知晓病变是肝细胞癌,但对其他临床、实验室和组织病理学信息不了解。当患者存在多个肿瘤时,分析最大的肿瘤。

在该研究中,定量影像组学分析的工作流程包括肿瘤分割、特征提取、特征选择以及模型构建和评估。

(1)肿瘤分割

由放射科医生使用 ITK - SNAP 软件进行肝细胞癌肿瘤的三维分割。首先,在 MRI 图像所有序列上手动绘制 ROI,覆盖整个肿瘤,然后对分割结果进行验证。同时,随机选择 20 例肿瘤患者进行重复性实验,根据重复分割所提取特征间的重复性,排除了类内相关系数低于 0.80 的特征。

（2）**特征提取**

使用小波滤波器,将原始图像分解为 8 个不同频域的分量。从原始图像和滤波图像的病灶中提取 647 个影像组学特征,用于量化肿瘤的大小（如体积）、形状（如紧密度、球形度）、强度（如直方图得出的均值、标准差、均方根、中位数等统计数据）以及纹理（包括灰度共生矩阵、灰度游程矩阵、灰度区域大小矩阵和灰度差异矩阵特征等）。

（3）**特征选择、模型构建和评估**

对于每个序列,采用 Z – Score 方法将提取的影像组学特征标准化为正态分布,以消除数据的量纲差异。排除类内相关系数低于 0.80 的鲁棒性较差的特征,并使用 LASSO 选择特征。接着使用逻辑回归分析并集成所选的特征,选择赤池信息量的模型作为该 MRI 序列的影像组学标签。然后,结合在训练集和验证集中 AUC 均大于 0.7 的 MRI 序列特征,构成融合的影像组学标签。最终,通过多变量逻辑回归模型将临床影像学风险因子和融合的影像组学标签结合,建立预测模型。

对于临床及影像组学标签,采用单变量分析方法分析各个变量在微血管侵犯阳性和微血管侵犯阴性组间的差异,并使用 t 检验、Mann Whitney U 检验或 Fisher 精确检验。随后将单变量分析中的显著变量输入多元逻辑回归分析中,以确定与微血管侵犯相关的风险因子。

该研究通过绘制 ROC,利用 AUC 量化模型对微血管侵犯的预测效果,并通过 Delong 检验和 Bonferroni 检验的 P 值对曲线进行多次比较,计算 95% CI、敏感性、特异性和准确率等评价指标。除此之外,基于预测模型建立影像组学诺模图,绘制校准曲线以分析训练和验证集中诺模图的诊断性能。Hosmer – Lemeshow 检验用于评估诺模图预测的微血管侵犯与实际微血管侵犯之间的一致性。通过量化总体数据集中不同阈值概率下的患者获益,进行决策曲线分析,以确定诺模图的临床实用性。

对于单序列的微血管侵犯预测,肝胆期 T1WI 图像的影像组学标签比值为 2.537（95% CI 1.720 ~ 4.650；$P < 0.001$）,肝胆期 T1 影像组学标签的比值为 2.467（95% CI 1.469 ~ 4.752；$P < 0.001$）。两者对微血管侵犯的预测性能也令人满意,在训练集中 AUC 分别为 0.754（95% CI 0.668 ~ 0.840）和 0.858（95% CI 0.788 ~ 0.929）,在验证集中 AUC 分别为 0.705（95% CI 0.570 ~ 0.840）和 0.721（95% CI 0.583 ~ 0.859）。因此,该研究进一步分析了肝胆期 T1WI 图像和肝胆期 T1 图像的融合。在训练集（AUC 0.895 对 0.754；$P = 0.002$）和验证集（AUC 0.837 对 0.705；$P = 0.040$）中,融合肝胆期两个序列的影像组学模型对微血管侵犯的预测效果优于肝胆期 T1WI 图像。在验证集中融合影像组学模型

的预测性能显著优于肝胆期 T1 图像（AUC 0.837 对 0.721；$P=0.037$），然而，在训练集中未发现统计学差异（AUC 0.895 对 0.858；$P=0.236$）。

最终，将临床影像学风险因子与融合的影像组学标签结合在一起构建了微血管侵犯预测模型。该模型在训练集中的 AUC 为 0.943（95% CI 0.905~0.980），敏感性、特异性和准确率分别为 88.2%、87.5% 和 87.7%，在验证集中的 AUC 为 0.861（95% CI 0.750~0.970），敏感性、特异性和准确率分别为 89.5%、81.4% 和 83.9%。此外，在训练集中，该预测模型分别优于临床影像学因素（AUC 0.943 对 0.850；$P=0.002$）和融合的影像组学标签（AUC 0.943 对 0.895；$P=0.031$）。

校准曲线表明，在训练集（$P=0.983$）和验证集（$P=0.329$）中，诺模图的预测概率与实际微血管侵犯估计值具有较高的一致性。当阈值概率>2% 时，决策曲线的净收益高于假设所有患者均有微血管侵犯的净收益，这表明基于诺模图的治疗策略将有助于改善临床结果。

该研究的实验及结果表明，普美显增强的肝胆期 MRI 图像的影像组学标签是预测肝细胞癌患者微血管侵犯的潜在生物标志物。融合临床影像学风险因子和肝胆期 MRI 图像影像组学标签的诺模图可以对微血管侵犯患者的个体化风险评估实现令人满意的术前预测。

参考文献

[1] Nirschl JJ,Janowczyk A,Peyster EG,et al. A deep-learning classifier identifies patients with clinical heart failure using whole-slide images of H&E tissue. [J]. PLoS One 2018, 13(4)：e0192726.

[2] Wei JW,Wei JW,Jackson CR,et al. Automated Detection of Celiac Disease on Duode-nal Biopsy Slides [J]. A Deep Learning Approach. Journal of pathology informatics 2019,10:7.

[3] 徐波. 智能肿瘤学[M]. 天津：天津科学技术出版社,2022.

[4] Penson A, Camacho N, Zheng Y, et al. Development of Genome-Derived Tumor Type Prediction to Inform Clinical Cancer Care [J]. JAMA Oncol,2020,6(1):84-91.

[5] Yala A, Mikhael PG, Lehman C, et al. Optimizing risk-based breast cancer screening policies with rein-forcement learning[J]. Nat Med, 2022, 28(1):136-143.

[6] Lu MY, Chen TY, Williamson DFK, et al. AI-based pathology predicts origins for cancers of unknown primary[J]. Nature,2021,594(7861): 106-110.

[7] Park S, Ock CY, Kim H, et al. Artificial intelligence-powered spatial analysis of tumor infiltrating lym-phocytes as complementary biomarker for immune checkpoint inhibition in non-small-cell lung cancer[J]. J Clin Oncol,2022,40(17):1916.

[8] 陈锐,曹志兴.人工智能在前列腺癌诊疗中的应用[M].上海:上海科学技术出版社,2023.

[9] Ström P, Kartasalo K, Olsson H, et al. Artificial intelligence for diagnosis and grading of prostate cancer in biopsies: a population-based, diagnostic study[J]. Lancet Oncol, 2020,21(2):222-232.

[10] Nagpal K, Foote D, Tan F, et al. Development and Validation of a Deep Learning Algorithm for Gleason Grading of Prostate Cancer From Biopsy Specimens[J]. JAMA Oncol,2020,6(9):1372-1380.

[11] Pantanowitz L, Quiroga-Garza GM, Bien L, et al. An artificial intelligence algorithm for prostate cancer diagnosis in whole slide images of core needle biopsies: a blinded clinical validation and deployment study [J]. Lancet Digit Health,2020,2(8):e407-e416.

[12] Chatrian A, Colling RT, Browning L, et al. Artificial intelligence for advance requesting of immunohisto-chemistry in diagnostically uncertain prostate biopsies[J]. Mod Pathol,2021, 34(9):1780-1794.

[13] Gertych A, Ing N, Ma Z, et al. Machine learning approaches to analyze histological images of tissues from radical prostatectomies[J]. Comput Med Imaging Graph,2015,46(2):197-208.

[14] Han W, Johnson C, Gaed M, et al. Histologic tissue components provide major cues for machine learn-ing-based prostate cancer detection and grading on prostatectomy specimens [J]. Sci Rep, 2020, 10(1):9911.

[15] Melo PAS, Estivallet CLN, Srougi M, et al. Detecting and grading prostate cancer in radical prostatecto-my specimens through deep learning techniques[J]. Clinics (Sao Paulo),2021, 76:e3198.

[16] Nagpal K, Foote D, Liu Y, et al. Development and validation of a deep learning algorithm for improving Gleason scoring of prostate cancer[J]. NPJ Digit Med,2019,2:48.

[17] Kartasalo K, Str? m P, Ruusuvuori P, et al. Detection of perineural invasion in prostate needle biopsies with deep neural networks[J]. Virchows Arch,2022, 481(1):73-82.

[18] Wessels F, Schmitt M, Krieghoff-Henning E, et al. Deep learning approach to predict lymph node metas-tasis directly from primary tumour histology in prostate cancer[J]. BJU Int,2021, 128(3):352-360.

[19] Huang W, Randhawa R, Jain P, et al. A Novel Artificial Intelligence-Powered Method for Prediction of Early Recurrence of Prostate Cancer After Prostatectomy and Cancer Drivers[J]. JCO Clin Cancer In-form,2022,6:e2100131.

[20] Kapil A, Meier A, Zuraw A, et al. Deep Semi Supervised Generative Learning for Automated Tumor Pro-portion Scoring on NSCLC Tissue Needle Biopsies[J]. Sci Rep,2018,8(1):17343.

[21] Kather JN, Heij LR, Grabsch HI, et al. Pan-cancer image-based detection of clinically actionable genetic alterations[J]. Nat Cancer, 2020,1(8):789-799.

[22] Donovan MJ, Fernandez G, Scott R, et al. Development and validation of a novel automated gleason grade and molecular profile that define a highly predictive prostate cancer progression algorithm-based test [J]. Prostate Cancer and Prostatic Diseases,2018,21(4):594-603.

[23] 田捷,李纯名,董迪等.医学影像组学基础[M].北京:科学出版社,2022.

[24] Zhang S, Song G, Zang Y, et al. Non-invasive radiomics approach potentially predicts non-functioning pituitary adenomas subtypes before surgery[J]. Eur Radiol,2018,28(9):3692-3701.

[25] Zhu X, Dong D, Chen Z, et al. Radiomic signature as a diagnostic factor for histologic subtype classifica-tion of non-small cell lung cancer[J]. Eur Radiol, 2018, 28(7): 2772-2778.

[26] Fehr D, Veeraraghavan H, Wibmer A, et al. Automatic classification of prostate cancer Gleason scores from multiparametric magnetic resonance images[J]. Proc Natl Acad Sci U S A, 2015, 112 (46): E6265 – E6273.

[27] Solari EL, Gafita A, Schachoff S, et al. The added value of PSMA PET/MR radiomics for prostate cancer staging[J]. Eur J Nucl Med Mol Imaging,2022, 49(2):527 – 538.

[28] Chen DR, Chien CL, Kuo YF. Computer-aided assessment of tumor grade for breast cancer in ultrasound images[J]. Comput Math Methods Med,2015, 2015: 914091.

[29] Mu W, Chen Z, Liang Y, et al. Staging of cervical cancer based on tumor heterogeneity characterized by texture features on (18)F-FDG PET images[J]. Phys Med Biol, 2015, 60 (13) : 5123.

[30] Liu Y, Zhang Y, Cheng R, et al. Radiomics analysis of apparent diffusion coefficient in cervical cancer: A preliminary study on histological grade evaluation[J]. J Magn Reson Imaging, 2019, 49 (1) : 280 – 290.

[31] Corino VDA, Montin E, Messina A, et al. Radiomic analysis of soft tissues sarcomas can distinguish intermediate from high-grade lesions[J]. J Magn Reson Imaging, 2018, 47 (3) : 829 – 840.

[32] Yang L, Gu D, Wei J, et al. A Radiomics Nomogram for Preoperative Prediction of Microvascular Invasion in Hepatocellular Carcinoma[J]. Liver Cancer, 2019, 8 (5) : 373 – 386.

第5章 智能肿瘤分子分型

肿瘤分子分型是根据肿瘤细胞的分子特征和表达水平将肿瘤分为不同的亚型,并根据分子特征谱进行肿瘤的精准分类及精准诊疗的研究,使肿瘤分类从传统的形态学转向以分子特征为基础的分子分型。传统意义上肿瘤分子分型的研究需要大规模的基因组学和转录组学数据支持,且需要对不同的亚型进行深入研究。目前,人工智能已经被应用于肿瘤分子分型的探索中,通过患者的病理、影像学等数据预测肿瘤的分子亚型,为临床诊断及治疗方案提供更加客观准确的量化分析。

一、肿瘤病理影像与分子分型联系的理论基础

通过病理图像评估患者组织的良恶性,已经成为医学图像人工智能识别中相对成熟的一个领域,在前列腺癌、乳腺癌、结直肠癌、肺癌等领域,人工智能预测模型已能完成上述任务,同时部分人工智能模型已获得美国 FDA 批准,体现了其技术的成熟度已经较高。在此基础之上,研究人员将注意力放到了另一个维度,即采用人工智能的方法来辅助肿瘤的分子分型和分子突变的预测,与区分良恶性及恶性程度相比,预测分子改变的难度相对更大。目前也有基于影像学检查进行肿瘤分子分型及分子改变方面的预测,由于影像学检查的图像清晰度和数据量的限制,目前相关研究结果较少,仍处于初步探索阶段,未来可能通过样本量的积累和算法的提升获得更好的结果[1]。

(一)肿瘤分子层面改变与组织结构存在相关性

在肿瘤分子层面的改变方面,由于肿瘤分子层面的变化可以使相关的细胞内结构、组织结构发生改变,因此,常规组织病理切片(HE 染色切片)的形态学特征有可能建立与肿瘤基因改变的相关性。这也是根据 HE 染色切片所表现的细胞结构和组织结构来预测肿瘤的分子改变的理论基础。

在肿瘤分型方面,当前的肿瘤分子分型或肿瘤亚型的区分,也充分考虑到了肿瘤组织结构联合分子突变的情况。最典型的例子是,乳腺癌中提出的乳腺导管 A 型(Luminal A)、乳腺导管 B 型(Luminal B)、HER2 阳性型和基底细胞样型(Basal - like, ER - /PgR - /

HER2 -)等分子分型,一方面来源于一组共 50 个基因的表达情况,另一方面从其命名中也可以了解到,这一分型体现了组织结构中腺体腔结构、基底结构表达的相关性[2]。而这种基于 50 个基因的 Basal - Luminal 的分子分型,也被应用于膀胱癌、前列腺癌等领域,并在不同肿瘤中结合各自肿瘤的一些典型分子标志物进行了相应的改良,而这一系列基于 Basal - Luminal 的分子分型方法,均借鉴和参考了肿瘤的组织形态学与分子改变的相关性。

如在前列腺癌的分子分型中,神经内分泌前列腺癌(NEPC)通常具有一些特殊的组织形态学表现,因此,即使不采用基因检测或免疫组化染色等方法,病理医生也可以通过常规的 HE 染色切片观察出其改变。而神经内分泌前列腺癌通常伴有神经元特异性烯醇化酶(NSE)、嗜铬素 A(CgA)等神经内分泌表型相关的分子过表达,也体现了通过传统人工方法,可以发现和建立分子改变与肿瘤形态学之间的相关性。

(二)肿瘤分子层面改变与影像学表现存在相关性

当前常用的与肿瘤分子改变建立联系的影像学检查方法包括:MRI、CT、超声、X 线摄影等,其中 MRI 所采集的影像学数据最多、CT 的信息量中等但应用更为广泛,而被研究人员重点关注。超声、X 线片因为数据量较小,可供分析的信息不足,难以发掘与分子改变有关的信息。

在生物化学领域,研究人员利用磁共振氢谱和磁共振碳谱计算出核磁峰的高度和数目,可以运用 MRI 来预测物质的成分。

肿瘤的出现伴随分子生物学的改变,后者易导致组织内细胞形态、组织结构、代谢产物的含量和分布改变,从而影响氢原子的振动形态和迁移情况。不同的肿瘤分子生物学改变对应的组织结构和形态变化也存在差异,因此,通过对 MRI 等影像学图像的分析,也可能预测患者分子层面的突变。

二、智能分析预测分子分型

人工智能可以预测的肿瘤分子改变类型包括:基因突变、肿瘤负荷、DNA 修复相关基因的分子改变[如微卫星不稳定灶(MSI)和缺陷错配修复基因]、基因表达量高低及拷贝数变异、其他分子标志物表达情况(Ki67 等),以及致癌病毒的相关性(如 EB 病毒)等。

传统的方法检测这些分子改变需要通过高通量全基因组/全外显子/转录组测序、靶向测序、免疫组化、原位免疫杂交等方法。但传统的方法存在以下缺点:①需要的样本质量较高,如进行转录组测序需要新鲜组织样本;②需要等待的时间较长,如免疫组化和荧光原位杂交法(FISH)的检查方法,虽然在临床上可以常规进行检测,但是检测时间较长,在一定程度上会耽误患者的分型和治疗;③检测成本较高,无论是高通量测序方法,如全基因组测序、靶向测序等,还是低通量的检查方法,如 qPCR、免疫组化等方法,都面临着成本高昂和检测指标数量之间不可调和的矛盾,目前,整个肿瘤治疗领域都缺乏一种能够兼顾高通量、价格低廉、取材方便、快速简洁的检测方法。

(一)基因突变

基因突变是当前人工智能病理图像识别和检测的重要研究对象,一方面是由于具有突变信息的患者数量较多,另一方面则是因为发生基因突变在某些情况下与肿瘤的后续治疗方案存在一定的匹配性。

EGFR 与 KRAS 是肿瘤领域最早发现的重要治疗靶点,研究人员关注肺癌中非小细胞肺癌相关的致癌基因的突变情况(包括 TK11、EGFR、FAT1、SETBP1、KRAS、TP53),Coudray 等[3]通过分析患者的病理 HE 染色切片,用深度学习模型建立预测患者基因突变情况的模型,达到了相对较高的预测准确率,AUC 达到 0.67 ~ 0.85,该研究也是该领域最重要的早期研究之一,发表在 *Nature Medicine* 杂志上。

BRCA1、BRCA2 基因突变是乳腺癌中最具临床预测意义的基因突变。BRCA 基因突变提示患者的 DNA 修复机制存在缺陷,以及基因组的稳定性较差。据报道,BRCA 基因突变的女性有 82% 的概率在 70 岁以前患乳腺癌,而无 BRCA 基因突变的女性,在 70 岁以前患乳腺癌的风险只有 8%。随后的研究发现存在 BRCA 基因突变的患者更适合使用靶向治疗药物,如奥拉帕利等。奥拉帕利是一种 PARP(多聚 ADP – 核糖聚合酶)抑制剂,能够阻断 DNA 酶,使癌细胞内的 DNA 难以修复,从而导致细胞死亡,延缓或阻断肿瘤发展。自美国 FDA 批准奥拉帕利用于治疗同源重组修复(HRR)基因突变的转移性去势抵抗性前列腺癌(mCRPC)后,奥拉帕利是目前唯一在卵巢癌、乳腺癌、胰腺癌和前列腺癌同时获得 FDA 批准的 PARP 抑制剂。结合临床,如果能通过 HE 染色常规切片获得这几种肿瘤的突变情况,就能够更有效地选择合理的治疗方案,而不再需要价格昂贵且耗时的基因检测。

随着这一方法逐渐应用于其他肿瘤类型,研究人员也发现通过 HE 染色切片的形态学特征并不能预测所有的肿瘤类型中的分子突变,例如,一些突变频率较低的基因,因样本少见而很难收集到能使模型达到理想预测能力所需要的样本量;同时,一些在肿瘤发生和发展中发挥作用较小的突变,引起的肿瘤形态学改变可能不显著,在当前的技术条件下就无法保证预测的准确性。

(二)肿瘤突变负荷

肿瘤突变负荷(TMB)是随着免疫治疗(PD-1、PD-L1 单抗等)的发展而逐步被重视的。肿瘤突变负荷是指特定基因组区域内体细胞非同义突变的个数,通常用每兆碱基中的突变数量表示(mut/Mb),在早期研究中也直接以突变数量表示。肿瘤突变负荷可以间接反映肿瘤产生新抗原的能力和程度,可以用于预测多种肿瘤的免疫治疗疗效。当前检测 TMB 主要方法包括:①全外显子测序,但是其价格昂贵,检测时间长,存在一定弊端;②靶向测序,在一定程度上可以替代全外显子测序,为准确性考虑,其覆盖范围应≥1.0Mb,测序深度≥500 层。

鉴于其在免疫治疗中的意义,通过常规病理切片预测 TMB 具有很广泛的应用前景。目前,已有多项使用 HE 染色组织切片预测 TMB 的研究,在 2019 年的一项研究中,Zhang 等[4]尝试使用人工智能分析肝癌病理切片中的 TMB 状态,在准确率上远远优于下一代测序技术(99.7%对79.2%),不过该方法目前只能用于 TMB 分类(高或低),暂不能用于 TMB 具体分数预测;Xu 等[5]的研究表明,在膀胱癌中,TMB 状态的预测也实现了较高的准确率(AUC 0.75),同时可以对空间 TMB 异质性和肿瘤浸润淋巴细胞进行计算和描绘。

肿瘤突变负荷有时被认为与错配修复基因相关,TMB 较高的患者,可能同时存在微卫星不稳定性高(MSI-H)的情况,但需要注意的是,TMB 或 MSI 预测肿瘤对免疫治疗疗效的研究并不是绝对性的。MSI-H 和 TMB-H 的患者对免疫治疗的反应性可能比较好,但不代表 MSI-L、TMB-L 的患者就无法从免疫治疗中获益,MSI-L 和 TMB-L 不是免疫治疗效果不佳的相关因素。

(三) DNA 修复相关基因

微卫星指基因组中的一类短串联重复 DNA 序列,一般由 1~6 个核苷酸组成,呈串联重复排列。MSI 是指与正常组织相比,肿瘤中某个微卫星位点由于重复单元的插入或缺失而出现新的微卫星等位基因的现象。发生 MSI 的机制是肿瘤组织的 DNA 错配修复出现功能性缺陷。MSI 的临床意义与其所常见的肿瘤密切相关,最常见的肿瘤类型是结直肠癌,其次是子宫内膜癌、胃癌、小肠肿瘤,同时在其他肿瘤中也有一定的发生率。由于 MSI – H 在结直肠肿瘤中出现的可能性可以达到 20% ~ 30% ,MSI 与结直肠癌患者的治疗方案选择存在相关性,因此,在结肠癌中进行 MSI 的检测也就具有更重要的意义。例如,dMMR/MSI – H 的结直肠癌患者不适合接受 5 – FU 辅助化学治疗,有研究发现在 dMMR/MSI – H 的 Ⅱ 期结直肠癌中应用 5 – FU 辅助化学治疗反而不利于患者的生存。2017年,美国 FDA 首次批准了 PD – 1 抗体 Keytruda 用于 dMMR/MSI – H 型实体瘤的药物治疗,这是第一个依照分子标志物进行用药推荐的药物,这种方法跨越了肿瘤的具体类型,具有里程碑式的意义。

由于其在结直肠癌、胃癌中的重要意义,研究人员也首先将预测 MSI – H 的研究放在了结直肠中。Kather 等[6] 在 2019 年 *Nature Medicine* 杂志上发表的论文中,分析了 TCGA 结直肠癌队列、德国 DACH 结直肠队列、日本 KCCH 胃癌队列,建立了深度学习算法分析组织 HE 染色切片图像来预测肿瘤 MSI 状态的模型,预测的效能 AUC 可以达到 0.77 ~ 0.84。同时提出这一发现可以更好地服务于临床应用的方法,一方面对于已经建立了数字化病理系统的大型医院来说,可以在常规的病理流程中加入 HE 染色切片的扫描和上传,通过云端影像学分析和 4 个 MMR 相关基因的免疫组化染色,获得患者的 MSI 状态预测。而对于中等的中心医院,由于其患者例数并不多,可以采用本地的切片扫描和本地深度学习 GPU 服务器进行,无论是哪一种方式,都比采用二代测序(NGS)的费用更低。随后,有更多的研究同样证实了采用 HE 染色切片预测结肠癌组织中 MSI 的可能性,同时也有更多的研究关注其他肿瘤类型中 MSI 的预测。研究提示,采用 HE 染色常规切片可以相对准确地预测包括结直肠癌、卵巢癌等肿瘤的 MSI 情况。

(四)基因表达及拷贝数变异

1. 拷贝数变异

拷贝数变异(CNA)是由基因组发生重排导致的,一般指长度 1KB 以上的基因组大片段的拷贝数增加或减少,主要表现为亚显微水平的缺失和重复。Shao 等[7] 研究显示,CNA 与差异基因表达密切相关,并揭示了遗传变异与下游效应之间的定性关系,而后者将对癌症的预防、诊断和治疗产生至关重要的影响。根据病理切片预测 CNA 的相关研究也有报道。例如,在 Qu 等进行的一项研究中,开发了基于病理切片的深度学习分类器,用于预测乳腺癌中的关键突变和重要的生物通路活动,该模型可以实现 6 个重要基因的点突变预测及另外 6 个基因的拷贝数变异预测,两项结果的 AUR > 0.65;进一步在肝癌和肺癌中衡量算法跨癌症类型的表现,成功预测了肺腺癌中 NOTCH1 和 TP53 基因的点突变、FGFR1 基因中拷贝数变异状态,以及肝癌中 RB1、NF1 和 TGF – β2 CNA 的点突变[8]。

2. 基因表达

基因表达容易受到多种因素的影响,如细胞类型、增殖和分化的状态等。基因表达的改变常常发生于突变或表观基因组修饰的癌症中,疾病相关信号的表征有助于疾病机制的阐明和治疗方案的确定。组织病理学图像中包含大量信息,根据组织病理学图像进行基因表达预测可以促进患者诊断和预测治疗反应。2020 年的一项研究中,Schmauch 等[9]引入了一个深度学习框架 HE2RNA,利用组织病理图像中的转录组编码信息,成功预测了不同癌症类型中的基因亚型以及癌症类型相关通路的基因表达,例如,肝细胞癌中纤维化或是乳腺癌中的 CHK 基因表达。

(五)致癌病毒

有一些肿瘤的发生与病毒感染相关,如美国国家卫生研究院之前已列出多种致癌病毒,包括乙型肝炎病毒(HBV)、丙型肝炎病毒(HCV)、人乳头状瘤病毒(HPV)、人类免疫缺陷病毒(HIV)、EB 病毒(EBV)等。目前,在与肿瘤相关的病毒中,病理学改变与 EB 病毒的相关研究报道较多,EB 病毒是与鼻咽癌、儿童淋巴瘤有密切关系的 DNA 病毒,预测 EB 病毒与肿瘤的相关性具有一定临床意义。

Zhang 等[10]基于深度学习的算法建立了模型,可以通过患者的 HE 染色切片预测出 EB 病毒感染的可能性,在肿瘤组织中诊断的准确率达到了 0.85,在正常组织中达到了 0.81。

在预测 HPV 方面,Klein 等[11]在 HE 染色切片上生成了基于深度学习的 HPV 预测评分模型以识别预后良好的患者,同时,将 4 名病理医生识别 HPV 相关性的结果与分类器进行比较,AUC 分别为 0.74 和 0.8。该研究证明算法在临床上能快速识别口咽鳞状细胞癌,并降低成本。

三、智能病理预测分子分型

(一)肺癌分子分型预测

肺癌是全球发病率和死亡率最高的恶性肿瘤,主要分为小细胞肺癌和非小细胞肺癌,后者又分为肺腺癌(LUAD)、肺鳞状细胞癌(LUSC)和大细胞癌。LUAD 和 LUSC 是最普遍的非小细胞肺癌类型,两者的诊断和治疗差异较大。在缺乏明确组织学特征的情况下,区分这两种非小细胞肺癌具有挑战性且十分耗时,一般需要进行免疫组化染色实验。约 20% 的 LUAD 存在表皮生长因子受体突变,<5% 的 LUAD 的间变性淋巴瘤受体酪氨酸激酶重排,两者目前均已获得 FDA 批准作为靶向治疗的靶点。非小细胞肺癌中其他基因突变如 KRAS 和 P53 是非常常见的,但已被证明是极具挑战性的药物靶点。肺活检通常用于诊断肺癌的类型和分期,在虚拟显微镜放大倍数下获得组织染色图像并生成二维图像(每个维度 10 000 像素以上,甚至 >100 000 像素),这些图像通常难以彻底地进行视觉检测。此外,这些图像在 LUAD 和 LUSC 之间也不易给出准确的区分,尤其是在低分化肿瘤中。

Yu 等[12]将传统的阈值化和图像处理技术与 ML 方法相结合,如随机森林分类器、SVM 或朴素贝叶斯分类器,在鉴别肺腺癌和肺鳞状细胞癌中具有 97% 的准确率。此外,还能帮助预测与肺癌相关的 6 种基因突变,包括 EGFR、KRAS、TP53、STK11、FATI 及 SET-BP1,其准确率达到 73% ~ 86%。

Coudray 等[13]用全扫描组织病理图像训练深度卷积神经网络(Inception v3),对 LU-AD、LUSC 和正常肺组织进行自动分类,性能与病理医生相当,AUC 达到了 0.97。此外,该模型能够根据病理图像对多个常见的突变基因(STK11、EGFR、FAT、SETBP1、KRAS 和 TP53)进行预测,AUC 为 0.733 ~ 0.856。

EGFR 基因是 LUAD 的重要靶点,临床医生可以根据其状态结合临床信息为患者制订个性化治疗方案。例如,晚期 LUAD 患者如果存在 EGFR 基因突变阳性,可以选择使用靶向药物对基因进行阻断,从而控制肿瘤生长。为了揭示组织病理图像形态学特征和 EGFR 基因突变风险的关联,王荃等[14]通过深度学习方法处理数字化组织病理图像,构建 EGFR 基因突变的风险预测模型,从病理图像分析基因分子特征,在测试集中 AUC 可达 0.724。

目前,肺癌的相关研究已相继开展,对 PDL - 1、TMB 状态进行预测的研究也取得了不错的成果。本方向的研究主要存在数据量不足的局限,未来亟待在更大的数据集上进行模型的验证。

(二)膀胱癌分子分型预测

膀胱癌的分子分型与乳腺癌、结肠癌等相比,其临床的指导性比较低,尚缺乏有效指导治疗选择的分类方法,有研究认为膀胱肿瘤可以根据 PAM50 的方法分为 Basal 型、Luminal 型、p53 样型、双阴性(DN)型 4 种类型。在这一领域,Woerl 等[15]采用 HE 染色切片的图像分析,达到了预测肌层浸润膀胱肿瘤分子分型的目的。通过分析 TCGA 所有膀胱癌患者的病理切片及转录组测序信息,将患者的切片标记为以上 4 种分型,并采用研究单位的 16 例膀胱癌患者的组织切片和测序信息进行验证。建立了将病理切片分为 4 种分子分型的方法,同时,通过人工识别 4 种不同分子分型患者的 HE 染色切片,提出了这 4 种分子分型肿瘤病理切片的特征性表现,初步避免了深度学习模型缺乏可解释性的问题,有效避免了黑匣子效应,因此,可以供病理医生学习。后续的对比研究显示,病理医生通过学习,也可以有效地将组织切片分为上述 4 种病理类型。该研究存在的主要不足是没有将患者的预后情况与不同的病理图像表现建立联系,同时没有尝试进行其他维度的数据验证。

2022 年,Loeffler 等[16]发表的研究关注了膀胱肿瘤中成纤维细胞生长因子受体 3 (FGFR3)突变的情况,同样采用 TCGA 数据库膀胱癌患者(n = 327)为研究的主要对象,并结合了当地的 Aachen 队列(n = 182)。FGFR3 的突变与多种肿瘤相关,在膀胱癌中 FGFR3 突变与更好的患者预后相关,并且有针对 FGFR3 的靶向治疗。

(三)前列腺癌分子分型预测

前列腺癌的病理评分 Gleason 分级主要依赖于肿瘤组织的结构改变。目前已经发现的大量的基因突变、分子改变通常与 Gleason 分级存在一定的相关性,如出现某分子改变的患者的 Gleason 评分更高,或者出现某分子改变的患者常伴随某些特殊的病理表现,如在 NEPC 的诊断中,NEPC 通常具有一些特殊的组织形态学表现,即使不采用基因检测或免疫组化染色等方法,也可以通过常规的 HE 染色切片观察,从而验证前列腺癌细胞和组织结构形态学与分子改变的相关性。

1. 前列腺癌 SPOP 突变预测

前列腺癌中常见的基因突变包括 NKX3.1(8p21)3,4 和 PTEN(10q23)5,6 的缺失、雄激素受体基因 7,8 的扩增、ETS 家族转录因子基因与雄激素响应启动子 9 - 11 的融合,以及中国前列腺癌人群中多见的 FOXA1 突变等[17]。在前列腺癌领域,第一个预测的分子突变是 SPOP 突变,SPOP 突变是前列腺癌常见的突变之一,Zhang 等[18]进一步阐释了 SPOP 相关的前列腺癌发病机制,在原发性前列腺癌中,SPOP 突变率为 6% ~ 13%。Schaumberg 等[19]建立了一个基于深度学习的统计模型,通过分析 HE 染色的整个数字切片来预测前列腺癌中 SPOP 是否突变,并使用 177 例前列腺癌患者(其中 20 例为 SPOP 突变型患者）的队列来训练该模型。结果发现其真阳性与假阳性区分度（AUROC）为 0.71328。这一研究的优点在于该方法是自动化的，只需要输入整张数字切片，深度学习算法就可输出 SPOP 突变概率，不需要人工识别切片的 ROI。

2. 前列腺癌融合基因 TMPRSS2 - ERG 预测

前列腺癌中的特征性融合基因 TMPRSS2 - ERG 是欧美人群中显著的分子特征之一。Kong 等[20]运用 RNA - seq 技术首次对中国人群前列腺癌及癌旁组织进行系统研究，发现欧美人群中普遍高频表达（50% ~80%）的融合基因 TMPRSS2 - ERG 在中国人群中的表达率仅为 20% 左右，更大样本量的单中心分析和亚洲人群 Meta 分析也提示 ERG 融合基因的出现比例较低。2022 年，前列腺癌领域第一篇通过 HE 染色切片形态学预测前列腺癌 TMPRSS2 - ERG 基因融合的报道，其作者正是第一个发现实体肿瘤融合基因的美国密歇根大学 Arul Chinnaiyan 教授，正是他的实验室最早发现了 TMPRSS2 - ERG[21]。在这篇文章中，Arul Chinnaiyan 教授的团队采用了深度学习的方法，在 CNN 的基础上创新了网络结构，构建了区分前列腺癌 ERG 基因融合的模型。实验首先将数据集进行数据增强，扩展样本提高模型的鲁棒性，将数据集按 20∶4∶1 划分为训练集、验证集和测试集。使用基于 ImageNet 数据集上训练的 MobileNetV2 卷积神经网络框架作为特征提取网络，使模型在训练初期具有良好的训练参数。在此基础上增加全连接层、Dropout 层和预测层，使模型将识别的特征连接，防止过拟合，达到预测类别的目的。最后使用 ROC 曲线表示模型性能。研究的创新是分析了在不同放大倍数（10、20、40）的图像下，分别构建的人工智能模型的预测效果，结果显示，在 3 种不同放大倍数的情况下人工智能模型预测的结果比较接近，AUC 可达到 0.823 ~0.851。这从侧面提示了在预测 ERG 基因融合方面需要的切片放大倍数较低。

四、智能影像预测分子分型

（一）脑胶质瘤分子分型预测

脑胶质瘤是常见的脑部恶性肿瘤之一，脑胶质瘤基因突变分型（EGFR、IDH 等）的研究已成为国内外研究热点，这些基因与脑胶质瘤的靶向治疗用药息息相关，术前诊断脑胶质瘤的基因突变具有重要临床价值，但是脑部肿瘤难以进行穿刺活检[22]。

（1）脑胶质瘤 EGFR 突变

Li 等[23]利用 MRI 影像组学开展了脑胶质瘤 EGFR 突变的研究。该研究使用北京天坛医院 2005—2012 年收集的 270 例低级别脑胶质瘤患者的 MRI 图像及 EGFR 突变信息,提取了 431 个影像组学特征来研究低级别脑胶质瘤 EGFR 表达与影像组学特征的关系。使用 Logistic 回归算法在 431 个影像特征中筛选出与 EGFR 表达有关的影像组学特征。为了验证选择特征的效能,将所有数据分为训练集($n = 200$)和验证集($n = 70$)。

该研究使用 Logistic 回归算法筛选出 41 个与 EGFR 基因表达有关的影像学特征。这41 个影像学特征包括 25 个一阶统计特征、1 个形态特征和 15 个纹理特征。最终,在训练集中 AUC 为 0.90(敏感性为 0.949,特异性为 0.706),在验证集中 AUC 为 0.95(敏感性为 0.941,特异性为 0.861)。该研究建立了影像组学标签与低级别脑胶质瘤 EGFR 表达的关系,使用非侵入性影像基因组学将促进 EGFR 突变患者个体化治疗的发展。

(2)脑胶质瘤 IDH 突变

此外,Zhang 等[24]利用 MRI 影像组学开展了脑胶质瘤 IDH 突变的研究。IDH 基因家族中具有突变的高级别胶质瘤相对于 IDH 野生型胶质瘤有更长的总生存期。术前准确预测 IDH 基因型具有潜在的诊断价值和预后价值。目前的研究使用机器学习算法得到预测高级别胶质瘤 IDH 基因型的模型,主要是基于常规 MRI 提取的多模态特征和临床变量。该研究收集了术前行 MRI 检查的 120 例Ⅲ级($n = 35$)和Ⅳ级($n = 85$)的胶质瘤患者。基于免疫组织化学光谱测定的突变基因分型或多重外显子组测序证实 IDH 基因型为Ⅲ级(32/35,91%)或Ⅳ级(22/85,26%)。

该研究建立分类器的过程包括随机选择预测因子(即 MRI 特征)和随机选择数据(即脑胶质瘤病例)以生成多个决策树。在这项研究中,患者被随机分配到训练集(90例)或验证集(30 例)。从 T1WI、T2WI 和 ADC 序列提取了 2970 个影像学特征。使用随机森林算法,整合非冗余特征与临床数据得到预测 IDH 基因型的模型。

实施随机森林算法时,指定了 3 个参数:①训练过程中使用的特征数目;②决策树的最大深度;③决策树的数目。通过 AUC 分析单独计算每个 MRI 特征用于确定 IDH 基因型的预测性能,挑选 AUC > 0.7 的特征参与排序,并且从挑选的特征中删除 Spearman 等级相关系数 > 0.7 的冗余特征,最终筛选出 386 个特征。

患者年龄是该模型中最重要的特征,该研究表明,IDH 突变的胶质瘤患者的年龄显著低于 IDH 野生型胶质瘤患者的年龄。利用机器学习算法,基于术前临床和 MRI 特征,实现了对进展期胶质瘤 IDH 基因型的准确预测。该模型在训练集和验证集中准确率分别达到了 86%(AUC = 0.883)和 89%(AUC = 0.923),具有很高的潜在临床应用价值。

Li 等和 Zhang 等基于 MRI 影像组学研究预测了胶质瘤的基因突变,模型取得了很好的预测效果[23-24]，但这两个研究都是基于单中心、回顾性的小规模数据集，结果的准确性有待在更大规模和前瞻性的数据集上验证。

（3）**脑胶质瘤 IDH1 突变**

弥漫性浸润性脑胶质瘤是一组异质性的原发性肿瘤，其影像学特征、治疗反应、临床病程和预后都有很大差异。这种众所周知的异质性在一定程度上归因于在肿瘤发生早期出现的遗传和表观遗传的多重突变。例如，与 IDH 野生型胶质母细胞瘤相比，IDH1 和/或 IDH2 突变型胶质母细胞瘤生存期显著增加（31 个月与 15 个月）。

CNN 通过应用前向人工神经网络来模拟动物视觉皮层，在一个视野内，模拟在重叠区域中多层神经元，每一层都将原始输入图像转换为更复杂、更具层次性和抽象的表示。每一种基因类型与独特的影像学特征相关，如肿瘤边缘的界定、T1 和液体衰减反转恢复序列（FLAIR）抑制、水肿程度、坏死程度和纹理特征。利用基于 CNN 的深度学习/机器学习方法可对弥漫性浸润性脑胶质瘤的遗传变异进行分类，对其中潜在的分子遗传突变状态进行独立预测，并识别出每个突变最具预测性的影像学特征。

Chang 等[25]回顾性分析 259 例低级别或高级别胶质瘤患者的 MRI 资料和分子信息，用 CNN 对 IDH1 突变状态、1p/19q 编码区和 MGMT 启动子甲基化状态进行分类，最后对 CNN 层进行 PCA，提取关键成像特征。结果发现分类准确率很高（IDH1 突变状态 94%，1p/19q 编码缺失 92%，MGMT 启动子甲基化状态 83%）。以上研究结果表明，对于肿瘤影像学数据集，ML 算法可以对低级别和高级别胶质瘤的个体基因突变进行分类。附加的降维技术获得的相关 MRI 特征表明，神经网络能够学习关键成像成分，而无须事先选择特征或人为指导训练。

（4）**脑干胶质瘤 H3K27M 突变**

脑干胶质瘤（BSG）是一种高度异质性肿瘤。弥漫性固有性脑桥胶质瘤（DIPG）是最常见的 BSG 类型，在儿童和成人中分别占 BSG 的 80% 和 45%~50%。DIPG 独特的基因结构和肿瘤发生机制已被部分阐明。其中杂合子体细胞 H3K27M 的突变影响了近 80% 的儿童 DIPG，并在整个疾病过程中始终存在于原发和转移部位，通过重新编程组蛋白 H3K27 甲基化和基因表达引发肿瘤。虽然 WHO 病理分级不能预测预后，但 H3K27M 突变预示着预后较差，H3K27M 突变肿瘤患者的平均总生存期（OS）为 0.73 年，而野生型（WT）患者的 OS 为 4.83 年。抑制组蛋白去甲基化和去乙酰化已被证明可延长原位异种移植小鼠模型的存活时间。综上所述，H3K27M 突变可作为 DIPG 患者诊断、预后和治疗选择的有效生物标志物。

起源于中脑或延髓的肿瘤与 DIPG 相比可能是预后相对较好的低级别胶质瘤。随着术中电生理监测和多模式神经影像学技术的进步,手术切除这些肿瘤已变得安全可行。然而,低级别和高级别胶质瘤在放射学上没有明显的区别,因为它们通常具有共同的特征。例如,Ⅰ级毛细胞星形细胞瘤(PA)和Ⅳ级高级胶质瘤都显示对比增强、瘤内出血和软脑膜播散。然而,考虑到这些肿瘤的不同预后和治疗策略,准确的鉴别诊断至关重要。最近的研究表明,PA 主要是通过 MAPK 通路的激活驱动,而没有其他与Ⅱ级胶质瘤相关的显著突变。因此,H3K27M 突变的存在可能可以用来排除 PA 并避免不恰当的治疗策略。

Pan 等[26]2010 年 11 月至 2017 年 3 月回顾性分析了 151 例新诊断的 BSG 患者,通过全外显子组、全基因组或 Sanger 测序获得 H3K27M 突变状态。从对比前后的 T1 加权和 T2 加权图像中共提取 1697 个特征,包括 6 个临床参数和 1691 个影像学特征。采用随机森林算法,将 36 个选定的 MRI 特征与 3 个选定的临床特征相结合,生成一个预测 H3K27M 突变的模型。此外,利用最小二乘估计法建立了一个简化的预测模型,包括诊断时的Kar – nofsky表现状态、诊断时症状持续时间和 T2 的边缘锐度。结果发现 H3K27M 突变是预后较差的独立预后因素($P = 0.01$,危险比 = 3.0,95% CI 1.57 ~ 5.74)。利用常规 MRI 和临床特征,建立了一个高精度的 ML 模型和一个提高临床实用性的简化模型来预测 BSG 的 H3K27M 突变。

(二)肺癌分子分型预测

EGFR 突变型肺癌患者对于酪氨酸激酶抑制剂靶向药物比较敏感,通过靶向治疗与手术的结合,可以显著改善患者的预后。术前检测肺癌患者是否存在 EGFR 突变对于靶向药物的使用具有重要指导价值。目前,穿刺活检是术前 EGFR 突变检测的主要方法,但穿刺有创且容易受定位误差的影响。CT 为预测 EGFR 突变提供了一种无创方法。既往研究表明,使用影像组学方法从肺癌患者 CT 图像中提取的影像组学特征与 EGFR 基因表达相关,并对其具有预测能力。虽然影像组学的方法不能完全取代活检,但相关方法可以补充活检以外的信息。例如,CT 提供了肿瘤及其周围环境的完整范围,可关联肿瘤内部的异质性;CT 提供的预测有助于在多发肿瘤患者的肺部选择风险概率最大的区域进行活检;CT 具有无创、低成本和易获得的优势等。

Velazquez 等[27]利用 CT 影像组学开展了肺癌 EGFR 突变预测的研究。由于像素间距存在差异,因而该研究选择使用 3 次插值的方法将 CT 图像的体素归一化为相同的尺

寸(3mm),然后使用 3D – Slicer 软件提取图像特征。这些特征包括:

(1)肿瘤强度特征:从肿瘤所有体素强度值的直方图中计算出来的一阶统计量。

(2)纹理特征:该特征用于量化肿瘤内异质性,因为要考虑每个体素与周围体素间的空间位置,所以需要对肿瘤体积内所有体素的三维方向都进行计算,灰度区域大小矩阵被用来量化肿瘤内体素的排列,描述肿瘤区域的异质性。

(3)形状特征:肿瘤的三维形状和大小的度量。

(4)小波特征:对 CT 图像应用一系列小波变换后,提取肿瘤强度特征和纹理特征,小波变换将原始图像分解为低频和高频信息,从而将特征聚焦在肿瘤体素的不同频率范围上。

(5)高斯 – 拉普拉斯特征:使用高斯—拉普拉斯空间带通滤波器进行平面内滤波,然后提取纹理特征,该类特征可以根据空间尺度来显示不同的纹理和解剖结构。

为了保证特征的鲁棒性和可重复性,重复勾画 31 例数据,用来去除 ICC < 0.8 的特征。在此基础上,采用主成分分析的方法选择皮尔逊系数 > 0.9 的特征,最终得到 26 个有效特征。

为了研究和验证影像组学特征和临床特征对基因突变的预测效能,该研究将所有数据集(> 700 例肺癌患者,EGFR 183 例,KRAS 215 例)分为独立的训练集和验证集,最后获得 353 个训练样本和 352 个验证样本。

对于 EGFR 基因突变阳性的肿瘤,该研究发现同质性和逆方差特征与基因组特征关联性不足,而和熵及短游程优势特征却与基因突变高度相关。同质性和逆方差可评估相邻体素的强度变化,因此,可以量化肿瘤的均一性。和熵是共生矩阵的熵,可以量化复杂性。短游程优势是游程长度特征,表示连续的体素具有相似的强度值。总之,这些特征的升高表明 EGFR 肿瘤异质性的可能性更大。KRAS 突变阳性肿瘤的和熵与基因突变的相关性较低,表明 KRAS 突变阳性肿瘤的 CT 值更为均一。

通过进一步比较 EGFR 突变阴性和 KRAS 突变阳性肿瘤之间的影像组学特征,该研究发现了 14 个共同显著特征,这些特征都包含在用以区分 EGFR 突变阴性肿瘤和 EGFR 突变阳性肿瘤的 16 个特征中。另外,肿瘤体积与基因突变类型相关:EGFR 突变阳性肿瘤的体积小于 EGFR 突变阴性肿瘤,而 KRAS 突变阳性肿瘤在大小上与 KRAS 突变阴性肿瘤更相似。

此外,Liu 等[28]发现了周围型肺腺癌中影像组学与 EGFR 突变状态之间的相关性。该研究从肿瘤中提取了 219 个定量的影像学特征,根据相关性系数从 219 个特征中选取

59 个独立特征,使用 Fisher 检验和 Kruskal – Wallis 检验对变量进行单因素分析,并使用后向逐步选择算法对 Logistic 回归进行特征选择。在特征筛选过程中,先选择单因素分析中 $P < 0.25$ 的变量,然后在后向选择的每一步中逐步消除 $P > 0.15$ 的变量,直到所有变量的 $P < 0.15$ 才终止选择过程,最终筛选出 11 个与 EGFR 状态有关的特征。利用筛选的影像组学特征预测 EGFR 突变状态的 AUC 为 0.647,略低于单独使用临床特征进行预测的效果(AUC = 0.667)。但是结合了影像组学特征和临床特征进行预测的 AUC 为 0.709,高于单独使用影像组学特征或单独使用临床特征的预测结果。该研究还表明 EG-FR 突变与吸烟、性别、腺癌和病理分期密切相关,这与大多数研究结果一致。与男性和吸烟患者相比,女性和从不吸烟肺腺癌患者的 EGFR 突变率更高。尽管发现早期患者 EGFR 突变检出率(67.88%)高于晚期患者(32.12%),但无显著统计学差异($P > 0.05$)。多因素 Logistic 回归分析结果显示,病理分级和吸烟状况是 EGFR 突变的独立预测因素。之前有部分研究认为 EGFR 突变与肿瘤的大小有关,但是在该研究的分析中,包括最长直径和短轴在内的形状特征对 EGFR 突变没有显著的预测作用。

此外,Wang 等[29]利用深度学习开展肺癌 EGFR 突变预测的研究工作。该研究回顾性收集了来自两家医院的 844 例肺腺癌患者的术前 CT 图像、EGFR 突变状态及其他相关临床资料。他们提出了一种端到端深度学习模型,可直接基于 CT 图像预测患者的 EGFR 突变状态。该研究使用构建的深度学习模型对 14 926 张 CT 图像进行训练,深度学习模型在训练集($n = 603$;AUC 0.85,95% CI 0.83 ~ 0.88)和独立的验证集($n = 241$;AUC 0.81,95% CI 0.79 ~ 0.83)中都具有较好的预测效果。该研究与以往人工定义的 CT 影像组学特征或临床特征的研究相比,预测效果有显著提升($P < 0.001$)。该研究最后得出结论:相比于使用预定义的影像组学特征进行模型构建,端到端的深度学习模型显示出了更高的预测效能,因此,深度学习模型为预测 EGFR 突变状态提供了一种无创、易用的方法。

以上这些研究通过严谨的统计和丰富的实验有力地证实了影像学特征与肺癌基因分型的关系,表明无创、易用的基于 CT 的影像组学模型有望为肺癌患者的治疗提供有价值的参考依据。

(三)乳腺癌分子分型预测

乳腺癌作为女性中高发性的恶性肿瘤,其依据雌激素受体、孕激素受体和 HER2 等分子表达,可分为 4 种分子亚型:Luminal – A、Luminal – B、HER2 和三阴性亚型。其中

HER2 阳性乳腺癌患者的预后往往比 HER2 阴性的更差,肿瘤更具侵袭性,雌激素受体阳性和孕激素受体阳性患者比雌激素受体阴性或孕激素受体阴性患者死亡率更低,三阴性患者则通常表现为更快的复发。因此,对于不同分子和受体亚型的患者,应使用不同的治疗方案。

1. 超声预测分子分型

在临床工作中,需要对不同类型的乳腺癌进行针对性治疗,但乳腺癌的分子亚型结果都是基于病理等有创操作所获取的。有研究认为:乳腺癌分子亚型与超声特征具有一定相关性,然而,如何明确这种相关性并提高不同分子亚型的乳腺癌超声特征识别效能是关键。

Zhang 等[30]收集了 1000 例乳腺癌患者的超声图像、临床特征和免疫组化结果,使用重采样技术获取多个特征集,通过综合决策树方法构建每个乳腺癌亚型的超声特征决策模型,如基于病灶周边声晕和后方声影的 Luminal – A 亚型的决策模型、基于无声晕和富血供特点的 Luminal – B 亚型及基于后方回声增强、钙化、富血供和高龄特征的 HER2 亚型等。其中,三阴性亚型可分为两种:一种基于不规则分叶形状,无钙化和乏血供特征;另一种基于椭圆形、乏血供和微分叶特征。上述研究将不同分子亚型与超声特征进行了良好关联,可依据超声图像特征无创地实现乳腺癌亚型分型。

2. MRI 预测分子分型

Li 等[31]利用 MRI 影像组学开展了乳腺癌分子分型的预测研究。该研究探索了乳腺癌的不同分型与 MRI 影像组学特征之间的关系。该研究共纳入 91 例回顾性乳腺癌患者的 MRI 图像。分析流程包括:图像分割、图像特征提取、特征筛选和模型构建。

该研究中每个数据都由 3 名专业乳腺放射科医生对图像病变区域的中心位置进行标注。再根据医生确定的肿瘤中心位置进行肿瘤区域的分割并提取了 38 个影像组学特征。结果显示,临床中测量得到的肿瘤大小和定量提取的肿瘤影像组学特征具有一定的相关性(范围为 0.63 ~ 0.79)。其中有效直径特征和临床中测量的肿瘤大小相关性最为显著。

该研究围绕乳腺癌免疫组化结果(雌激素受体、孕激素受体、HER2 和三阴性),基于 MRI 影像组学特征建立了 4 个分类器:①雌激素(雌激素受体阳性与雌激素受体阴性);②黄体酮(孕激素受体阳性与孕激素受体阴性);③HER2(HER2 + 与 HER2 –);④三阴性(三阴性与其他)。该研究采用 ROC 曲线对 4 个分类器进行评价,得出各个分类器对应的 AUC 值,并对其进行显著性分析。此外,还使用 U 检验评估各个特征在不同分子亚型之间是否有统计学差异。使用前向或后向逐步选择法选择出最佳的特征集合,作为线性分类器的输入。

该研究使用箱线图来展示 MRI 特征(大小、形状、纹理)与受体状态的相关性。研究计算了各指标的均值和标准差,雌激素受体阴性患者比雌激素受体阳性患者的肿瘤尺寸更大,形状更加不规则,增强纹理特征表现出更多异质性。孕激素受体阴性患者与孕激素受体阳性患者相比,同样表现出肿瘤尺寸更大、形状更加不规则并具有更多的异质性。同样的,三阴性患者比起非三阴性患者在 MRI 特征中也具有相似的表现。Mann - Whitney U 检验结果显示不同分子亚型的肿瘤,其 MRI 影像组学特征中的大小和纹理特征具有显著差异。

对 MRI 影像组学特征中的大小(有效直径)和肿瘤分型关系进行分析,结果表明两者之间具有统计学差异($P = 0.01$)。同时,MRI 纹理特征与肿瘤分型之间也具有统计学差异($P = 0.006$)。对肿瘤的大小进行分组后,各组影像组学特征与分子分型之间的相关性同样表现出显著差异(肿瘤大小 $\leqslant 2\mathrm{cm}$ 组,$P = 0.04$;肿瘤大小为 $2 \sim 5\mathrm{cm}$ 组,$P = 0.02$)。

该研究表明,通过定量分析 MRI 的特征来量化肿瘤表型,可以预测侵入性乳腺癌的肿瘤分型。在雌激素受体、孕激素受体、HER2 和三阴性的分类任务中,对应的 AUC 分别为 0.89、0.69、0.65 和 0.67,该结果表明,肿瘤影像组学特征对分子分型有显著的分类效能。同时,该研究还揭示了肿瘤影像组学特征与各受体状态之间具有显著的相关性,恶性程度更高的肿瘤通常肿瘤体积更大,并且在对比增强图像中会显示出更高的异质性。按照大小将肿瘤分组后,不同组别的增强纹理特征和分子分型之间的相关性仍然具有显著差异。

此外,Guo 等[32]也利用 MRI 影像组学开展了乳腺癌分子分型的研究。该研究使用公共数据库 TCGA 和 TCIA 中浸润性乳腺癌的基因信息和影像学信息,采用影像组学分析方法研究影像组学特征和基因突变状态之间的关系。该研究提取出 38 个影像组学特征和 144 个基因特征并进行分析,探索了影像组学特征与病理分期、淋巴结转移、雌激素受体、孕激素受体、HER2 等的相关性。

该研究发现肿瘤大小特征与肿瘤分期呈显著正相关,表明肿瘤大小是当前肿瘤分期系统考虑的主要因素之一。肿瘤形态不规则性与肿瘤分期呈显著正相关,表明进展期肿瘤形状更不规则。另外,肿瘤边缘特征径向梯度直方图的方差和两个增强纹理特征的逆差距和均值也与肿瘤分期有关。该研究还发现增强纹理角二次矩 – 能量特征可以预测孕激素受体状态,但没有发现与淋巴结转移状态、雌激素受体和 HER2 显著相关的影像组学特征。另外,该研究使用 t 检验分析了基因组学特征,发现高级别和低级别乳腺癌之间具有显著差异。同时,研究结果发现多个影像组学特征与雌激素受体和孕激素受体状态显著相关。

对于上述研究,Li 等和 Guo 等同样采用公开的数据库 TCGA 和 TCIA 探索了基于 MRI 的影像组学特征与乳腺癌的基因分型间的相关性,但他们的结果并不一致,Li 等发现 MRI 的影像特征与雌激素受体、孕激素受体、HER2 和三阴性的突变都存在一定的关联,但 Guo 等的研究发现影像组学特征与雌激素受体和 HER2 没有显著的相关性。

(四)结直肠癌分子分型预测

在过去几十年中,结直肠癌患者的治疗方式已经取得了重大进展,特别是靶向治疗的出现改善了结直肠癌患者的生存期。临床诊疗指南推荐疑似或确诊转移性结直肠癌患者检测 KRAS/NRAS/BRAF 基因突变,这几种基因突变的状态与 EGFR 单克隆抗体、西妥昔单抗和帕尼单抗等靶向药物的疗效相关。病理检测是在临床实践中检测结直肠癌基因突变的金标准。然而,活检标本不能完整反映肿瘤的基因型变化,尤其是在多次治疗后,活检标本的取样可能受到瘤内异质性的限制。因此,开发一种无创、可重复、可反映瘤内异质性、有助于识别基因突变状态的方法,对于实时提供组织学辅助评估具有重要意义。循环 DNA 分析是结直肠癌基因型分析的一种无创方法,然而,在血液循环中无法获得足够的肿瘤 DNA 以进行基因检测。相反,影像学检查具有全局显示整个肿瘤的优势,因而有潜力作为基因型分析的补充方法。CT 是 NCCN 指南推荐的临床用于结直肠癌的首选影像学检查,但是人工判读 CT 图像难以直接诊断结直肠癌基因突变。

针对这一问题,Yang 等[33]利用 CT 影像组学进行了结直肠癌 KRAS/NRAS/BRAF 基因突变预测的研究。该研究提取了 4 类影像组学特征:形状特征、直方图特征、GLCM 特征和 GLRLM 特征。评估可重复性后,保留了 ICC 值 >0.8 的 296 个鲁棒性较强的纹理特征。同时,在 296 个特征中有 56 个特征在最初的单因素分析结果中显示出潜在的预测能力。该研究使用 RELIEFF 算法在每个特征集中选取了排名前三的特征作为 SVM 模型的输入变量。在使用 SVM 建模时,使用了 1000 次的十折交叉验证来避免模型过拟合并选择性能最好的模型。

选取具有最佳预测性能的特征构建 SVM 模型,最终得到影像组学标签。选取的 3 个影像组学特征,每个特征为一个维度,选出的 3 个特征组成了一个三维特征空间。将提取的特征以点投影到特征空间,描述 SVM 模型超平面,得到最优分类阈值。

影像组学标签在训练集上的准确率为 0.787(95% CI 0.669 ~ 0.871;敏感性为 0.757;特异性为 0.833),在测试集上的准确率为 0.750(95% CI 0.623 ~ 0.845;敏感性为 0.686;特异性为 0.857)。研究结果表明提取的影像组学特征与基因突变高度相关(训练集:$P < 0.001$;测试集:$P < 0.001$)。在 ROC 分析中,影像组学标签在训练集中的 AUC 为 0.869(95% CI 0.780 ~ 0.958),在测试集中的 AUC 为 0.829(95% CI 0.718 ~ 0.939)。

综上所述,该研究提出的 CT 影像组学标签与 KRAS/NRAS/BRAF 基因突变有关。在预测 KRAS/NRAS/BRAF 基因突变方面表现出较好的 AUC 和特异性,同时表现出较低的敏感性,特别是在测试集中。另外,该研究结果显示肿瘤分期和组织学分化与 KRAS/NRAS/BRAF 基因突变没有相关性。总之,基于 CT 的影像组学有望用于预测结直肠癌患者 KRAS/NRAS/BRAF 基因的突变状态,从而辅助临床制订治疗策略。

参考文献

[1] 陈锐,曹志兴. 人工智能在前列腺癌诊疗中的应用[M]. 上海:上海科学技术出版社,2023.

[2] Parker JS, Mullins M, Cheang MC, et al. Supervised risk predictor of breast cancer based on intrinsic subtypes[J]. J Clin Oncol, 2009, 27 (8):1160 – 1167.

[3] Coudray N, Ocampo PS, Sakellaropoulos T, et al. Classification and mutation prediction from non-small cell lung cancer histopathology images using deep learning[J]. Nat Med,2018, 24(10):1559 – 1567.

[4] Zhang H, Zhang F, Ren F, et al. Predicting tumor mutational burden from liver cancer pathological images using convolutional neural network[J]. 2019 IEEE International Conference on Bioinformatics and Biomedicine(BIBM),2019.

[5] Xu H, Clemenceau JR, Park S, et al. Spatial heterogeneity and organization of tumor mutation burden with immune infiltrates within tumors based on whole slide images correlated with patient survival in bladder cancer [J]. J Pathol Inform,2022,13:100105.

[6] Kather JN, Pearson AT, Halama N, et al. Deep learning can predict microsatellite instability directly from histology in gastrointestinal cancer. [J]. Nat Med,2019,25(7):1054 – 1056.

[7] Shao X, Lv N, Liao J, et al. Copy number variation is highly correlated with differential gene expression: a pan-cancer study[J]. BMC Med Genet,2019,20(1):175.

[8] Qu H, Zhou M, Yan Z, et al. Genetic mutation and biological pathway prediction based on whole slide images in breast carcinoma using deep learning[J]. NPJ Precis Oncol, 2021,5(1):87.

[9] Schmauch B, Romagnoni A, Pronier E, et al. A deep learning model to predict RNA-Seq expression of

tumours from whole slide images [J]. Nat Commun,2020,11(1):3877.

[10] Zhang B, Yao K, Xu M, et aL Deep Learning Predicts EBV Status in Gastric Cancer Based on Spatial Patterns of Lymphocyte Infiltration[J]. Cancers (Basel), 2021,13(23):6002.

[11] Klein S, Quaas A, Quantius J, et al. Deep Learning Predicts HPV Association in Oropharyngeal Squamous Cell Carcinomas and Identifies Patients with a Favorable Prognosis Using Regular H&E Stains[J]. Clin Cancer Res ,2021,27(4):1131 – 1138.

[12] Yu KH, Zhang C, Berry GJ, et al. Predicting non-small cell lung cancer prognosis by fully automated microscopic pathology image features[J]. Nat Commun, 2016,7:12474.

[13] Coudray N, Ocampo PS, Sakellaropoulos T, et al. Classification and mutation prediction from non-small cell lung cancer histopathology images using deep learning[J]. Nat Med,2018,24(10): 1559 – 1567.

[14] 王荃,沈勤,张泽林等. 基于深度学习和组织形态分析的肺癌基因突变预测[J]. 生物医学工程学杂志,2020,37(01):10 – 18.

[15] Woerl AC, Eckstein M, Geiger J, et al. Deep Learning Predicts Molecular Subtype of Muscle-invasive Bladder Cancer from Conventional Histopathological Slides[J]. Eur Urol,2020, 78(2):256 – 264.

[16] Loeffler CML, Ortiz Bruechle N, Jung M, et al. Artificial Intelligence-based Detection of FGFR3 Mutational Status Directly from Routine Histology in Bladder Cancer：A Possible Preselection for Molecular Testing? [J]. Eur Urol Focus,2022,8(2):472 – 479.

[17] Barbieri CE, Baca SC, Lawrence MS, et al. Exome sequencing identifies recurrent SPOP, FOXA1 and MED12 mutations in prostate cancer[J]. 2012,44(6):685 – 689.

[18] Zhang P, Wang D, Zhao Y, et al. Intrinsic BET inhibitor resistance in SPOP-mutated prostate cancer is mediated by BET protein stabilization and AKT-mTORC1 activation [J]. Nat Med, 2017. 23 (9): 1055 – 1062.

[19] Schaumberg A J , Rubin M A , Fuchs T J . H&E-stained Whole Slide Image Deep Learning Predicts SPOP Mutation State in Prostate Cancer[J]. 2017. DOI:10. 1101/064279.

[20] Kong DP, Chen R, Zhang CL, et al. Prevalence and clinical application of TMPRSS2-ERG fusion in Asian prostate cancer patients：a large-sample study in Chinese people and a systematic review[J]. Asian J Androl,2020. 22(2):200 – 207.

[21] Dadhania V, Gonzalez D, Yousif M, et al. Leveraging artificial intelligence to predict ERG gene fusion status in prostate cancer[J]. BMC Cancer,2022,22(1):494.

[22] 田捷,李纯名,董迪等. 医学影像组学基础[M]. 北京:科学出版社,2022.

[23] Li Y, Liu X, Xu K, et al. MRI features can predict EGFR expression in lower grade gliomas：A voxel-based radiomic analysis[J]. Eur Radiol, 2018, 28(1): 356 – 362.

[24] Zhang B, Chang K, Ramkissoon S, et al. Multimodal MRI features predict isocitrate dehydrogenase genotype in high-grade gliomas[J]. Neuro Oncol, 2017, 19 (1): 109 – 117.

[25] Chang P, Grinband J, Weinberg BD, et al. Deep-Learning Convolutional Neural Networks Accurately Classify Genetic Mutations in Gliomas [J]. AJNR Am J Neuroradiol, 2018,39:1201 – 1207.

[26] Pan CC, Liu J, Tang J, et al. A machine learning-based prediction model of H3K27M mutations in brainstem gliomas using conventional MRI and clinical features [J]. Radiother Oncol, 2019,130:

172 – 179.

[27] Velazquez E R, Parmar C, Liu Y, et al. Somatic Mutations Drive Distinct Imaging Phenotypes in Lung Cancer[J]. Cancer Res, 2017, 77 (14): 3922 – 3930.

[28] Liu Y, Kim J, Balagurunathan Y, et al. Radiomic Features Are Associated With EGFR Mutation Status in Lung Adenocarcinomas[J]. Clin Lung Cancer, 2016, 17 (5): 441 – 448.

[29] Wang S, Shi J, Ye Z, et al. Predicting EGFR mutation status in lung adenocarcinoma on computed tomography image using deep learning[J]. Eur Respir J, 2019, 53 (3): :1800986.

[30] Zhang L, Li J, Xiao Y, et al. Identifying ultrasound and clinical features of breast cancer molecular subtypes by ensemble decision[J]. Sci Rep, 2015,5: 11085.

[31] Li H, Zhu Y, Burnside ES, et al. Quantitative MRI radiomics in the prediction of molecular classifications of breast cancer subtypes in the TCGA/TCIA data set[J]. NPJ Breast Cancer, 2016, 2(1): 1 – 10.

[32] Guo W, Li H, Zhu Y, et al. Prediction of clinical phenotypes in invasive breast carcinomas from the integration of radiomics and genomics data[J]. J Med Imaging (Bellingham), 2015, 2 (4): 041007.

[33] Yang L, Dong D, Fang M, et al. Can CT-based radiomics signature predict KRAS/NRAS/BRAF mutations in colorectal cancer? [J]. Eur Radiol, 2018, 28(5): 2058 – 2067.

第6章 智能肿瘤临床评估

肿瘤临床评估是临床医生根据肿瘤组织形态、病理特征、患者临床病史、治疗反应和生存期预测等指标,对肿瘤患者进行疾病风险评估,包括患者的病情、身体状态、心理状态、预期寿命、并发症等。肿瘤临床评估作为肿瘤治疗的重要部分,可以帮助医生更好地了解患者的病情和身体状态,以便医生制订更精准的治疗方案,同时也可以帮助医生了解患者的预期寿命,并及时对患者的并发症进行处理,从而有效提高患者的生活质量。传统的肿瘤临床评估通常需要根据大量的临床数据和医学专业知识进行综合判断,存在着随意性和主观性的问题。而随着人工智能技术的应用,可以实现肿瘤临床评估的自动化、精准化和客观化,为肿瘤治疗提供更加全面和准确的指导意见。

一、肿瘤评估

(一)脑胶质瘤

1. 分类

磁共振波谱(MRS)是一种用于分析生物体内分子结构和代谢变化的非侵入性技术,属于核磁共振(NMR)技术的一种应用。MRS 技术的原理是不同电化学环境下原子核共振频率发生化学位移,通过傅立叶转化,成为按频率 – 信号强度分布的波谱曲线。由于特定分子环境下原子核的共振频率恒定,故可以通过共振频率差异分析不同代谢产物,通过计算某种物质在特定频率下的信号强度(特定频率峰下的面积)来反映该物质的浓度。

Nachimuthu 等[1]基于多维度的共现矩阵来评估对病理组织(肿瘤和水肿)、正常组织(白质和灰质)和脑脊液等检测,结合 MRI 与 MRS 来提高分类器准确性。用脑部 MRS 光谱数据训练 ELM – IPSO 神经网络,经迭代训练的分类器能够区分肿瘤和水肿,并对胶质瘤进行分级。该技术基于关键代谢物的全光谱或亚光谱信息的离散小波变换(DWT),用无监督学习技术判断从 MRS 信号中提取的 DWT 特征的可分离性,以实现聚类。研究总共纳入了 134 张短回声时间单体素 MRS 光谱,覆盖了正常对照、低分化程度和高分化程度的肿瘤,整体聚类准确率为 94.8%,在脑组织中自动分类和区分病理性肿瘤组织与结构健康脑组织的全局准确率方面显著提高。

2. 分级

^{1}H-MRS 是临床上常用于脑肿瘤定性诊断的 MRS 技术。^{1}H-MRS 可以非侵入性检测脑内代谢变化及空间分布,可以检测局部脑组织样本中的 N - 乙酰天门冬氨酸(NAA)、脂质(Lip)、乳酸(Lac)、肌酸(Cr)与磷酸肌酸(PCr)等。NAA 是一种神经健康指标,其浓度可用于衡量神经元的功能状况。NAA 浓度降低表征神经元或轴突的破坏、缺失及功能异常,NAA 在肿瘤病例中含量较低。Lip 和 Lac 光谱几乎相同,是组织坏死的标志。胆碱(Cho)反映了脑内总胆碱量,细胞中的 Cho 随着细胞复制而增加,在肿瘤病例中含量高。脑内 Cr 与 PCr 多为光谱上的代谢物内参。MRS 可以用于区分 MRI 结果疑似肿瘤的病变。与正常脑组织和低级别胶质瘤相比,高级别胶质瘤,特别是胶质母细胞瘤(Ⅳ级)代谢特征存在显著差异。

Qi 等[2]以 112 例胶质瘤患者为研究对象,根据住院时间分为 74 例训练集和 38 例验证集,从术前^{1}H-MRS 图像中提取 26 个代谢特征。t 检验筛查到 13 个 Ⅱ 级和 Ⅲ/Ⅳ 级胶质瘤之间的存在差异的表达特征。然后采用最小冗余最大相关性(mRMR)算法进一步筛选了 4 个特征用于 SVM 分类器的构建,4 个特征分别为 NAA、Lip2、(Lac + Lip1 + Lip2)/Cr1 与 Cho/NAA。在训练集和验证集中使用 ROC 曲线分析预测模型的性能,SVM 机器学习模型对于训练集和验证集的预测性能分别为 0.825 和 0.820,优于不涉及机器学习方法的基于个人代谢特征的预测性能(最高值为 0.812)。与单一特征相比,基于代谢组学数据应用机器学习模型可以准确地进行胶质瘤分级。

3. 进展

对脑肿瘤进展进行分级、判断放射治疗引起的坏死程度对患者管理至关重要。为了提高鉴别诊断的精确度,Imani 等[3]基于^{18}F - FDG PET 和^{1}H - MRS 开发 SVM 机器学习模型,用于脑胶质瘤进展检测。该研究共纳入了 12 例二级和三级神经胶质瘤患者,对所有患者行^{18}F - FDG PET 检查,并通过^{1}H - MRS 测量肿瘤及参考区域的 SUV_{max}。生成肿瘤 Cho、Cr 和 NAA 的多个二维图,以影像生物标志物和组织学数据作为输入向量建立 SVM 学习模型,并用 ROC 图计算各参数的最佳截止值。SVM 和 ROC 分析均显示病灶的 SUV_{max} 是最重要的诊断参数(准确率为 75%),其次是 Cho 浓度(准确率为 67%)。组合成对参数进行 SVM 分析,SUV_{max} 和 Cho 浓度组合的准确率可达到 83%。病灶 SUV_{max}、脑

白质 SUV_{max}、Cho 和 Cr 浓度联合分析准确率均为 83%，可见综合 4 个参数并没有改善结果。然而，另外两个参数，肿瘤对侧脑实质的 Cho 和 Cr，将准确率提高到 92%，与单一参数成像方法相比，SVM 模型可以提高胶质瘤进展的检测精度。

（二）前列腺癌

1. 前列腺癌患者风险分级

（1）基于 PET - CT

对前列腺癌患者进行风险分级是临床治疗前的必要工作，风险分级直接影响临床决策[4]。Cysouw 等[5]的一项前瞻性队列研究纳入了 76 例中高危前列腺癌患者，在根治术前对每例患者进行 ^{18}F - DCFPyL PET - CT 检查，并提取 480 个标准化影像组学参数及常规 PET - CT 参数（SUV、PSMA - TV、TL - PSMA 等摄取体积参数），评估这些参数在预测淋巴结或远处转移、高 Gleason 评分方面的价值。通过深度机器学习，建立和训练随机森林模型，以预测是否发生淋巴结受累（LNI）、淋巴结或远处转移、Gleason 评分≥8 分、包膜外侵犯（ECE）等病理事件。经 50 次五折交叉验证，结果发现，该模型预测 LNI 的 AUC 为 $0.86 \pm 0.15(P < 0.01)$，淋巴结或远处转移的 AUC 为 $0.86 \pm 0.14(P < 0.01)$，Gleason 评分≥8 的 AUC 为 $0.81 \pm 0.16(P < 0.01)$，ECE 的 AUC 为 $0.76 \pm 0.12(P < 0.01)$，且常规 PET - CT 最优参数的 AUC 低于基于影像组学参数的 AUC。同时发现，预测 LNI 和淋巴结或远处转移时，部分容积效应和容积勾画高阈值可提高模型的稳定性。

（2）基于 PET - MRI

Papp 等[6]的单中心前瞻性研究（NCT02659527）纳入了 2014—2015 年接受 ^{18}F - FMC 和 ^{68}Ga - PSMA - 11 双探针 PET - MRI 检查，再接受根治性前列腺切除术的 52 例患者。他们收集了 ^{68}Ga - PSMA - 11 PET、ADC 和 T2WI 等常规参数和影像组学参数，通过机器学习，建立前列腺癌风险预测模型（MLH）。此外，通过 MLH、PSA、临床分期，建立生化复发预测模型（MBCR）及患者总体风险预测模型（MOPR）。使用 1000 倍蒙特卡洛交叉验证对所建立模型进行效能评估。结果显示 MLH 模型的 AUC 为 0.86，显著高于 ^{68}Ga - PSMA - 11 PET - MRI SUVmax 的 0.80。交叉验证结果显示，MBCR 和 MOPR 模型的 AUC 分别为 0.90 和 0.94；两者的准确率显著高于根据 PSA、活检 Gleason 评分和 TNM 分期等临床参数联合预测 BCR 和 OPR 的准确率（分别为 89% 对 69%，91% 对 70%）。

这表明，基于 PET - MRI 影像组学的机器学习对前列腺癌患者的风险分级或有革命性意义,有望成为辅助临床的"影像活检"。

2.前列腺癌患者筛选

Roll 等[7]的研究纳入了 21 例转移性去势抵抗前列腺癌(mCRPC)患者,这些患者在接受[177]Lu – PSMA 治疗之前均接受了[68]Ga – PSMA – 11 PET – MRI 检查,且提取了 PET – MRI 影像组学特征。结果显示,21 例患者中,8 例患者的[177]Lu – PSMA 治疗显效(PSA 下降 >50%),10 个影像组学特征在鉴别治疗显效与非显效患者时价值较高,且治疗显效者总生存时间较非显效者更长($P = 0.003$)。这项研究证明了基于人工智能的[68]Ga – PSMA – 11 PET – MRI 影像组学对于[177]Lu-PSMA 治疗前筛选潜在的适应人群有较好的应用价值。

(三)宫颈癌

Neves 等[8]收集了 76 例患者的血浆样本,分为未见上皮内病变恶性细胞(NILM,n = 42)和鳞状上皮内病变(SIL,n = 34)。先采用质谱法直接对粗脂质提取物进行非靶向脂质体组学分析,然后分别采用基于 PCA 和遗传算法(GA)与 SVM,线性(LDA)和二次判别分析(QDA)的多元分析。PCA – SVM 模型优于 LDA 和 QDA 结果,敏感性和特异性分别为 80.0% 和 83.3%。并筛选出了可以区分 NILM 和 SIL 的 5 种类型的脂质,包括前列腺素、磷脂、鞘脂、Tetranor – PGFM 和过氧化氢脂。PCA – SVM 模型的高敏感性与特异性体现了将统计学与人工智能技术应用于质谱结果分析的可能性,具有筛选有宫颈癌前病变患者的潜力。

脂质作为代谢产物,在不同个体之间或同一个体的不同健康状况下可能存在极大的差异。上述研究中的血浆样本来自有着不同生活方式、年龄、习惯、体重和健康水平的女性,上述条件都是会显著影响血液中脂质成分和含量的因素,且样本中 SIL 存在 LSIL 和 HSIL 两类变异影响分类,均增加了对 NILM 和 SIL 样本分类的复杂性,故采用了非线性监督方法 SVM。

(四)结直肠癌

结肠息肉是结直肠癌(CRC)的癌前病变类型,如果在筛查中发现并在癌前阶段切除结肠息肉,可以有效防止 CRC 的发展。Eisner 等[9]收集了 988 例患者数据,这些患者患 CRC 的风险均高于或等于平均水平。基于受试者的尿液样本,获得了每个受试者的代谢谱,通过核磁共振波谱(H – NMR)分析,并用靶向图谱量化。然后,每个受试者都接受了结肠镜检查,这是确定受试者是否患有腺瘤性息肉(结直肠癌的前兆)的金标准。然后用机器学习技术来分析代谢概况、结肠镜检查结果和病史,设计了 LASSO 预测器,使用尿液代谢组学来预测受试者是否有息肉,若预测结果为阳性则应该接受结肠镜检查。LASSO 预测器仅基于 4 种尿液代谢物浓度和 4 个临床问题的答案,4 种代谢物分别为甲醇、葫芦巴碱、丙酮、酪氨酸;4 个临床问题为年龄、性别、是否吸烟、有无胃肠道出血。LASSO 预测器的性能明显优于 3 种标准粪便血液测试中的任何一种,敏感性为 64%,特异性为 65%。

二、肿瘤远处转移预测

肿瘤出现远处转移是肿瘤恶化的标志之一,其对应肿瘤的 M 分期,发生远处转移的患者的预后通常较差,大部分属于不可根治的范畴,因此,预测肿瘤患者的远处转移具有重要临床意义[10]。

(一)鼻咽癌远处转移预测

目前,鼻咽癌的临床治疗决策主要基于肿瘤 TNM 分期。然而,以往的研究显示,相同 TNM 分期的患者接受了类似的治疗,但最终 >20% 的患者出现了远处转移,并对治疗的反应较差。治疗失败的原因可能是 TNM 分期系统只反映了肿瘤侵犯的解剖结构,而忽略了肿瘤内部的异质性。既往对鼻咽癌患者的研究中,通过使用不同的临床变量,如游离 EB 病毒 DNA、C - 反应蛋白水平和血清乳酸脱氢酶水平等来预测远处转移,其中 EB 病毒 DNA 可作为预测鼻咽癌远处转移的有效独立生物标志物。然而,大多数预测模型是基于血液中的代谢产物,这种结果非常不稳定且缺乏特异性。

Zhang 等[11]的一项研究纳入了 176 例鼻咽癌患者的 MRI 图像,并组织影像专家对肿瘤区域进行勾画。该研究通过影像组学方法,从所有治疗前未出现远处转移的患者的肿瘤区域共提取了 2780 个影像组学特征,并利用 mRMR 算法和 LASSO 算法筛选出了与远处转移最相关的特征。最终在训练集中构建了包含 7 个影像组学特征的逻辑回归模型,用于预测远处转移,并在一个独立验证集中进行了验证。通过多因素逻辑回归分析,该研究还检验了多个临床变量相对于预测标签的统计学意义。

结果显示,模型可成功地对患者的远处转移风险进行分层,将患者分为高危组和低危组,高危组 OS 显著低于低危组($P < 0.001$)。通过结合影像组学特征和临床变量,该研究又建立了用于评估远处转移风险的影像组学诺模图。该诺模图在训练集中的 AUC

为 0.827(95% CI 0.754~0.900),验证集中 AUC 为 0.792(95% CI 0.633~0.952),实现了治疗前对鼻咽癌患者的远处转移预测。但该研究为回顾性、单中心、基于少量病例的研究,缺乏外部数据集来验证模型的泛化性能。另外,该研究仅选择了 MRI 的单个层面,而非对整个肿瘤的 3D 区域进行勾画和分析,可能难以全面地表征肿瘤的异质性。

(二)口咽癌远处转移预测

口咽癌是发生于舌根、腭扁桃体、软腭及咽壁等部位的恶性肿瘤,远处转移是口咽癌患者死亡的主要原因。远处转移现有的术前风险因素包括肿瘤大小、淋巴结大小、数量、形状或边界等,但利用这些因素进行诊断不够准确且主观性较强。影像组学能够准确量化肿瘤的大小和三维形态,并对瘤内特征进行评估,对于预测口咽癌远处转移具有潜在的价值。

Kwan 等[12]使用 CT 影像组学预测了口咽癌的远处转移风险。该研究对 300 例人乳头瘤病毒阳性的口咽癌患者的 CT 影像进行分析,所有患者均接受了放射治疗与头颈部 CT 成像。螺旋 CT 扫描的断层图片厚度为 2.5mm 或 2mm。同时 75% 的患者接受了造影剂注射,由放射学家手动勾画每例患者的原发肿瘤病灶,勾画过程中可参考患者的 MRI 图像。

该研究从勾画后的肿瘤 CT 图像中提取 4 类影像特征,分别为:①一阶统计特征;②形状特征;③纹理特征;④Wavelet 分解特征。同时该研究将肿瘤直径、肿瘤体积和肿瘤分期等临床变量纳入模型,与影像组学特征一起进行单变量和多变量分析,并使用自助抽样法(1000 次)计算模型的一致性指数。

在无远处转移生存期的单变量分析中,发现以下特征具有显著性差异。一阶统计特征:energy(HR = 1.1,95% CI 1.06~1.13,$P < 0.001$);形状特征:compactness(HR = 1.04,95% CI 1.02~1.06,$P < 0.001$);纹理特征:GLRLM_GLN(HR = 1.53,95% CI 1.31~1.79,$P < 0.001$);Wavelet HLH 分解特征:texture_GLRLM_GLN(HR = 1.19,95% CI 1.12~1.27,$P < 0.001$);最大肿瘤直径(HR = 1.03,95% CI 1.02~1.05,$P < 0.001$);肿瘤体积(HR = 1.23,95% CI 1.14~1.33,$P < 0.001$);影像组学标签(HR = 1.53,95% CI 1.31~1.8,$P < 0.001$);以及分期为Ⅲ期(HR = 3.32,95% CI 1.73~6.4,$P < 0.001$)。

无远处转移生存期的一致性指数结果包括 4 个影像组学特征(一致性指数,0.670~0.686,$P < 0.001$)、影像组学标签(一致性指数,0.670,$P < 0.001$)、肿瘤分期(一致性指

数,0.633,$P < 0.001$)、肿瘤直径(一致性指数,0.653,$P < 0.001$)和肿瘤体积(一致性指数,0.674,$P < 0.001$)。其中,联合的临床—影像组学模型能够显著改善预测性能(一致性指数,0.701~0.714,$P < 0.05$),表明临床信息与影像组学标签的组合在人乳头瘤病毒阳性的口咽癌患者中具有最强的远处转移预测能力。

风险分层正逐渐成为指导非转移口咽癌治疗决策的重要手段。该研究发现定量的影像组学分析超越了仅依赖于临床特征的风险分层模型,且该研究中使用的 4 个影像组学特征和影像组学标签与总体生存率显著相关。对于指导治疗决策,远处转移风险可能比总体生存率具有更大的相关性。同时,使用影像组学生物标志物,能够从以往模型认为高风险的Ⅲ期、重度吸烟者组中,细分出低风险亚组癌症患者。这表明影像组学生物标志物可能比临床实践中使用的基于分期的模型,能够更好地对患者进行远处转移的风险分层效果更好。

这种基于影像组学的远处转移模型之所以能够改进预测效果,可能是因为原发肿瘤 CT 图像中蕴含了早期远处转移的相关表型。在该研究中,检测远处转移的中位时间约为 1 年,最早的远处转移发生在治疗完成后不到 2 个月的时间。转移表型的特征在于细胞增殖、血管生成、脱离和侵袭(从局部癌细胞侵入原发肿瘤周围的组织开始)。基于分期的模型能够通过分析肿瘤细胞增殖(肿瘤和淋巴结负荷),以及脱离和侵袭(即淋巴结扩散)预测远处转移风险,但它忽略了瘤内异质性。肿瘤细胞、缺氧和血管生成在成像上的差异是未曾被捕捉到的重要特征,而影像组学可以提供肿瘤的三维评估来量化这些变化。

影像组学在高风险人群中的应用,证实了目前临床采用的基于分期的远处转移模型有局限性。该研究基于影像组学扩展了人们对口咽癌亚组的理解,并有助于分辨出传统上被认为有高远处转移风险,而实际为低风险的患者。其中涉及的影像组学生物标志物既可以单独使用,也可以与其他临床因素结合使用,从而评估人乳头瘤病毒阳性的口咽癌患者的远处转移风险,这可能使非转移性人乳头瘤病毒阳性的口咽癌患者的治疗方案制订更加精准。

该研究存在一定的局限性。首先,该研究是回顾性的,且发生远处转移的病例数有限;其次,接受扁桃体切除术或有多个肿瘤的患者被排除在该研究之外;此外,尽管该研究使用 p16 免疫表达作为人乳头瘤病毒状态的替代标志物,表现出了优异的一致性,然而有相关研究报道,人乳头瘤病毒 p16 型口咽癌患者的预后优于非人乳头瘤病毒 p16 型口咽癌,这表明未来考虑人乳头瘤病毒的基因分型可能会进一步改善风险分层。

(三)早期非小细胞肺癌远处转移预测

NSCLC 是最常见的肺癌类型(占所有肺癌的 85% ~ 90%),而腺癌是 NSCLC 中最常见的亚型(约占所有肺癌的 40%)。对于局部晚期(Ⅱ ~ Ⅲ期)肺腺癌患者通常采用化学治疗联合放射治疗或手术等局部治疗方案,但联合治疗后远处转移的发生率在前瞻性试验中高达 30% ~ 40%,因此,联合治疗后的总体生存率仍然较低。然而,在同期化学治疗和放射治疗的大型随机对比试验中并未显示总生存率会随着化学治疗的进行而提高。因此,开发更好的生物标志物来预测具有远处转移高风险的患者,可能有助于确定从系统治疗中受益的亚组,对于改善患者预后至关重要。

Coroller 等[13]利用 CT 影像组学开展了 NSCLC 远处转移预测的研究。CT 影像常用于肺癌患者的常规诊断、放射治疗规划和监督。针对 NSCLC 的远处转移预测,该研究以经病理证实的局部晚期肺腺癌(总分期为 Ⅱ ~ Ⅲ期)患者为研究对象。排除在接受放射治疗日期前接受手术或化学治疗的患者之后,共计有 182 例患者被纳入分析,其中训练集 98 例,测试集 84 例。

该研究提出了一种影像组学分析方法,根据接受放化疗的局部晚期肺腺癌患者的治疗前 CT 影像,来构建识别远处转移高风险的生物标志物。在训练集中,该研究提取了 635 个影像组学特征,并使用 mRMR 算法对特征进行排序和初步选择。之后,为了进一步选择最优特征集,将 mRMR 选择的特征按照相关度依次送入模型,通过在训练集上进行 1000 次迭代的重复随机采样的交叉验证,对训练过程中的模型进行测试,并根据一致性指数评估预后预测表现。一旦模型的平均一致性指数下降,则上一次的特征集合对应的模型被保留为最终模型。最终,该研究选择了 3 个关键影像组学特征,对于临床特征变量,利用 Log – Rank 检验进行单变量分析,将 $P < 0.1$ 的临床特征变量纳入多变量临床预后模型。

Kaplan – Meier 生存曲线和 Log – Rank 检验被用于计算影像特征和临床变量对区分远处转移风险的显著性。为了建立远处转移的多变量影像组学标签,在训练集上训练 Cox 回归模型,并在独立验证集上对这些模型进行验证。

该研究将影像组学特征与临床 Cox 回归模型进行了比较,评估了影像组学特征预测远处转移及 OS 的能力,并比较了这些特征与临床变量(TNM 分期、肿瘤分级)作为预后因素的优劣。临床模型在独立验证集的一致性指数为 0.57,而结合了影像组学特征后一致性指数提升至 0.60。

该研究证实了局部进展期腺癌患者的影像组学特征与远处转移之间存在较强的相关性，并为远处转移提供了一个有价值的影像组学模型，可以从局部进展期肺腺癌患者中早期识别出存在远处转移高风险的患者。由于远处转移仍是 30% ~40% 局部进展期肺腺癌患者死亡的主要原因，因此，早期识别出易发展成远处转移的患者将有助于临床医生更好地制订治疗方案（如强化化学治疗），从而降低远处转移风险，提高生存率。

但同时，该研究训练集数据量较小，有待进一步扩大数据量以提高模型性能。并且研究仅涉及单中心数据，缺乏外部数据集的验证，无法评价模型在其他中心的泛化性。另外，该研究以远处转移的预测为研究目标，未进一步研究其识别出的高远处转移风险的患者能否从额外治疗中获益，未来可进一步设计分层研究。

（四）胃癌隐匿性腹膜转移预测

在胃癌患者中，腹膜转移是常见的远处转移情况，53% ~66% 的胃癌患者死于腹膜转移。因此，对胃癌合并腹膜转移进行早期检测和诊断至关重要，有助于指导临床决策，使患者避免不必要的手术治疗。CT 是目前临床上最常用于腹膜转移诊断的非侵入成像方法。腹膜转移的主要 CT 征象包括腹膜不规则增厚，可见多发结节或肿块，严重者可形成网膜饼，并伴有中量到大量的腹水。然而，这些征象往往在腹膜转移晚期才能显现。CT 在诊断腹膜转移方面具有高特异性，但敏感性低（约 50%）。临床中，10% ~30% 的胃癌患者经 CT 检查未发现腹膜转移，而在腹腔镜探查或手术过程中被病理证实为腹膜转移，即隐匿性腹膜转移。甚至，经多学科联合会诊，这一比例仍高达 16.7%。胃癌诊疗指南均推荐对潜在的可切除胃癌患者使用腹腔镜探测是否存在隐匿性腹膜转移，如果发现腹膜转移，则患者属于不可手术根治的范畴，不推荐手术治疗。但是，腹腔镜检查是一种有创检查手段，目前仍没有统一的标准确定哪些患者适合该检查。因此，术前无创诊断隐匿性腹膜转移患者具有很重要的临床价值。

Dong 等[14] 利用 CT 影像组学开展了胃癌隐匿性腹膜转移预测的研究。从 4 个中心收集了 554 例进展期胃癌患者数据。所有入组的患者都在术前增强 CT 检查中被诊断为腹膜无转移，并在 CT 检查两周内接受腹腔镜检查。在腹腔镜检查过程中，对可疑病灶进行活检，并通过病理检查来确定腹膜转移状态。纳入的 554 例患者中，有 122 例患者存在隐匿性腹膜转移，432 例患者无腹膜转移。这些患者按就诊中心和 CT 检查时间被分配到 4 个集合中，分别为训练集（100 例，来自北京大学肿瘤医院），内部验证集（226 例，来自北京大学肿瘤医院），外部验证集 1（131 例，来自郑州大学第一附属医院和云南省肿瘤医院），外部验证集 2（97 例，来自江苏大学附属人民医院）。

　　腹膜转移的发生受到肿瘤原发灶和腹膜微环境的共同影响，因此，在影像组学分析中，研究者在 CT 图像上同时提取了原发灶和腹膜两个区域的定量表型特征。对于肿瘤原发灶区域，在浏览所有扫描层面后选择病灶面积最大的层面进行分割；对于腹膜区域，选择离距离肿瘤中心最近的腹膜以分割出尽可能大的区域。使用 133 个定量化公式对各个分割区域进行特征提取，提取得到的特征可分为直方图特征、形状特征、GLCM 特征和 GLRLM 特征。研究者使用无监督聚类和影像组学热图对具有相似影像学表型的患者进行分析，以探索其与腹膜转移状态是否存在潜在关联。其后，用同一套特征选择及标签建模流程分别建立原发灶组学标签及腹膜组学标签：首先，基于同一医生多次分割及多个医生分割的区域计算特征的 ICC，用于评价其可重复性，只保留具有高稳定性（ICC > 0.8）的特征；其次，使用 mRMR 对特征排序，选择与患者腹膜转移状态关联最大且相互间冗余较小的前 20 个特征；最后，分别使用 LASSO – Logistic 回归、SVM 和人工神经网络将所选特征组合为影像组学标签，使用十折交叉验证确定最佳模型及最终输入特征。

　　该研究中，对建立的两个影像组学标签和纳入的各个临床指标使用单因素分析，探索它们与患者腹膜转移状态间的关联。对其中的连续变量使用独立 t 检验或 Mann – Whitney U 检验，对分类变量使用 Fisher 精确检验或 χ^2 检验。多变量 Logistic 回归被用于组合各变量并选择其中独立的预测因子。基于此结果，该研究建立了一个影像组学诺模图，并仅使用临床变量建立了一个与之对比的临床预测模型。

　　为了对影像组学诺模图的预测效能进行多方面评价，该研究首先在各数据集及各临床指标亚组上进行 ROC 分析和 AUC 计算，并使用 Delong 检验进行检验，计算敏感性和特异性，以评估各模型的诊断性能；接着使用校准曲线及 Hosmer – Lemeshow 检验评估模型预测值与实际腹膜转移概率间的一致性；之后使用决策曲线评估在不同容忍阈值下使用影像组学诺模图进行诊断时的临床获益情况；最后使用重分类指标量化影像组学模型相比临床预测模型的优势。

　　单因素分析显示，与胃癌腹膜转移显著相关（$P < 0.05$）的临床指标包括 CT 诊断腹水（实际难以从影像上判断）、肿瘤位置、Lauren 分型和 Borrmann 分型。在影像组学特征选择过程中，提取原发灶和腹膜特征，其中分别有 93 个和 98 个特征表现出高可重复性。影像组学热图揭示了其与腹膜转移状态具有显著的潜在关联。基于 mRMR 算法选择的

前 20 个特征,研究者使用 LASSO - Logistic 回归模型、SVM 模型和人工神经网络模型分别建立标签,多重交叉验证的结果表明 LASSO - Logistic 回归模型对原发灶和腹膜两个区域建立的标签均有最优的诊断效能,因而被用于建立影像组学标签。两个标签各包含两个影像组学特征,分别为 XO_H_mass、XH_GLRLM_entropy 和 XL_H_energy、XL_GLCM_entropy。

上述分别基于原发灶 CT 图像和邻近病灶的腹膜 CT 图像建立的原发灶组学标签及腹膜组学标签在各数据集中腹膜转移阳性组与腹膜转移阴性组之间均具有显著的差异(独立 t 检验 $P < 0.0001$)。此外,在该研究中,为评估 CT 层面选择对标签输出结果的影响,研究者随机抽取了 30 例患者,计算相邻层面组学标签之间的 ICC。实验结果显示原发灶组学标签及腹膜组学标签均具有较高的稳定性,其 ICC 分别为 0.91 和 0.92。

联合临床指标和影像组学标签进行多因素分析,结果表明 Lauren 分型,原发灶影像组学标签及腹膜影像组学标签为独立的预测因子。研究者将这 3 个指标组合为最终的影像组学诺模图。该模型在各数据集上的输出同样与腹膜转移状态具有显著关联,且其诊断效能优于其他各个预测模型。特别地,影像组学诺模图的预测效能显著优于基于现有临床指标建立的临床模型(重分类指标 = 0.460,$P < 0.0001$)。此外,Delong 检验结果表明影像组学诺模图的诊断效能在训练集与各验证集及各临床指标亚组之间的差异没有统计学意义($P > 0.05$)。此外,在各集合上的校准曲线也反映出它稳定的预测能力(Hosmer - Lemeshow 检验 $P > 0.05$)。

该研究进一步发现,中心 1 在 2015 年 11 月至 2016 年 12 月间收集了 226 例 CT 诊断腹膜转移阴性患者,按照目前常规的诊断流程,这些患者后续均需要做腹腔镜检查,而其中只有 20 例患者在腹腔镜检查中被证实存在隐匿性腹膜转移,这意味着其余 206 例患者接受了过度的有创诊断。如果让这 226 例患者直接接受手术治疗,存在隐匿性腹膜转移的患者将遭受无治疗意义的手术。然而,如果在临床中加入基于该研究提出的影像组学诺模图的辅助诊断流程,则将成功判断出 17 例腹膜转移真阳性患者,179 例真阴性患者,这些患者均将直接按最合理的方案接受治疗,即腹腔镜检查或开腹手术。同时,仅有 27 例假阳性患者和 3 例假阴性患者遭受不必要的手术创伤。

该研究作为影像组学新方法临床应用的典型,2019—2021 年连续 3 年被写入《中国临床肿瘤学会胃癌诊疗指南》,指南中评价该研究"通过 CT 图像纹理分析技术辅助医生的主观评判,有潜力提高分期水平"。但该研究也有一些局限性,所有 ROI 均是在单个断层图片(二维)中勾画的,可能无法代表整个肿瘤或腹膜。同时,从二维和三维图像中提取某些影像组学特征可能会存在差异,尤其是纹理特征。因此,应进一步研究整个肿瘤或腹膜的三维影像。此外,研究的 Lauren 类型是由内镜活检标本确定的,但活检和手术标本之间的 Lauren 分类可能存在微小差异。最后,研究使用回顾性数据集开发模型,其中缺少一些临床因素,如 CA125 和 HER-2 等。

(五)前列腺包膜外侵犯的预测

前列腺包膜外侵犯(ECE)被定义为肿瘤突破前列腺包膜进入前列腺周围脂肪组织。预测 ECE 对于术前计划至关重要,不过 ECE 的诊断在不同专家之间具有较大的观察者间差异。在接下来这项研究中,Hou 等[15]开发和验证了一种基于人工智能的工具,用于使用 mpMRI 术前评估局部前列腺癌的 ECE 等级,该研究纳入了来自两个三级医疗中心的根治性前列腺癌患者,为了评估模型的性能和临床适用性,所有的数据评估由人工智能、人类专家和专家-人工智能交互分别独立进行。该研究显示,人工智能能够以定量和客观的方式进行 ECE 分期:该工具在内部和外部验证中的表现都优于专家评分,并可以提高专家的诊断性能;同时它不仅能够直接诊断 ECE,还提供了高度可疑的 ECE 预测区域。

(六)前列腺癌骨转移预测

1. 基于 MRI

骨骼是前列腺癌患者最早发生远处转移的部位,发生骨转移(BM)的患者往往预后较差。在早期对其进行预测,有助于避免对隐匿性骨转移患者进行不适当的外科操作,预防或延缓高风险患者的骨转移发生。利用人工智能对 MRI 中的数据进行定量计算可以提供有助于临床决策的线索,2020 年的一项研究中,Wang 等[16]构建并测试了基于影像组学特征和 t-PSA 的列线图预测前列腺癌患者的 BM 风险,将 T2WI、DWI、DCE T1WI 提取的特征用于评估新诊断的前列腺癌患者的 BM 情况。模型在训练队列和验证队列中都显示了可靠的预测能力,AUC 分别为 0.86 和 0.84,并且比传统的临床特征更能反映 BM 风险,此外,研究还证明了使用该影像组学里的列线图对 BM 进行预测可以改善临床收益。

2. 基于 PET-CT

骨骼和淋巴结为前列腺癌转移最常见的靶组织。Zhao 等[17]收集 3 个医疗中心共

193 例转移性前列腺癌患者的^{68}Ga – PSMA – 11 PET – CT 图像,利用 DNN 模型检测盆骨和淋巴结转移灶。结果显示,该模型检测骨转移灶的阳性预测值达 99%,敏感性达 99%,检测淋巴结转移灶的准确率为 94%,F1 得分为 89%。但在需要手动勾画和测量的复杂可疑病灶诊断方面,该模型的诊断能力尚显不足,还需人工解读和诊断的大量训练数据以建立更加稳定的数据库。

Acar 等[18]的研究回顾了 75 例前列腺癌骨转移患者治疗后的^{68}Ga – PSMA PET – CT 图像,对尚存 PSMA 阳性转移灶及无 PSMA 表达的硬化灶进行纹理分析,比较两类病灶的^{68}Ga – PSMA PET – CT 纹理特征的差异。进一步探索决策树、判别分析、SVM、K 近邻、集成分类器(EC)等机器学习常用参数的效能。结果发现 35 个纹理分析参数中的 28 个对两类病灶有鉴别价值,其中加权 K 近邻的曲线下面积为 0.76,GLZLM 和基于直方图的峰度曲线在鉴别两类病灶中也表现出优异的效能。这说明深度机器学习的^{68}Ga – PSMA PET – CT 图像纹理分析,对于前列腺癌骨转移灶具有良好的鉴别能力。

三、淋巴结转移预测

淋巴结是人体重要的免疫器官,广泛分布在人体的各个部位。淋巴结转移是肿瘤最常见的转移方式,具体过程为肿瘤细胞脱落后穿过淋巴管壁,随着淋巴液被带到汇流区淋巴结,并以淋巴结为中心生长和扩散。淋巴结转移在临床上属于 N 分期,淋巴结转移判断的金标准是术后淋巴结组织的病理检测,但这种方式无法给患者提供术前的治疗指导。淋巴结穿刺活检和影像都是术前临床评估淋巴结转移的方法,淋巴结穿刺活检有创且适用范围有限,影像评估无创,但其精度还有待提高。

(一)乳腺癌前哨淋巴结转移预测

乳腺癌是女性发病率最高的癌症之一,乳腺癌患者前哨淋巴结的转移状态是一个重要的预后因素,并且可以用于指导制订治疗方案。前哨淋巴结通常是乳腺癌淋巴结转移的第一站,临床上常通过穿刺活检的方法评估前哨淋巴结的状态,但穿刺活检是一种有创的检查方式,容易造成并发症,包括肩部功能障碍、神经损伤、上臂麻木和淋巴水肿等。

Dong 等[19]利用乳腺癌原发灶的 MRI 影像组学实现了乳腺癌的前哨淋巴结转移预测。该研究回顾性收集了 146 例乳腺癌患者,通过组织病理学证实了患者是否发生前哨淋巴结转移,并收集了患者基本信息,以及治疗前肿瘤的检验指标,包括年龄、组织学分级、ADC 值、雌激素受体状态、孕激素受体状态、HER2 状态和 Ki67 增殖指数等。该研究训练集包含 92 例患者,验证集包含 54 例患者。

图像分割是提取影像组学特征前的必要步骤。肿瘤原发灶的三维分割由放射科医生完成,并且由另一名放射科医生验证。放射科医生在脂肪抑制的 T2WI 图像和 DWI 图像上均进行 ROI 的勾画。

该研究针对每例患者提取 4 个非纹理特征和 10962 个纹理特征(包含来自 T2WI 图像的 5481 个特征和来自 DWI 图像的 5481 个特征)。使用斯皮尔曼相关性系数评估特征与前哨淋巴结转移状态之间的单变量关联。Bonferroni 校正法用于多重比较和特征降维,最终从原始特征集中筛选出 25 个纹理特征。随后通过 AUC 指标对回归模型进行前向逐步特征选择,选择 AUC 最高的回归模型作为最终预测模型。

针对 T2WI 图像分析的结果显示,纳入 10 个纹理特征的模型在训练集上获得了最高性能,AUC 为 0.847±0.001,敏感性为 0.663±0.003,特异性为 0.816±0.002;在验证集中 AUC 为 0.770±0.003,敏感性为 0.600±0.006,特异性为 0.747±0.004。针对 DWI 图像分析的结果显示,纳入 8 个纹理特征的模型在训练集上获得了最高的性能,AUC 为 0.847±0.001,敏感性为 0.740±0.002,特异性为 0.808±0.002;在验证集中 AUC 为 0.787±0.003,敏感性为 0.695±0.005,特异性为 0.757±0.004。基于 T2WI 图像和 DWI 图像建立的联合模型在训练集中具有最高的 AUC,为 0.863±0.001,敏感性为 0.663±0.003,特异性为 0.816±0.002;在验证集中 AUC 为 0.805±0.004,敏感性为 0.700±0.008,特异性为 0.747±0.005。

该研究表明多参数 MRI 影像中的纹理特征可用于乳腺癌前哨淋巴结转移的预测。但该研究仍存在一些局限性,首先该研究病例数量较少,且为回顾性的单中心研究;其次,最终模型并未融合患者的临床信息,通过加入临床信息将有可能进一步提高模型性能。

(二)食管癌淋巴结转移预测

目前,手术仍然是治疗食管癌的主要方式,有研究显示,无淋巴结转移的患者术后 5 年生存率为 70%~92%,而有淋巴结转移的患者术后 5 年生存率仅有 18%~47%。术前精准评估食管癌患者是否出现淋巴结转移,对于患者的预后评估及治疗策略的制订至关重要。目前术前淋巴结转移判断依赖于影像评估,然而内镜超声、CT、MRI 等影像判断淋巴结转移的准确性有待提高,临床上往往倾向于过度治疗,即使通过术前影像未发现淋巴结转移,也会对患者进行淋巴结清扫术。因此,术前准确判断淋巴结是否转移是临床的迫切需求,影像组学方法对于食管癌淋巴结转移预测具有潜在的价值。

1. 基于 CT

Shen 等[20]利用 CT 影像组学开展了食管癌淋巴结转移的预测。该研究收集了 2016 年 1 月至 5 月间在河南省肿瘤医院接受治疗的病例并进行筛选,最终基于入组的 197 例食管癌患者开展研究。纳入标准为:①患者在接受治疗前进行 CT 扫描;②患者在第一次影像检查后 15 日内接受了淋巴结清扫术;③患者的淋巴结转移状态由病理检查确认。排除标准为:①患者年龄在 18 岁以下;②接受术前放射治疗或化学治疗等进一步治疗的患者;③在其他机构接受过治疗的患者;④组织学分级不明确的患者。按照影像扫描时间先后顺序将患者分成训练集和测试集,其中 2016 年 1 月至 3 月的 140 例患者构成训练集,余下的 57 例患者构成测试集。患者的性别、年龄、肿瘤位置、T 分期和 N 分期等临床信息也被作为变量纳入分析。

该研究邀请两名放射科医生手动分割病灶。两名放射科医生均在影像上分割肿瘤的 ROI,并进行对比确认。获得最终的 ROI 后,该研究提取 788 个影像组学特征,包括一阶直方图统计特征、GLCM、GLRLM 特征,以及小波变换后的 GLCM 和 GLRLM 特征。该研究采用弹性网算法从 788 个特征中筛选出有效特征,并建立预测食管癌淋巴结转移的影像组学标签。弹性网络算法基于 LASSO 回归和岭回归的组合实现。基于十折交叉验证的网格搜索策略确定弹性网的超参数 α 和 λ。其中 $0 < \alpha < 1$ 表示 LASSO 回归和岭回归的弹性权重。当 $\alpha = 0$ 时,模型退化为岭回归,而当 $\alpha = 1$ 时,模型退化为 LASSO 回归。λ 控制模型的稀疏程度,λ 越大,模型最后筛选得到的特征越少。训练过程中得到特征的回归系数,通过特征加权建立影像组学标签。

该研究进一步将 CT 报告中的淋巴结状态和肿瘤位置等变量和影像组学标签一起纳入多元 Logistic 回归模型,并将回归模型以诺模图的形式可视化。通过校准曲线和一致性指数指标评估诺模图的预测性能。

该研究利用弹性网算法选择 13 个有效特征,并建立了预测淋巴结转移状态的影像组学标签。在训练集中,影像组学标签的 AUC 达到 0.806(95% CI 0.732 ~ 0.881),测试集中的 AUC 为 0.771(95% CI 0.632 ~ 0.910)。

在多元 Logistic 回归分析时发现,CT 报告的淋巴结状态不是显著变量,故排除该变量。最终构建的诺模图使用影像组学标签与肿瘤位置作为自变量。诺模图在训练集和测试集预测淋巴结转移状态的 AUC 分别为 0.768(95% CI 0.672 ~ 0.864)和

0.754(95% CI 0.603~0.895)。校准曲线证实诺模图在训练集($P=0.541$)和测试集($P=0.093$)中预测概率与真实概率之间无显著差异。决策曲线分析表明,当诺模图预测概率>15%时,该模型相对于其他治疗方案具有显著的患者获益。以上研究结果表明基于 CT 的影像组学模型在食管癌淋巴结转移预测问题上具有较好的临床应用前景。

2. 基于 MRI

Qu 等[21]利用 MRI 影像组学开展了食管癌淋巴结转移预测的研究。该研究收集了 2015 年 4 月至 2017 年 9 月间在河南省肿瘤医院接受治疗的患者数据并进行筛选,基于最终入组的 181 例食管癌患者开展研究。纳入标准为:①在内镜活检中诊断为食管癌并在 CT 检查中诊断为 T1/T2/T3/T4a 期的患者;②在第一次影像检查后 7 日内接受淋巴结清扫术的患者;③由病理检查证实淋巴结转移状态的患者。排除标准为:①年龄在 18 岁以下的患者;②接受术前放射治疗或化学治疗等治疗的患者;③在其他机构接受治疗的患者;④组织学分级不明确的患者。按照影像扫描时间先后顺序将患者分成训练集和测试集,扫描时间较早的 90 例患者数据构成训练集,余下的 91 例患者构成测试集。

该研究在两个 MRI 序列(T2 – TSE – BLADE 与 Contrast Enhanced StarVIBE)图像中均进行肿瘤区域的勾画。然后从两个序列影像中分别提取 789 个影像组学特征,共计 1578 个特征。该研究采用十折交叉验证的弹性网算法从 1578 个特征中筛选出有效特征,并建立预测食管癌淋巴结转移的影像组学标签。

该研究共筛选出 9 个有效特征,其中 5 个特征的分布在淋巴结转移阳性和淋巴结转移阴性组间存在显著差异。在训练集和测试集中,基于这 9 个特征建立的影像组学标签得分在淋巴结转移阳性与淋巴结转移阴性组间存在显著差异。在训练集和测试集中,影像组学标签预测淋巴结转移的 AUC 分别达到 0.821(95% CI 0.704~0.938)和 0.762(95% CI 0.713~0.812)。

该研究证明了术前多序列 MRI 影像对食管癌患者淋巴结转移状态的预测具有重要价值。影像组学方法可以有效地利用 MRI 图像实现针对不同患者的预测,从而辅助临床决策。

(三)胃癌淋巴结转移预测

胃癌是最常见的消化道恶性肿瘤之一,早期胃癌常常不易被发现,大多数患者在临床上被确诊时,已发展为预后较差的晚期胃癌。晚期胃癌发生淋巴结转移的概率较大,发生淋巴结转移的胃癌患者预后比未发生转移的患者差。术前判断胃癌患者的淋巴结转移情况对于治疗策略的选择(新辅助化学治疗、是否进行术中淋巴结清扫、淋巴结清扫范围等)有重要价值。胃周有 16 组淋巴结,解剖结构复杂,给术前诊断淋巴结转移和术中清扫淋巴结都带来了挑战。淋巴结结构的形态学改变是目前确定淋巴结转移的临床公认标准,但是这些变化并不完全与病理结果一一对应。例如,小淋巴结的变化可能由胃癌转移引起,而大淋巴结的变化可能仅由炎症引起。由此可以看出,当前的淋巴结转移分析方法有潜在缺陷,寻找一种能更准确地识别淋巴结转移状态的方法是临床决策面临的紧迫问题。

1. 基于 CT

Dong 等[22]利用 CT 开展了胃癌淋巴结转移个数(N 分期)的预测研究。该研究从北京大学肿瘤医院、广东省人民医院、郑州大学第一附属医院、镇江市第一人民医院、贵州省人民医院、意大利圣拉斐尔研究医院收集胃癌患者的平扫期/动脉期/静脉期术前 CT 影像、相关临床资料和术后 N 分期。按以下标准纳入患者:①病理诊断为局部进展期胃癌(pT2 – 4aNxM0);②D2 淋巴结清扫术中至少检测 16 个淋巴结;③手术距术前 CT 检查不到 2 周。若患者存在下列情况则排除:①接受过术前治疗(包括放射治疗、化学治疗或其他治疗);②既往有腹部恶性肿瘤或炎症性疾病;③因胃扩张不理想而难以分割肿瘤;④CT 图像伪影严重,导致淋巴结评估困难。该研究共纳入来自国内 5 家医院的 679 例局部进展期胃癌患者,并分为 4 组:1 个训练集(225 例)和 3 个验证集(178 例;145 例;131 例),同时还从意大利收集 51 例患者组成了一个国际验证集。此外,该研究随访了 271 例患者的预后情况用于生存分析研究。

该研究基于患者平扫和增强扫描 CT 影像中胃癌最大层面的图像,提取胃癌病灶的预定义影像组学特征和深度学习特征,并通过特征筛选,构建了预测胃癌淋巴结转移个数的智能模型。具体而言,研究者首先基于手动分割的各期相 CT 影像中病灶的最大层面,分别提取人工定义特征和深度学习特征。其中,人工定义特征包括形态特征,以及分别从肿瘤整体和各局部区域提取的直方图特征、GLCM 特征和 GLRLM 特征。为提取深度学习特征,基于 DenseNet – 201 为 3 个期相 CT 的病灶图像分别建立深度信息提取器。使用多阶段训练的方式调整网络参数。首先修改网络的输出层,将原本的 Softmax 层替换为拥有线性激活函数的单节点,以适应预测 N 分期的需求。其次,导入基于 ImageNet 数据集训练得到的预训练权重,其中修改后的最后一层使用 Xavier 进行参数初始化。接下来使用弱监督学习的方式训练网络,在训练集中对每个患者的原发灶周围图像提取多张 6464 图像块,每个图像块均被视为一个独立训练样本以增加样本量,并结合旋转、镜像、加噪声、平滑滤波、灰度振动等操作进一步扩增样本量。基于这些样本对网络参数进行微调,首先在其他层参数冻结的情况下拟合修改后的最后一层的参数,然后使用较小的学习率对网络进行整体微调。该过程中使用了 L1 – L2 正则以使网络卷积层提取的关键特征更加集中,并减少过拟合风险。在提取深度学习特征时,为了得到更加稳定且显著的特征,该研究将整张 CT 图像输入网络,并在最后一层卷积层得到经过深度网络变换的特征图。基于训练集选择其中与 N 分期最相关的 8 张特征图,提取病灶区域内的直方图特征作为深度学习特征。在组学标签建立的过程中,分别使用 SVM、浅层神经网络、随机森林进行回归建模,使用交叉验证选择最佳模型。最后,将 3 个期相的标签与临床指标通过线性回归进行组合,并建立影像组学诺模图。

该研究基于交叉验证选择了 SVM 构建 3 个影像组学标签,3 个标签分别包括 6 个动脉期 CT 特征、6 个静脉期 CT 特征和 7 个平扫 CT 特征。多变量线性回归分析结果表明,动脉期标签、静脉期标签和术前临床 N 分期为独立的预测因子,进而被选择用于建立影像组学诺模图。

诺模图在训练集上的一致性指数为 0.821,在各验证集上的一致性指数为 0.777 ~ 0.817,显著高于临床模型的诊断效果(一致性指数:0.652 ~ 0.732)。此外,在国际验证集上诺模图的一致性指数达到 0.822(95% CI 0.756 ~ 0.887)。该研究进一步评估了影像组学诺模图在有随访信息数据集上的预后预测价值。诺模图对 OS 表现出较高的预测准确率(一致性指数:0.646,95% CI 0.596 ~ 0.696,$P < 0.0001$)。诺模图评分高的患者 OS 更差(每增加 1 分时 HR 为 1.982,95% CI 1.592 ~ 2.467,$P < 0.0001$)。将单变量分析中所有显著因素纳入多变量 COX 回归,其结果显示诺模图预测值和浸润部位为独立的预后因素。因此,结合了影像组学特征和临床特征的影像组学诺模图在预测生存期方面优于临床 N 分期、临床 T 分期和肿瘤大小等单一指标。上述双变量 COX 回归模型的一致性指数为 0.656(95% CI 0.606 ~ 0.705)。此外,基于得到的深度网络,使用类激活图算法对图像进行可视化,可发现其在 N 分期较高的患者病灶周围显示高亮,表明其有标记高风险病灶的潜在用途。

2. 基于能谱 CT

Li 等[23 – 24] 利用能谱 CT 开展了胃癌淋巴结转移预测的两项研究。在早期研究中,Li 等[23] 从单一中心回顾性收集了 2011 年 11 月至 2017 年 7 月期间经手术病理证实为胃腺癌的患者共 210 例。由两名放射科医生通过回顾内镜报告获得胃癌原发病灶部位,测量并分析由影像获取的特征:肿瘤最大短径(肿瘤厚度)、Borrmann 分型、动脉期和静脉期的碘基值(根据最大截面评估)、动脉期和静脉期的标化碘基值(由同层腹主动脉的碘基值作为标准)和 CT 报告的淋巴结状态。该研究针对连续变量和离散变量分别采用 t 检验或 Mann – Whitney U 检验,以及 χ^2 检验或 Fisher 精确检验对特征进行单因素分析。对上述方法确定的显著特征进行多因素 Logistic 回归,并使用赤池信息准则的后向逐步选择算法排除冗余特征。研究结果显示,由肿瘤最大短径、Borrmann 分型和静脉期碘基值构建的诺模图在训练集(140 例,AUC:0.76,95% CI 0.68 ~ 0.84)和验证集(70 例,AUC:0.79,95% CI 0.68 ~ 0.91)均可以较好地区分 N0 与 N1 ~ 3 的患者。

　　基于上述研究,Li 等[24]又进行了深入研究与扩展,该研究从单一中心回顾性收集了符合入组标准的经手术病理证实为胃腺癌的患者 204 例,并且随机划分为训练集(136 例)和验证集(68 例)。与先前研究不同的是,该研究基于不同能级和不同期相的 CT 影像提取了深度学习特征,以及人工定义的特征。需要说明的是,该研究中深度学习网络的输入是由不同能级图像堆叠而成的 3 通道肿瘤最大截面,再通过拥有 8 层权重且宽度为 8 的网络训练得出深度学习特征。通过 ICC、皮尔逊相关系数,以及单因素分析筛选所有特征,并对比人工神经网络、K 近邻、随机森林和 SVM 4 种模型,利用五折交叉验证构建动脉期和静脉期的影像组学标签。同时,研究采用基于逐步后向选择的多因素回归分析对肿瘤厚度、静脉期标化碘基值和 CT 报告的淋巴结状态,以及动脉期和静脉期的影像组标签进行分析。结果显示,CT 报告的淋巴结状态和 2 个影像组学标签在多因素回归中具有显著性。同时,利用多因素回归系数构建的诺模图在训练集和验证集中均表现出较高的诊断效能,其 AUC 分别为 0.839(95% CI 0.773 ~ 0.904)和 0.821(95% CI 0.722 ~ 0.920),高于基于单能量图像的影像组学模型和基于临床特征的模型。这两份研究针对胃癌患者淋巴结转移预测这一临床问题,提供了一种基于多能级、多期相 CT 影像构建诺模图的方案,有助于提高术前预测胃癌患者淋巴结转移的精度。

3. 基于 MRI

　　Chen 等[25]还开展了利用 MRI 进行胃癌淋巴结转移预测的研究。该研究从 2016 年 2 月至 2018 年 12 月回顾性收集了 118 例(中心 1)和 28 例(中心 2)经病理诊断确定的晚期胃癌患者。将来自中心 1 的 118 例晚期胃癌患者随机分为训练集(71 例)和内部验证集(47 例),来自中心 2 的晚期胃癌患者构成了外部验证集(28 例)。两名放射科医生对轴向 DWI 序列进行了多层肿瘤 ROI 的手动三维分割。该研究收集的患者临床因素包括年龄、性别、肿瘤的主要部位、肿瘤大小、MRI 报告的 T 分期和 N 分期、病理 T 分期、平均 ADC 值、最小 ADC 值和综合肿瘤指标（CA19 - 9，CA72 - 4，CEA）。对于特征筛选和模型构建步骤，研究从 DWI 图像上的肿瘤 ROI 中提取 3D 影像组学特征（包括形状特征、一阶特征和纹理特征）。通过计算 ICC 保留了稳定且可重复的影像组学特征。之后，该研究采用 LASSO 方法进行特征降维，然后利用学习矢量量化方法根据特征对淋巴结转移状态的重要性进行排序。对于该方法确定的前 5 个、10 个、15 个、20 个和 25 个特征组成的每个特征子集，均使用 Logistic 回归和自举聚合法进行十折交叉验证，确认最佳特征子集中的特征数量。采用赤池信息准则进一步进行后向特征筛选，得到影像组学特征，根据相应的 Logistic 回归建立影像组学标签。最终，利用单因素分析筛选出的显著临床特征，结合影像组学标签构建预测胃癌淋巴结转移诺模图。在内部验证集中，影像组学诺模图显示了良好的淋巴结转移预测性能，AUC 达到了 0.857，准确率为 0.851，特异性为0.846，敏感性为 0.853，超过了常规的 MRI 报告的 N 分期和 MRI 衍生模型，在外部验证集中同样得到了相同的验证结果。综上所述，该研究提供了基于 DWI 的胃癌影像组学的研究思路，为晚期胃癌患者的术前淋巴结转移预测提供了有效方法。虽然该研究结果分别经过了内部和外部验证，但如果采集更大的数据量，可能会得到更优、更泛化的预测性能。

（四）结直肠癌淋巴结转移预测

结直肠癌是最常见的恶性消化道肿瘤，术前精准预测结直肠癌患者是否出现淋巴结转移对于患者的预后评估及治疗策略的制订至关重要。CT 是结直肠癌术前的常规检查手段，亦是确定结直肠癌术前淋巴结转移的重要依据，然而基于 CT 影像人工判读淋巴结转移的精度还有待提高。

Huang 等[26] 利用 CT 影像组学开展了结直肠癌淋巴结转移预测的研究。该研究收集了 2007 年 1 月至 2010 年 4 月期间经组织学确诊并已接受根治性手术切除的结直肠癌患者数据，经过筛选最终共纳入 326 例患者构成训练集。收集 2010 年 5 月至 2011 年 12 月期间的 200 例患者作为独立验证集，并收集患者的临床和病理信息，包括年龄、性别、术前组织学分级、癌胚抗原水平和 CT 检查日期，其中癌胚抗原水平数据通过患者术前 1 周内的常规血液检查获得。

该研究收集了所有患者的静脉期 CT 图像，由放射科医生完成病灶最大层面 ROI 的勾画。使用阈值分割算法去除 ROI 内低于 50HU 和高于 300HU 的像素，以排除空气及钙化区域。然后从 ROI 中提取了基于灰度直方图和基于 GLCM 的两类纹理特征。

该研究选用独立样本 t 检验或 Mann-Whitney U 检验评估训练集与验证集间的年龄差异,采用秩和检验比较训练集和验证集间分类变量的差异。分类变量包括性别、原发部位、癌胚抗原水平、CT 报告的淋巴结状态、组织学分级及淋巴结转移状态。

采用 LASSO 回归方法在训练集上选择最有效的预测特征,基于所选特征的线性组合构建影像组学标签,进而在训练集中基于影像组学标签建立淋巴结转移预测模型。采用以赤池信息准则为停止标准的后向逐步选择法,在训练集上使用多变量 Logistic 回归方法建立影像组学诺模图。

淋巴结转移率在训练集和验证集之间没有显著性差异($P=0.925$)。其他临床指标在两个集合之间也没有显著性差异。

从不同放射科医生勾画的 ROI 和从同一放射科医生不同时间多次勾画的 ROI 中提取的特征均具有较好的一致性。在整个数据集中,103 例患者的 CT 主观报告为淋巴结阴性,但被确诊为淋巴结阳性,102 例患者的 CT 主观报告为淋巴结阳性,但被确诊为淋巴结阴性。因此,CT 主观报告预测淋巴结转移的准确率为 0.61。

在训练集上使用 LASSO 回归模型从 150 个特征中筛选出 24 个显著特征,基于显著特征在训练集构建影像组学标签。

在训练集中淋巴结转移阳性患者与淋巴结转移阴性患者的影像组学得分有显著性差异($P<0.001$),这一结果也在验证集中得到证实($P<0.001$)。影像组学标签在训练集上的一致性指数为 0.718(95% CI 0.712~0.724),在验证集上的一致性指数为 0.773(95% CI 0.764~0.782)。

Logistic 回归分析结果显示,影像组学标签、癌胚抗原水平和 CT 报告的淋巴结状态是淋巴结转移状态的独立预测因子。纳入上述独立预测因子构建模型并通过诺模图的形式呈现。

诺模图在训练集上预测淋巴结转移的校准曲线表明预测值和观察结果具有很好的一致性,Hosmer-Lemeshow 检验的 P 值为 0.916。诺模图在训练集上的一致性指数为 0.736(95% CI 0.730~0.742)。

内部验证集包括 60 个患者影像,由两名放射科医生勾画 ROI 区域。基于第一个放射科医生勾画的 ROI 区域,诺模图的一致性指数为 0.759(95% CI 0.727~0.791),基于第二个放射科医生勾画的 ROI 区域,诺模图的一致性指数为 0.766(95% CI 0.735~0.797)。在独立验证集上诺模图的一致性指数为 0.778(95% CI 0.769~0.787),校准曲线表现出很好的一致性,Hosmer - Lemeshow 检验的 P 值为 0.196。进一步将组织学分级纳入模型,模型的一致性指数(0.788;95% CI 0.779～0.797)得到一定提升,但改善不显著。

决策曲线显示当阈值概率 >10% 时,使用诺模图预测淋巴结转移能使患者有更大的获益。该研究基于临床特征和影像组学标签构建并验证了一个诺模图,可在术前实现对结直肠癌患者淋巴结转移的预测。诺模图包含 3 个预测因子,分别为影像组学标签、癌胚抗原水平和 CT 报告的淋巴结状态。

该研究针对结直肠癌术前淋巴结转移预测问题,基于 CT 影像数据提取影像特征,首次将影像组学方法应用到该临床问题中,为该领域的研究者提供了很好的范例。该研究使用 LASSO 回归方法筛选显著特征并建立预测模型,模型在验证集上具有很好的预测性能,这表明该模型具有很高的鲁棒性。

(五)颌面部肿瘤区域淋巴结转移

在颌面部恶性肿瘤的治疗过程中,是否存在区域淋巴结转移可直接影响治疗方案的选择和预后情况。Ariji 等[27] 使用 AlexNet 模型及 Caffe 框架学习口腔癌患者颈部淋巴结的 CT 图像。图像数据包括来自 45 例口腔鳞状细胞癌患者的 127 个经组织学证实的阳性颈部淋巴结,以及 314 个经组织学证实的阴性淋巴结的 CT 图像。图像分类系统的性能导致准确率为 78.2%,敏感性为 75.4%,特异性为 81.0%,阳性预测值为 79.9%,阴性预测值为 77.1%,AUC 为 0.80。这些数值与放射科医生发现的数值没有显著差异。

Romeo 等[28] 采用从原发性肿瘤病变(PTL)中提取的纹理分析特征的影像组学机器学习方法预测口咽(OP)和口腔(OC)鳞状细胞癌(SCC)患者的肿瘤分级和淋巴结状态。对 40 例 OP 和 OC SCC 患者的对比增强 CT 图像进行后处理,从 PTL 中提取纹理分析特征。应用特征选择方法和不同的机器学习算法来寻找最准确的特征子集来预测 TG 和 NS。结果表明应用于 PTL 的影像组学机器学习方法能够预测 OC 和 OP SCC 患者的肿瘤分级和淋巴结状态。

四、肿瘤治疗方案选择

(一)鼻咽癌治疗方案的选择

以往研究证据表明,影像组学特征可以预测治疗效果,并能筛选出对特定治疗方式敏感的患者。虽然基于影像组学的预后模型对局部晚期鼻咽癌的治疗决策有一定的指导作用,但这些模型在建模时并未考虑治疗方式的影响;一些疗效预测标签虽然可以识别哪些患者可以从诱导化学治疗中获益,但难以预测患者是否更适合其他治疗方式。建立预后模型时引入治疗交互信息可以开发出帮助推荐个性化治疗方式的综合性预后模型,进而可以提供更丰富的预后风险和疗效信息,更加方便地辅助临床医生进行精准的治疗决策。

针对局部晚期鼻咽癌患者,Zhong 等[29]开发了一个多任务学习的影像组学模型,从患者治疗前的 MRI 图像中同时学习预后标签和疗效预测标签,并联合其他临床预后因子建立了多任务智能决策模型。该模型可以预测鼻咽癌患者接受不同治疗方式的预后,并据此相应地推荐最佳治疗方案。该研究从中山大学附属肿瘤医院、中山大学附属第五医院、中山大学附属佛山医院和桂林医科大学附属医院等 4 家医院中回顾性收集了 1872 例 T3N1M0 期鼻咽癌患者的治疗前多序列 MRI 影像和临床数据。所有患者均在 2010 年 1 月至 2017 年 6 月间接受过治疗。纳入标准为:①被诊断为 T3N1M0 期鼻咽癌;②接受了 ICT + CCRT 治疗或单独的 CCRT 治疗;③接受了调强放射治疗(IMRT);④在接受治疗前做过 MRI 扫描。排除标准为:①在根治性治疗过程中接受辅助化学治疗、靶向治疗或生物制剂治疗;②在入院前曾接受过化学治疗或放射治疗;③患有其他恶性肿瘤;④在 MRI 图像中存在伪影、模糊、断层和无序切片。为了减少临床医生的主观意愿对治疗方案选择的影响,该研究采用最近邻匹配方法,以 1∶1 的比例筛选出了 1206 例基线临床特征匹配的患者。中山大学附属肿瘤医院的 1008 例匹配的患者数据作为训练集和内部测试集,其他 3 家医院的 198 例匹配的患者数据作为外部测试集。除了治疗前的 EBV DNA 水平,其他基线临床特征,如性别、年龄、TNM 分期、吸烟、饮酒等并未在这 3 个数据集之间展现出显著的差异。中位随访时间在训练集、内部验证集和外部验证集上分别为 64.0 个月(四分位距:53.4 ~ 78.3)、65.7 个月(四分位距:52.9 ~ 77.6)和 63.3 个月(四分位距:50.9 ~ 76.6)。截止到最后的随访时间,各数据集中分别有 107/684(15.6%)、55/324(17.0%)和 35/198(17.7%)例患者出现了疾病进展。该研究的主要研究临床终点是无病生存期(DFS),其定义为从最初确诊日期到疾病复发日期或死亡日期的时间。

该研究在患者接受任何抗肿瘤治疗的两周前采集患者的 3 个序列的 MRI 图像(T1WI,T2WI 和对比增强 T1WI)。对于每个 MRI 序列,由两名经验丰富的放射科医生在每个轴向的 MRI 图像上手工勾画原发病灶的 ROI。

考虑到 MRI 机型和扫描参数对图像灰度强度造成的偏差,该研究对 MRI 图像进行插值和归一化处理,以使图像灰度匹配到模板灰度空间。该研究使用 SE – ResNet 架构作为骨干网络,并结合多实例学习方法从 MRI 图像中提取深度影像组学特征。然后,输入 3 个 MRI 序列的深度影像组学特征,构建了一个联合的全连接神经网络,该网络由共享的主干网络和两个任务特定的子网络组成,可同时预测预后和治疗反应。预测预后的子网络的输出是对疾病进展风险的评估,而另一个子网络的输出是对接受 ICT + CCRT 与接受 CCRT 间的疾病进展的相对风险的评估。在预测治疗反应的子网络中,为考虑治疗方式和激活单元之间的相互作用,采用了改进的协变量方法。该研究选取对数 Cox 偏似然函数作为损失函数,并结合随机梯度下降算法,在训练集上训练特征提取网络和标签建立网络。结合独立临床预后因素、预后标签和疗效预测标签,采用多变量 Cox 比例风险回归方法建立了多任务智能决策模型(CPTDN)。使用 CPTDN 可以得到每个患者在接受不同治疗方案时的预后风险评估结果,根据治疗方式间的预后风险差异可以制订个性化治疗建议。对于 CPTDN 的预后性能,该研究使用临床预后特征分别在训练集上,在训练集的 CCRT 人群中和在训练集的 ICT + CCRT 人群中构建了模型。此外,为了对比疗效预测标签在预后评估中的增量价值,该研究还基于训练集构建了模型。

研究表明,预后标签在训练集中对 DFS 展现了良好的预测性能,一致性指数为 0.772。相似的预后预测性能在内部验证集和外部验证集上也得到验证,一致性指数分别为 0.733 和 0.681;疗效预测标签在所有数据集上都展现了与疗效的强相关性(Wald 检验:$P < 0.001$),然而没有一个临床因子展现出与疗效显著的相关性。多变量 COX 比例风险分析识别出了预后标签、疗效预测标签与治疗因子间的交互项,治疗前的 EBV DNA 水平和年龄作为独立的预后风险因子,并由此构建了 CPTDN。校准曲线表明,CPTDN 与实际观察的 3 年和 5 年无病生存率有较好的一致性。使用多变量 COX 比例风险分析,分别由年龄和治疗前的 EBV DNA 水平构建,由肿瘤体积和治疗前的 EBV DNA 水平构建,由预后标签、年龄和治疗前的 EBV DNA 水平构建。在各个数据集的特异治疗亚组中,CPTDN 获得了最佳的预后能力。并且,在各个数据集中,相比于其他的预后模型,CPTDN 的一致性指数也是最高的,分别为 0.868、0.856 和 0.851。

危险分层分析表明,CPTDN 可成功将患者分为 DFS 差异显著的低危组和高危组。此外,当使用临床因子或 MRI 机型参数(包括性别、C – 反应蛋白水平、吸烟状态、肿瘤家族史、肿瘤体积、磁场强度和 MRI 的制造商)进行分层时,亚组分析表明 CPTDN 仍具有良好的危险分层能力。

基于 CPTDN，将 ICT + CCRT 与 CCRT 间的疾病进展风险评估差异作为疗效差异。该研究使用 ICT + CCRT 和 CCRT 间的 5 年疗效差异将所有患者分成 ICT – preferred 组和 CCRT – preferred 组。在训练集中的 ICT – preferred 组，ICT + CCRT 是患者首选的治疗方案，相比于单独的 CCRT 可以为患者带来显著更长的无疾病进展生存期（HR = 0.21，Log – Rank检验：$P < 0.001$），类似的结果也在内部测试集（HR = 0.17，Log – Rank 检验：$P < 0.001$）和外部测试集（HR = 0.24，Log – Rank 检验：$P = 0.022$）上得到了验证。在训练集中的 CCRT – preferred 组，相比于 ICT + CCRT，单独的 CCRT 是首选的治疗方案（HR = 5.34，Log – Rank 检验：$P < 0.001$），这个结果也在内部（HR = 6.24，Log – Rank 检验：$P < 0.001$）和外部（HR = 12.08，Log – Rank 检验：$P < 0.001$）测试集上被证实。此外，亚组分析表明 CPTDN 的疗效预测能力也不受性别、年龄、肿瘤体积、机型的影响。

总之，该研究在多中心的数据集上开发并验证了一种无创的多任务智能决策模型，可以预测 T3N1M0 期鼻咽癌患者接受不同治疗方案时的预后，并据此相应地推荐最佳的治疗方案。该研究可为局部晚期鼻咽癌患者的个性化治疗和优化管理提供一种无创、有效的工具。

（二）早期肝癌治疗方案的选择

手术切除（SR）和射频消融（RFA）是治疗早期原发性肝癌（HCC）的两种主要方法。许多学者已经进行了广泛的随机临床试验来比较在早期 HCC 治疗中接受 RFA 和 SR 的长期生存率，但没有得到统一的结论。针对患者的最佳治疗策略仍是一个有争议的问题。先前的研究表明，肝功能不全、肿瘤负荷和肿瘤位置是与 RFA 和 SR 选择相关的重要因素。但是在临床实践中，这些临床指标的应用仍然有限并且模棱两可。因此，迫切需要探索新的个性化预测方法，在治疗前从 RFA 或 SR 中选择疗效最佳的方案。

在临床上，CEUS 在追踪 HCC 微循环灌注方面具有优势。先前的研究表明，CEUS 的可量化指标与 RFA 或 SR 的治疗效果有关。影像组学作为量化分析的手段，为早期 HCC 患者 RFA 和 SR 之间的个性化选择提供了新方法。

针对早期 HCC 患者，Liu 等[30] 构建了影像组学模型用于 RFA 和 SR 治疗方案之间的选择，该研究纳入了 2008 年 1 月至 2016 年 1 月的 470 例肝癌患者的影像和临床化验资料，患者在 RFA（n = 243）或 SR（n = 227）之前的一周内接受了 CEUS 检查。HCC 的诊断依照欧洲肝病研究协会发布的诊断标准。纳入标准为：最大直径 ≤5.0cm 的孤立性原发肿瘤;Child – Pugh A 级肝功能良好;体能状态评分为 0 或 1;对于无肿瘤进展的患者,随访时间 >24 个月。排除标准如下:CEUS 影像质量差(例如,整个肿瘤和周围肝实质未在超声图像上同时清晰显示);在 CEUS 检查过程中过度移动。患者接受 RFA 还是 SR 由多学科联合会诊小组根据患者的肿瘤大小、肿瘤位置、肝功能、身体状况和患者的意愿最终决定。最后,该研究回顾性纳入了 419 例患者的 CEUS 影像(RFA:n = 214,SR:n = 205),并按照 2:1 的比例将 RFA 和 SR 两组患者分别随机划分为训练集和测试集。

该研究在患者接受 RFA 或 SR 之前采集 HCC 病灶的 CEUS 影像,采集设备为 Philips iU22 或 Toshiba Aplio。在采集过程中,研究人员通过调节扫描声窗和深度,在扫描位置上同时显示肿瘤的纵切面及其周围的肝实质,然后通过肘部给患者注射超声造影剂并采集约 3 分钟的动态 CEUS 视频,两种超声设备的帧速均为 20 ~ 25 帧/秒。

该研究在患者接受治疗后 1、3、6、9 和 12 个月,以及之后的每 3 ~ 6 个月对患者进行随访,进行血清甲胎蛋白和影像学检查(增强 CT 扫描或增强 MRI 扫描)。治疗后一个月评估消融的疗效。成功消融定义为肿瘤完全消融或至少消融 5mm 的切缘。根据执行 RFA 或 SR 到肿瘤进展的影像学诊断(局部肿瘤进展、新的肝内肿瘤、血管浸润或远处转移)计算 PFS。

该研究对 3 分钟 CEUS 视频进行分析,肿瘤标注由超声科医生使用 ITK – SNAP 手动勾画。在肿瘤标注过程中,医生只在肿瘤明显的一帧图像上对肿瘤边界进行勾画。然后研究者根据这些肿瘤标注的最顶部、最底部、最左侧和最右侧边界点来自动创建一个矩形边界框,并将 ROI 定义为此边界框向外扩展 1cm 的区域,使得整个肿瘤区域和周围的部分肝实质都被包含在内,之后在 CEUS 的每一帧上自动生成这样的 ROI。医生也可以在某些帧对 ROI 进行手动校正。研究者分别利用 RFA 组和 SR 组的标注结果构建了预测 PFS 的影像组学模型(RFA 组为 R – RFA,SR 组为 R – SR)。

R – RFA 和 R – SR 为基于 CNN 的 COX 比例风险回归模型(COX – CNN),旨在根据动脉期、门脉期和延迟期的 ROI 自动学习预测 RFA 或 SR 中 PFS 的 CEUS 特征。对于每例患者,使用 R – RFA 或 R – SR 计算对应的生存风险并将其作为影像组学标签。对于接受 RFA 或 SR 治疗的患者,通过 X-tile 软件在训练集中评估基于生存风险的分层阈值,然后将训练集和验证集均分为低风险和高风险亚组,并绘制不同亚组中对 PFS 的 Kaplan – Meier 生存曲线。一致性指数被用于衡量 R – RFA 和 R – SR 的预测性能,一致性指数 > 0.70 时,被认为具有较好的预测性能。

为建立便于使用的诺模图,实现对 RFA 和 SR 的个性化预测,研究者通过多变量 COX

回归分析评估了临床变量和影像组学标签对预后预测的影响。其中临床变量包括年龄、是否患有肝硬化、病因、甲胎蛋白、谷丙转氨酶、白细胞计数、血小板、凝血酶原时间、总胆红素、白蛋白、是否位于血管周围、是否位于肝脏边缘(包膜下位置或与膈肌、胃肠道和胆囊相邻)、肿瘤大小和 ALBI 分级。使用赤池信息准则的后向逐步方法选择具有显著预后价值($P<0.05$)的临床变量和影像组学特征来构建诺模图,用于个性化预测 RFA 或 SR 的两年无进展生存率。同时在训练集和验证集中绘制 RFA 和 SR 诺模图的校准曲线,分别比较其对于两年无进展生存率的预测和实际观察结果。另外,使用决策曲线分析来比较在不同阈值下使用和不使用影像组学标签之间的患者获益。

为了优化所有入组 HCC 患者在 RFA 和 SR 之间的治疗选择,该研究使用 R - RFA 将 RFA 组按照低风险和高风险进行初步分层(RFA - oriLR 和 RFA - oriHR),然后再利用 R - SR 将此组患者分为低风险和高风险亚组(RFA - reLR 和 RFA - reHR),同样,SR 组也分别用 R - SR(SR - oriLR 和 SR - oriHR)和 R - RFA(SR - reLR 和 SR - reHR)分为低风险和高风险亚组。使用 Mann - Whitney U 检验比较不同危险因素之间的差异,从而利用互换的影像组学模型对这种重新分层的有效性进行研究和探讨。在 RFA 或 SR 组中,利用不同影像组学模型将原始分层和二次分层之间的重叠和非重叠患者分为 4 个亚组,并重点研究 RFA 组中 RFA - oriHR 和 RFA - reLR 之间,以及 SR 组中 SR - oriHR 和 SR - reLR 之间的非重叠患者。应用 RFA 和 SR 诺模图来计算这两个非重叠亚组中患者的两年无进展生存率,使用 t 检验定量比较 RFA 和 SR 对应的预后预测效果。

这项研究纳入了 419 例患者(RFA:214,SR:205),其中 RFA 组所有患者均成功消融。RFA 组和 SR 组之间的所有临床变量均无显著性差异($P>0.05$)。RFA 和 SR 组随访时间的中位数分别为 92.1 个月和 66.9 个月。在 RFA 组中,有 92 例(92/214,43.0%)患者发生了进展,包括局部肿瘤进展(12,5.6%)、肝内转移(64,29.9%)、血管侵犯(4,1.9%)和肝外转移(12,5.6%)。在 SR 组中,有 90 例患者(90/205,43.9%)发生了进展,包括局部肿瘤进展(0)、肝内转移(75,36.6%)、血管侵犯(6,2.9%)和肝外转移(9,4.4%)。RFA 和 SR 之间的 PFS 无统计学差异(中位 PFS:RFA 组为 81.6 个月;SR 组为 59.7 个月,$P=0.12$)。将患者随机分为训练集(RFA:149,SR:144)和验证集(RFA:65,SR:61)。同时,确保 RFA 组和 SR 组的训练集和验证集之间的 PF 和临床变量均无显著差异($P>0.05$)。

该研究基于深度学习 R - RFA 模型和 R - SR 模型来估计生存风险,进一步利用 X - tile 生成最佳分层阈值,将患者分为低风险和高风险亚组。在 R - RFA 中的阈值为 -0.1,

在 R – SR 中的阈值为 0.7。对于 RFA 组,训练集和验证集中高风险亚组的比例分别为 23.49% 和 35.38%。对于 SR 组,比例分别为 48.61% 和 37.10%。在 RFA 和 SR 组进行分层后,Kaplan – Meier 生存分析显示出在训练集和验证集中的低风险和高风险亚组之间均存在显著性差异(所有集合中 $P < 0.005$)。训练集和验证集中 R – RFA 的一致性指数分别为 0.754(95% CI 0.701 ~ 0.808)和 0.726(95% CI 0.650 ~ 0.802),HR 分别为 5.543(95% CI 3.381 ~ 7.086)和 5.384(95% CI 3.018 ~ 7.8 21)。R – SR 模型的训练集和验证集中的一致性指数分别为 0.787(95% CI 0.735 ~ 0.838)和 0.741(95% CI 0.640 ~ 0.852),HR 分别为 2.903(95% CI 2.223 ~ 3.792)和 3.477(95% CI 2.512 ~ 4.250)。

COX 回归分析确定了年龄($P = 0.013$)、PLT($P = 0.026$)、肿瘤大小($P = 0.045$)和影像组学标签($P < 0.0001$)是 RFA 预后的独立预测因子,ALT($P = 0.039$)、ALB($P = 0.013$)、肿瘤大小($P = 0.043$)和影像组学标签($P < 0.0001$)是 SR 预后的独立预测因子。基于这些变量,研究者建立了针对 RFA 和 SR 个性化 PFS 预测的诺模图。在训练集和验证集中,两个诺模图的校准曲线在预测结果和观察结果之间显示出良好的一致性。Hosmer – Lemeshow 检验校准曲线没有显著性偏差(RFA 组训练集和验证集的 P 值分别为 0.330 和 0.479,SR 组训练集和验证集的 P 值分别为 0.209 和 0.403)。基于 RFA 和 SR 组的两年无进展生存率预测,该研究进一步将 RFA 和 SR 诺模图应用于患者分层,得到 RFA 的最佳分层间值为 1.6,SR 为 1.2。在训练集和验证集中,RFA 诺模图的一致性指数分别为 0.741(95% CI 0.690 ~ 0.799)和 0.727(95% CI 0.676 ~ 0. 841),SR 诺模图的一致性指数分别为 0.789(95% CI 0.744 ~ 0.845)和 0.719(95% CI 0.642 ~ 0.820)。RFA 诺模图的决策曲线分析仅使用了年龄、PLT 和肿瘤大小作为临床变量。结果表明,对 RFA 组患者而言,如果患者的疾病进展风险概率 > 30%,较临床变量相比,使用影像组学标签进行预后评估将为患者带来更高收益。进一步对 SR 诺模图进行相同的分析,发现如果疾病进展风险概率 > 15%,使用影像组学标签进行风险评估比仅使用临床变量带来更多的患者获益。

R – RFA 和 R – SR 模型在相应组(RFA 和 SR)中均实现了有效的预后分层。经 Mann – Whitney U 检验证明,两个患者组的二次分层也都存在显著差异($P < 0.001$),这表明 R – RFA 和 R – SR 有效地将 SR 和 RFA 分为低风险亚组和高风险亚组。同时,在 RFA 组中发现了 151 例患者属于同一亚组(低风险 130 例,高风险 21 例),但是有 63 例患者的风险类别改变,其中 37 例最初被认为是 RFA 高风险的患者被判定为 SR 低风险,占原先高危人群的 63.8%,占整个 RFA 组的 17.3%。之后,该研究应用 RFA 诺模图和

SR 诺模图分别计算了这 37 例患者的两年无进展生存率。平均无进展生存率从 0.62 ± 0.10 增加到 0.74 ± 0.10，表明如果这些患者接受 SR 代替 RFA 治疗，则两年无进展生存率的期望值显著提高（$P < 0.001$）。同样，在 SR 组中，确定了原先被认为是 SR 高危患者的 56 例患者为 RFA 低风险，占原始高危亚组的 60.2%，整个 SR 组的 27.3%。诺模图分析表明，他们的两年无进展生存率从 0.76 ± 0.12 增加到 0.91 ± 0.05（$P < 0.001$）。

该研究证明了基于深度学习的影像组学模型和诺模图可以应用于术前 CEUS 检查中早期 HCC 患者的预后预测，并优化 RFA 和 SR 的治疗方案选择。

五、肿瘤复发预测

肿瘤复发是引起患者死亡的一大原因。肿瘤复发是指治疗后的患者经过一段时间后又重新出现肿瘤，并且在此期间肿瘤无法被检测到。对于生长快速的肿瘤，其治疗手段越少，治疗后复发的可能性也越大。肿瘤复发的类型主要包括局部复发、区域复发和远端复发。局部复发是指复发肿瘤在原来发生的部位，区域复发是指复发肿瘤发生在原始部位附近，而远端复发是指复发肿瘤发生在原始部位外的其他部位（通常是肺部、肝脏、骨骼或大脑），离原始部位有一定的距离。

肿瘤的复发通常意味着不良的预后，因此，对于复发的预测也一直是临床研究热点。针对不同的肿瘤，都有相应的病理组织学或影像学研究提出某些与复发相关的临床风险因子。然而，这些预后因子往往是术后获得的或者需要组织活检。最近，越来越多的研究将影像组学方法与肿瘤的复发联系起来，利用影像组学算法提取定量的肿瘤异质性特征，在术前通过大量的影像特征建立影像组学模型，个体化地精准预测肿瘤的复发。基于定量特征的影像组学标签在一些肿瘤中已表现出较好的复发预测效果[10]。

（一）肺癌复发预测

立体定向消融放射治疗（SABR）是早期肺癌患者的标准治疗方案之一。SABR 可以达到良好的术后肿瘤局部控制率。然而，在用 SABR 治疗后，患者经常出现辐射引起的肺损伤，其与肺癌复发的表现相似，需要鉴别出复发病灶并进行手术切除。使用 CT 影像早期检测局部复发可以对患者进行及时的手术治疗，并且手术治疗已被证明对于这类患者是有效的。精准的复发检测可以避免对仅有良性纤维化的患者进行不必要的扫描和干预。

局部复发的中位时间通常为 SABR 后 15 个月，但一小部分患者也可能在 5 年后出现。一些定性的 CT 特征已被证实为复发的高危预测因子,包括肿瘤的不透明度增加、一年后的增大、从一次扫描到下次扫描的连续增大、凸出的边缘、线性边缘消失等。然而,定性特征在不同医生之间的一致性较差。

Mattonen 等开展了一项影像组学评估 SABR 后复发的研究[31-32],并将影像组学与放射科医生的判断进行对比。该研究纳入了接受 SABR 治疗的 T1/T2N0 期 NSCLC 患者。根据基线因素(包括放射治疗计划目标体积大小、肿瘤位置和分次),15 例有局部复发的患者按照 1:2 比例与没有复发但有放射性肺损伤的患者进行匹配。使用风险适应方法对这些患者以 3~8 个等级分别进行 54~60Gy 剂量的放射治疗。在 15 例局部复发患者中,7 例患者的复发经活检确诊,其余 8 例患者则根据 CT、PET 结果和随后的临床结果确定为局部复发。患者在接受 SABR 治疗后 3 个月、6 个月和 12 个月,以及此后每 6 到 12 个月接受标准的随访并进行 CT 检查。

3 名胸部放射肿瘤专家(观察者 1~3)和 3 名放射科医生(观察者 4~6)根据所有的随访图像判断患者属于良性损伤、无复发或局部复发。在评估过程中,他们对真实的结果并不知情,以保证医生判断的客观性。临床医生利用患者在接受 SABR 之后第一次随访时的影像对局部复发进行了评估,并计算了临床医生判断结果的总体准确率、假阳性率、假阴性率;同时,还根据所有随访的信息和可用的图像进行了评估,并计算了医生评估结果的敏感性和特异性。该研究还使用了 kappa 值来度量 6 个评估者判断结果的一致性。kappa 值表示一致性,随着 kappa 值接近 1,一致性增加(轻微一致 = 0.01~0.20,一般 = 0.21~0.40,中等 = 0.41~0.60,大部分一致 = 0.61~0.80,几乎完全一致 = 0.81~1.00)。统计分析的显著性水平为 0.05。

该研究从放射治疗巩固区域和外围区域提取了 CT 影像组学特征,总共在两个区域中计算了 22 个一阶特征和 22 个二阶灰度共生矩阵纹理特征。在三维分割后的体素内沿着 4 个相邻体素方向计算灰度共生矩阵,纹理特征在所有方向上取平均值。此外,在巩固区域中,计算了 16 个基于大小和基于形状的特征。最终,共有 44 个从外围区域提取的特征,60 个从巩固区域提取的特征,每个图像共提取出 104 个特征。

为了确定医生在整个随访过程中对复发的评估能力,该研究报道了医生利用随访期间任何一个时间点的 CT 影像来判断复发结果的敏感性和特异性。不同的医生对诊断复发具有不同的敏感性和特异性。在所有观察者中,医生判断结果的中位敏感性为 83.8%(67%~100%),中位特异性为 75.0%(67%~87%)。所有 6 名观察者之间只有中等程度的一致性,所有 82 次评估之间的平均 kappa 值为 0.54。在所有情况下,放射科医生

（观察者 4 ~ 6）的特异性低于放射肿瘤学家（观察者 1 ~ 3），但平均而言,放射科医生检测复发方面具有更高的敏感性。每名医生首次正确检测局部复发的平均时间均在患者接受 SABR 后 1 年。然而,放射科医生（平均 13.4 个月）通常能够比放射肿瘤学家（平均18.2 个月）更早地检测到复发。

尽管观察者被告知该数据集包含 30% ~ 40% 的局部复发,但不同观察者判断为复发的实际百分比有所不同。3 名放射肿瘤学家判断出 38% 的患者存在复发,与实际复发患者的百分比一致。然而,3 名放射科医生判断出 49% ~ 53% 的患者存在复发,比实际复发患者的百分比更高。不同医生对评估结果的确定性认识差异很大,观察者之间几乎没有达成一致。一名放射肿瘤学家（观察者 2）和 3 名放射科医生（观察者 4 ~ 6）倾向于将大多数图像评价为非常确定。在所有图像中,医生评估确定性的 kappa 值为 0.06,表明只有轻微的一致性。对于所有非复发图像,约有 5%（30 例患者中的 17 例）建议使用 PET成像进行额外检查。还有 8 例患者,其中至少有 1 名观察者建议进行更多的侵入性干预,包括对仅有良性损伤的患者进行活检或立即干预。

为了确定最终的影像组学特征集合,该研究利用交叉验证选择其中出现次数最多的5 个特征,这些特征包 4 个外围区域特征（最小灰度级、灰度同质性、灰度相关性和灰度能量）和 1 个巩固区域特征（灰度均匀性）。研究表明,多数特征都是在外围区域内提取出的形状特征。为了评估这种特征的预测能力,进行留一交叉验证,发现影像组学特征产生的评估误差为 23.7%,假阳性率为 24.0%,假阴性率为 23.1%。影像组学特征表现出对训练集和测试集大小差异的鲁棒性,验证方法从留一法改为三折交叉验证时,影像组学分类误差仅增加 8%。

该研究中,医生对术后 SABR 的 CT 图像评估具有较好的敏感性和特异性。同时,医生在治疗后 6 个月内对复发的诊断能力普遍较差,影像组学评估却可以表现出更好的预测能力,说明影像组学方法有很大的潜力成为临床使用的辅助决策工具,它可以更早地提供复发预测,减少不必要的有创检查。

（二）肝癌复发预测

1. 肝癌术后早期复发预测

对于 HCC 患者,通常采用肝移植、部分肝切除和 RFA 等手段进行治疗,其中部分肝切除仍然是非肝硬化患者和肝功能良好的肝硬化患者的首选治疗方案。即使对于中晚期的 HCC 患者,肝切除后也有长期的生存益处。然而,术后复发仍是导致 HCC 患者治疗后死亡的主要因素之一,目前肝癌的 5 年术后复发率达到 60% ~ 80% 。

从手术切除到复发的时间间隔是影响患者生存的独立预后因素,早期复发(≤1 年)的 HCC 患者预后比晚期复发者(>1 年)差。即使在小病灶(≤3cm)的肝癌患者中,手术切除后仍会有早期复发的情况。因此,HCC 患者需要被更好地分层。对早期复发的高危患者应考虑采用替代治疗和术前辅助治疗的策略。之前的研究已经证实了与切除后 HCC 的早期复发相关的几个危险因素,其中病理学特征(如微血管侵犯)十分重要。然而,与早期复发相关的病理特征只能通过有创活检或术后病理来确定。因此,改善患者治疗策略的主要障碍之一是缺乏有效、无创的复发预测工具。前期研究发现,28 个增强 CT 的影像特征可以重建 78% 的 HCC 基因表达谱,影像组学为 HCC 术后的复发提供了潜在的预测方法。

Zhou 等[33]探索了基于 CT 的影像组学术前预测 HCC 早期复发的能力,实现了对 HCC 患者更好的风险分层,以进行相应的外科治疗和辅助治疗。该研究纳入 215 例接受过部分肝切除的 HCC 患者,所有患者都有至少一年的随访信息,随访的终点事件是复发。与早期复发相关的临床风险因素包括年龄、性别、乙型肝炎表面抗原或丙型肝炎抗体状态、CEA、Child – Pugh 分级、BCLC 分期等。除此之外,还纳入医生判读的定性影像学特征,包括肿瘤直径、肿瘤数量、坏死、静脉血栓形成、肝硬化等指标。该研究首先对所有的临床类别因子采用 χ^2 检验和 Fisher 精确检验,比较早期复发和非早期复发组中的差异性,选择单因素分析中 P 值 <0.1 的变量,然后采用前向 Logistic 回归方法进行多变量分析,最终将多变量分析中 P 值 <0.05 的变量纳入临床模型。

该研究的影像组学特征提取过程如下:首先,对原始图像利用拉普拉斯带通滤波器进行滤波,形成一系列由粗到细的不同尺度的肿瘤 ROI;然后,在这些区域上分别提取纹理特征,充分挖掘图像不同尺度的信息。从每个患者的动脉期和静脉期图像上提取共 300 个影像组学特征,包括灰度直方图和灰度共生矩阵特征。研究使用 LASSO 回归模型来确定用于预测早期复发的最佳影像组学特征子集。这种方法不仅适用于高维数据回归分析,而且还可以将所选特征融合成一个影像组学标签,最终算法选择了 21 个特征。通过将所选特征与它们各自的系数相乘构建每个患者的影像组学标签,Mann – Whitney U 检验显示,早期复发组和非早期复发组中的影像组学标签具有差异性显著,对应 P 值 <0.001。最后将影像组学标签和临床多变量分析选出的有意义的临床变量结合起来构成融合模型。

最终,使用 ROC 曲线评价影像组学标签、临床模型和融合模型的性能,并用 Delong

检验比较影像组学标签、临床模型、融合模型的差异。结果显示融合模型的 AUC(0.836)最高,且与影像组学标签 AUC(0.817)没有显著性差异,但是比临床模型的 AUC(0.781)高,且有显著性差异(P 值为 0.01)。

该研究中,影像组学标签作为独立的预测指标,预测 HCC 早期复发的性能表现优于临床模型,除此之外,在传统的临床变量中加入影像组学标签可以显著提高术前预测早期复发的准确性,这也表明影像组学标签可能提供了关于肿瘤生物学的额外信息,其预测性能优于人口统计学特征、实验室生化指标和 HCC 定性征象。

2. 肝癌肝移植后复发预测

对于没有门脉高压症的早期 HCC 患者,肝切除术仍然是首选治疗方案。然而,大多数 HCC 患者发现症状时已处于中期或晚期,手术切除率 <30%,并且 5 年复发率高达 70%。肝移植是晚期肝病最有效的治疗方法之一,其被推荐用于临床证实的门脉高压症和符合米兰标准的早期 HCC 患者,5 年无进展生存率可达 60%~80%。米兰标准根据肿瘤的大小和数量来制订肝移植策略,存在一定的局限性,在外植体和术前图像上看到的肿瘤真实大小和实际数量之间存在不一致性。在接受肝移植的患者中,20% 的患者被发现有微血管侵犯从而导致早期肿瘤复发,使肝移植后的 5 年生存率从 80% 降低至 40%。复发是影响肝移植术后肝癌疗效的主要因素。因此,前瞻性预测 HCC 患者的复发,对患者器官分配、手术治疗发展、预后价值等方面都有重要的意义。

Guo 等[34]开发了预测肝癌患者肝移植后复发的影像组学模型,可更好地对患者进行风险分层并指导器官分配。通过搜索电子病历,初始收集了 450 例组织病理学证实为 HCC 的肝移植患者。根据入组排除标准最终纳入 133 例患者(114 例男性和 19 例女性;平均年龄 53±8 岁),其中包括 51 例符合米兰标准的患者和 82 例超出米兰标准的患者。在所有患者中,有 42 例患者术后 1 年内复发,91 例未复发。将所有患者按照 7:3 的比例随机分成训练集和验证集,纳入可能与肝癌复发相关的临床指标(包括年龄、白蛋白、总胆红素、终末期肝病评分、腹水、乙型肝炎表面抗原、丙型肝炎抗体状态、甲胎蛋白、丙氨酸氨基转移酶、γ-谷氨酰转肽酶、天冬氨酸氨基转移酶、Child-Pugh 级和 BCLC 分期),入组的患者中部分患者为单发性 HCC,其他患者为多发性 HCC。在单个病变患者中勾画单个肿瘤,在多个病变患者中勾画最大的肿瘤。

研究的终点是无复发生存期(RFS),定义为从肝移植日期到复发日期(指肝内复发或肝外转移)或直到最后一次得知患者无复发的日期。所有患者均在肝移植后接受随访至少 1 年,直至复发;对未复发的患者随访至 2018 年 1 月 1 日。截至上次随访,有 42 例患者(31.6%)疾病复发(平均 RFS 为 969 天,中位 RFS 为 852 天;最长 RFS 为 2251 天,最短 RFS 为 14 天)。术后第 1 个月及之后每 3 个月通过甲胎蛋白和超声或增强 CT/MRI 监测术后复发,具有非典型或阴性影像学表现且甲胎蛋白水平升高的患者每月接受 1 次随访或活检。

在该研究中,通过勾画患者的 ROI,提取并分析薄层 CT 图像中整个肿瘤的影像组学特征,从 CT 图像的 4 个期相(平扫期、动脉期、门静脉期、延迟期)获得了 HCC 的高通量定量特征。使用 Mann – Whitney U 检验和 t 检验来确定训练集和验证集之间临床病理特征的值是否存在显著性差异,P 值 <0.05 被认为有显著差异。将单变量 COX 比例风险回归分析中 P 值 <0.05 的临床特征纳入多变量 COX 比例风险模型中。在多变量分析中,P 值 <0.05 的变量被认为是与复发有关的潜在临床特征,并被用于构建临床预测模型。

该研究以 0.8 作为组内及组间相关系数的阈值来筛选稳定的影像组学特征,并用于后续分析。LASSO – COX 方法被用来选择使模型预测性能最优的特征集合,并建立比例风险预后模型。对于每例患者,使用影像组学评分评估模型的输出,该评分根据所选特征集与其各自系数的线性组合计算得出。最后,根据影像组学评分模型,将患者分为高风险组和低风险组,计算对数秩检验以比较不同风险组间存在的预后差异。研究使用一致性指数评估模型预后性能。此外,进一步为该模型构建了临床诺模图,以直观地预测 1 年、2 年和 3 年无复发生存率。绘制校准曲线以分析诺模图在训练和验证数据集上的预后表现。

对影像组学特征进行稳定性分析后,保留了 84 个动脉期特征。所有选定的特征均被用于 LASSO – COX 模型的构建。在训练集数据上进行留一交叉验证,将 84 个稳定特征减少到了 9 个。该研究的结果发现,基于动脉期的预测模型性能优于基于门静脉期特征或融合了动脉和门静脉期的模型性能。因此,根据动脉期影像组学特征建立最终的融合模型。根据融合模型的影像分数将患者分为高危组或低危组。对数秩检验表明,在训练集($P<0.001$)和验证集($P=0.011$)中,高危组和低危组的 RFS 差异显著。同时,基于动脉期的影像特征和临床特征的融合模型在训练数据集中与 RFS 显著相关(一致性指数:0.785;95% CI 0.643 ~ 0.864)。同样,该研究在验证集中也发现构建的模型可以实现 RFS 预测(一致性指数:0.789;95% CI 0.620 ~ 0.957)。除此之外,融合模型在符合和超出米兰标准的亚组中都表现良好,在符合米兰标准的亚组中,其一致性指数为 0.773(95% CI 0.532 ~ 1.000),而在超出米兰标准的亚组中,其一致性指数为 0.726(95% CI

$0.623 \sim 0.829$）。该研究的结果发现，诺模图的预测值与实际观测值之间存在一致性，Hosmer – Lemeshow 检验得出训练和验证集中的 P 值分别为 0.121 和 0.164。

该研究表明，影像组学标记物有可能成为预测肝移植后 HCC 患者复发的生物标志物，进而在临床实践中指导器官分配和手术治疗。

3. 肝癌消融治疗后复发预测

HCC 患者消融手术后的复发预测对患者随访策略和干预措施的制订有重要价值。Yuan 等[35]研发了预测 HCC 患者消融手术后复发的 CT 影像组学模型，该回顾性研究收集了 2007 年 8 月至 2014 年 8 月住院的 184 例经过消融治疗的 HCC 患者。该研究将患者随机分为训练集（n = 129）和验证集（n = 55），所有患者均通过穿刺活检诊断为 HCC。CT 图像采集自 64 排螺旋 CT。病理数据全部从医院病理中心获得。对于所有入组的患者，在消融后每 3 个月进行一次增强 CT/MRI 扫描、肝功能和肿瘤标志物（如甲胎蛋白）检测，随访时间最短为 3 年。经增强 CT/MRI 检查发现肿瘤复发患者在门静脉期有动脉高增强和洗脱现象。

该研究使用 Mann – Whitney U 检验和 t 检验来确定训练集和验证集之间临床变量是否有显著差异。该研究由具有 15 年以上经验的放射科医生对肿瘤进行三维分割。在每个患者的动脉、门静脉和实质期的图像上逐层勾画病灶 ROI。最终的分割结果由拥有 20 年以上经验的放射科医生进行验证，以确保勾画的准确性。该研究重复分割了 20 例患者的图像，以测试特征的稳定性。从每期 ROI 中提取一组（647 个）影像组学特征。除此之外，对每个图像进行小波处理，该过程将原始图像分解为 8 个分量。分别从原始图像和变换后的图像中提取特征，其可以分为两种类型：非纹理特征和纹理特征。非纹理特征包括形状、大小和强度特征。纹理特征根据以下 4 个纹理矩阵提取：灰度共生矩阵、灰度游程矩阵、灰度大小区域矩阵和邻域灰度色调差矩阵。将单变量 Cox 比例风险回归分析中 P 值 <0.1 的临床病理因素纳入多变量 Cox 模型中。在多变量分析中 P 值 <0.05 的变量被确定为与 RFS 相关的潜在临床预测因素，并将该因素纳入临床模型构建中。计算 ICC 以确定特征的稳定性，ICC <0.75 的特征从最终特征集中排除。为了减少冗余计算及建模复杂性，使用 mRMR 方法进行排序，选择前 20 个重要特征来构建模型。然后，利用 LASSO – COX 方法选择变量，从而建立复发预测模型。通过将所选特征与其各自的系数相乘而获得每个患者的影像组学得分。该研究通过生存曲线展示影像组学特征的预后价值，并用影像组学评分的中位数将患者分为高危组和低危组，采用对数秩检验来比较不同风险组间的预后差异。

在 3 个期相图像中分别提取稳定性特征 420、350 和 455 个。mRMR 方法筛选的前 20 个特征被用作 LASSO – COX 模型的输入。根据留一交叉验证,在动脉期、门静脉期和肝实质期的影像组学模型中,最终包含的特征数分别为 5、5 和 10。动脉期、门静脉期和肝实质期图像影像组学分数对应的 HR 分别为 11.46($P < 0.0001$,95% CI 4.14 ~ 31.68)、20.00($P = 0.0002$,95% CI 4.14 ~ 96.61)和 6.16($P < 0.0001$,95% CI 3.35 ~ 11.34)。对每个期相图像单独绘制训练和验证数据集上的曲线。Log – Rank 检验表明,所有期相中的高风险和低风险亚组之间在 RFS 上都存在显著差异($P < 0.001$)。

研究中临床模型在训练集中的一致性指数为 0.649(95% CI 0.592 ~ 0.706),验证集中的一致性指数为 0.556(95% CI 0.471 ~ 0.641)。将临床因素与不同期相影像组学特征进行组合,发现由门静脉期影像组学特征与临床指标构建的组合模型在验证集上表现出最佳的预测能力(一致性指数 = 0.755),较临床模型有明显改善($P < 0.0001$)。研究者基于此组合模型建立了诺模图,并取得了良好的校准效果,Hosmer – Lemeshow 检验显示训练集和验证集中的 P 值分别为 0.791 和 0.471。

总之,该研究建立了肝细胞癌消融后复发预测的模型,模型结合了门静脉期的影像组学标签与临床病理特征,有良好的预后风险预测性能。该研究构建的临床诺模图可以有效预测患者复发风险,辅助医生对患者进行风险分组,进而采用最合适的治疗方式来改善预后。

(三)前列腺癌生化复发率的预测

BCR 是前列腺癌复发的早期表现,指前列腺癌根治手术或雄激素剥夺治疗达到效果后,血清 PSA 下降至某一值以下,又持续上升至 0.2ng/mL。BCR 是临床医生必须要考虑到的一种情况,明确 BCR 的状况有助于临床医生选择下一步治疗方案,改善患者的预后。尽管目前已经存在一些公认的预测工具,如 D'Amico、Stephen 列线图等,但准确率较高的模型数量并不多。

Zhang 等[36]利用 SVM 基于 MRI 预测 3 年 BCR。他们收集了 205 例前列腺癌根治性前列腺切除术后患者的 MRI 数据集,采用单变量和多变量分析来评估 MRI 结果与 3 年 BCR 之间的关联,进行建模后使用 SVM 分析预测 3 年前列腺癌 BCR。结果发现,相对于传统的 Logistic 回归,SVM 具有更高的 AUC(0.959 对 0.886),并提示增加 MR 变量可以提高 D'Amico 分层方案的性能。

六、患者生存期预测

目前临床上主要根据患者的肿瘤类型、分期、治疗方式、一般状况、恶病质来预测患者的生存期。但不同肿瘤的患者生存期差别很大,同一肿瘤、不同患者的生存期也存在很大差别。预测生存期最大的意义在于可以有效避免过度治疗及医疗资源的浪费,同时为医疗决策提供科学依据。

（一）鼻咽癌无病生存期预测

1. 基于 MRI

放化疗是鼻咽癌患者的标准治疗方案之一,其对早期鼻咽癌有良好的治疗效果,但晚期鼻咽癌患者的预后仍然较差,5 年生存率仅为 10%~40%,因此,研究预测晚期鼻咽癌患者生存期的方法对患者的个性化治疗至关重要。

尽管鼻咽癌 TNM 分期在预测预后和对患者治疗分层方面起着至关重要的作用,但其预测精度较低。最近的一些研究表明,多种临床风险因素,如血红蛋白、乳酸脱氢酶水平、中性粒细胞 - 淋巴细胞和血小板计数与鼻咽癌生存率有关。Zhang 等[37] 提出了基于多参数 MRI 的影像组学模型,为晚期鼻咽癌(Ⅲ~ⅣB 期)患者提供 PFS 的个体化预测,并揭示了影像组学特征和预后之间的关联。

该研究纳入了 118 例 2007 年 1 月至 2013 年 8 月的鼻咽癌病例,组织学确诊为鼻咽癌并且没有复发和远处转移。所有患者均接受 1.5T 的 MRI 扫描。按照 3:1 的比例随机分为训练集(88 例)和验证集(30 例)。患者的临床信息包括年龄、性别、病理分级、T 分期、N 分期、总分期、血红蛋白和血小板计数等,同时记录基线 MRI 的日期。

该研究分别对 T2WI 和 T1WI 序列的 MRI 进行分割,勾画出肿瘤的 ROI,然后从这两个序列 ROI 中提取出 970 个特征(每个序列各提取 485 个特征)。对于单序列图像特征,经过 LASSO 特征降维,分别选择了 T1WI 图像中的 3 个特征和 T2WI 图像中的 4 个特征。对于融合两个序列的 970 个特征,经过 LASSO 降维后得到 8 个特征,其中包括 T1WI 图像的 5 个特征和 T2WI 图像的 3 个特征,这些特征与 DFS 紧密相关。然后构建 COX 风险比例模型,最后分别得到 T1WI、T2WI 和融合两个序列的影像组学诺模图。在训练集中,T1WI 序列对应的影像组学诺模图的一致性指数为 0.690,T2WI 序列对应的影像组学诺模图的一致性指数为 0.648,融合两个序列的影像组学诺模图的一致性指数为 0.758。在测试集中,T1WI 序列对应的影像组学诺模图的一致性指数为 0.724,T2WI 序列对应的影像组学诺模图的一致性指数为 0.682,融合两个序列的影像组学诺模图的一致性指数为 0.737。根据模型的影像组学评分的中位数将患者分为高风险组和低风险组,其中高于中位数的为高风险组。在高风险组与低风险组之间,Kaplan – Meier 曲线显示影像组学诺模图具有显著的区分能力。

传统的 TNM 分期系统预测模型的一致性指数为 0.514,融合 TNM 分期和影像组学特征模型的一致性指数为 0.761。临床模型诺模图的一致性指数为 0.649,而融合了临床因子与影像组学特征的融合模型诺模图的一致性指数为 0.776,证明了融合模型诺模图具有更好的预后效果。

另外,该研究还探讨了影像组学特征与临床指标的相关性。结果显示,"T1WI 一阶统计直方图中位数","T2WI 肿瘤最大径"和"T2WI 一阶统计直方图均值"3 个特征与总分期和 T 分期有显著的相关性。"T1WI 一阶统计直方图均值"与 N 分期有显著的相关性($P < 0.05$)。然而,影像组学特征与血红蛋白或血小板计数间均无相关性。此外,"T1WI 一阶统计直方图中位数"在淋巴结转移组和非转移组的值有显著差异,并且转移组要大于非转移组($P = 3.16 \times 10^{-5}$)。

该研究将基于多参数 MRI 图像的影像组学模型作为晚期鼻咽癌(Ⅲ ~ ⅣB 期)治疗前 DFS 个体化评估的新方法,是目前已知的第一个基于 MRI 构建影像组学模型评估晚期鼻咽癌预后的研究。联合 T1WI 和 T2WI 序列的影像组学模型比单独序列的影像组学模型预测预后性能更好。影像组学模型能够根据每个患者风险预测值的中值将患者分为高风险组和低风险组,两组的 3 年无病生存率有显著差异,影像组学诺模图优于传统的 TNM 分期系统和临床诺模图。

综上所述,该研究揭示了影像组学特征与肿瘤分期之间的关联,并且证明了基于多参数 MRI 的影像组学诺模图可以提高晚期鼻咽癌的预后预测能力。该模型可以实现鼻咽癌患者无病生存率的个性化评估,辅助临床医生制订个性化治疗方案,从而降低复发风险,提高生存率。

2. 基于 PET – CT

PET – CT 成像的敏感性较好,是晚期鼻咽癌患者的主要检查手段之一。基于 PET – CT 影像,Peng 等[38]构建了影像组学模型用于鼻咽癌患者生存期的预测。

该研究将 470 例患者作为训练集,并在其 PET 和 CT 图像中提取特征,构建了用于预测 DFS 的影像组学诺模图,然后在另外的 237 例患者的测试集上验证。使用一致性指数和与时间无关的 ROC 曲线分析评估影像组学诺模图的预测能力,并以此比较影像组学诺模图与临床模型的性能。最终,由两个影像组学标签构建的影像组学诺模图在训练集中一致性指数为 0.754,在测试集中为 0.722。

按复发时间分组的 ROC 分析表明影像组学诺模图的预测性能优于根据临床因子构建的临床模型。基于影像组学诺模图的预测值,206 例(29.1%)患者被划分至高风险组,其余 501 例(70.9%)被划分至低风险组。分析表明,高风险组的患者可以从诱导化学治疗中受益,而低风险患者则不能。此外,在风险分层中,影像组学诺模图展现出了优秀的性能和鲁棒性。

该研究的一个主要挑战是提取和选择与 DFS 最相关的影像组学特征。为此,该研究首先提取了每个 ROI 的 136 个深度学习特征和 133 个人工设计的特征。对于深度学习特征提取,该研究构建了 4 个深度卷积神经网络并通过基于图像块的策略训练权重参数。数据增强后,训练样本的数量达到一万个。该研究并非直接使用深度卷积神经网络作为预测工具,也不是将某些卷积层的输出作为特征集,而是使用统计算法从多个方面量化特征图,以提取更全面的特征。为了提高稳定性和普遍性,使用 LASSO 最终选择了 18 个特征。值得注意的是,LASSO 适用于处理相对较小的样本量中的大量影像组学特征,并能避免过拟合。LASSO 选择的影像组学特征通常是准确的,并且在模型拟合过程中将特征的回归系数缩小到零,从而选择出与 DFS 最相关的特征,并使模型更容易解释。最重要的是,LASSO 允许通过组合所选特征来构建模型。在该研究中,结果表明最后确定的特征在训练集和测试集中与 DFS 高度相关。

该研究的结果证明了影像组学方法在预后预测和风险分层方面优于临床 TNM 分期系统。这可能有两个主要原因:首先,TNM 系统是根据肿瘤大小、淋巴结状态和转移状态开发的,仅反映解剖信息。具有相同肿瘤分期的患者也可能有不同的预后。其次,影像组学特征反映了关于肿瘤内异质性的信息,这是一个既定的预后因素。影像组学在医学图像上提取肿瘤成像特征,提供了解释肿瘤内异质性的有力手段,而传统的临床肿瘤分期无法提供此信息。

综上所述,该研究揭示了影像组学特征与晚期鼻咽癌患者生存风险之间的关联性,说明基于 PET – CT 的影像组学诺模图提高了晚期鼻咽癌的预后预测能力,有助于辅助临床医生制订个性化治疗方案。

(二)胃癌总生存期预测

Zhang 等[39]提出了一个金字塔网络结构的深度学习模型来预测患者的 OS。该研究收集了 3 家医院的胃癌数据对模型进行性能评估,入组标准如下:①患者接受胃癌根治术,且手术切缘无肿瘤残留;②患者需经过病理证实为胃癌;③术中清扫淋巴结数目 >15个;④患者手术前 15 天内接受过腹部 CT 增强扫描。数据排除标准如下:①患者出现非肿瘤相关的死亡;②患者在术前接受过治疗,或在术后进行了放射治疗;③有远处转移或腹腔播散;④患有其他恶性肿瘤;⑤患者的医疗记录不完整;⑥患者 CT 影像不清晰。基于以上入组排除标准,该研究回顾性地纳入了 3 家医院 640 例胃癌患者,每例患者均具有符合要求的影像数据和随访及临床资料,并将患者按照 3 家医院分为了训练集(337 例)、验证集(181 例)、测试集(122 例)进行分析。

考虑到胃癌患者的三维病灶勾画工作量巨大,而仅使用单层肿瘤图片进行勾画可能不能反映肿瘤的完整信息,该研究选择折中的方式进行病变 ROI 的勾画。对于每例患者的影像数据,由经验丰富的放射科医生首先选择肿瘤区域最大层面及其上、下两层的 ROI 进行病灶分割。在分析肿瘤 ROI 的过程中,该研究采用数据增强策略扩增样本量,即对训练样本进行一系列变换来生成更多的训练数据,从而增加数据的多样性。在该研究的数据集中,对每个患者使用了经典的增强技术,包括翻转、变形、旋转、缩放和裁剪等。

该研究基于患者的 ROI 区域,构建了一个金字塔网络结构的深度学习模型,来提取胃癌不同层次的特征进行胃癌 OS 的预测,该模型的网络结构由 4 部分组成:①自定义的金字塔框架;②侧重于较低层次的、自下而上的子网络;③由粗到细分辨率的加强高层语义特征子网络;④特征拼接。不同子网络通过融合关键特征实现胃癌患者的生存期预测。

此外,该研究还构建了临床模型、基于预定义特征的影像组学模型、其他主流深度学习模型进行对比,该研究提出的模型在 3 个集合(训练集一致性指数:0.77,95% CI 0.74 ~ 0.81;验证集一致性指数:0.74,95% CI 0.69 ~ 0.79;测试集一致性指数:0.76,95% CI 0.70 ~ 0.82)上都表现出最优的性能。除了参数量较大的残差网络外,该研究与上述其他方法的一致性指数相比均显著($P < 0.05$)。该研究通过 HR 对比发现,模型可以准确地将患者划分为高、低风险组(训练集 HR = 5.57,95% CI 3.89 ~ 7.99;验证集 HR = 3.50,95% CI 2.27 ~ 5.37;测试集 HR = 9.46,95% CI 2.30 ~ 38.91)。

综上所述,该研究提出的基于深度学习的影像组学模型可有效地预测胃癌患者的总生存期,为患者的个性化治疗提供了辅助手段。

参考文献

[1] Nachimuthu DS, Baladhandapani A. Multidimensional texture characterization: on analysis for brain tumor tissues using MRS and MRI[J]. J Digit Imaging, 2014, 27(4): 496 - 506.

[2] Qi C, Li Y, Fan X, et al. A quantitative SVM approach potentially improves the accuracy of magnetic resonance spectroscopy in the preoperative evaluation of the grades of diffuse gliomas[J]. Neuroimage Clin, 2019, 23: 101835.

[3] Imani F, Boada FE, Lieberman FS, et al. Molecular and metabolic pattern classification for detection of brain glioma progression[J]. Eur J Radiol, 2014, 83(2): e100 - 105.

[4] 陈锐, 曹志兴. 人工智能在前列腺癌诊疗中的应用[M]. 上海: 上海科学技术出版社, 2023.

[5] Cysouw MCF, Jansen BHE, van de Brug T, et al. Machine learning-based analysis of [^{18}F]DCFPyL PET radiomics for risk stratification in primary prostate cancer[J]. Eur J Nucl Med Mol Imaging, 2021, 48 (2): 340 - 349.

[6] Papp L, Spielvogel CP, Grubmüller B, et al. Supervised machine learning enables non-invasive lesion characterization in primary prostate cancer with [^{68}Ga]Ga-PSMA-11 PET/MRI[J]. Eur J Nucl Med Mol Imaging, 2021, 48(6): 1795 - 1805.

[7] Roll W, Schindler P, Masthoff M, et al. Evaluation of ^{68}Ga-PSMA-11 PET-MRI in Patients with Advanced Prostate Cancer Receiving ^{177}Lu-PSMA-617 Therapy: A Radiomics Analysis[J]. Cancers (Basel), 2021, 13(15): 3849.

[8] Neves ACO, Morais CLM, Mendes TPP, et al. Mass spectrometry and multivariate analysis to classify cervical intraepithelial neoplasia from blood plasma: an untargeted lipidomic study[J]. Sci Rep, 2018, 8(1): 3954.

[9] Eisner R, Greiner R, Tso V, et al. A machine-learned predictor of colonic polyps based on urinary metabolomics[J]. Biomed Res Int. 2013, 2013(2): 303982.

[10] 田捷, 李纯名, 董迪等. 医学影像组学基础[M]. 北京: 科学出版社, 2022.

[11] Zhang L, Dong D, Li H, et al. Development and validation of a magnetic resonance imaging-based model for the prediction of distant metastasis before initial treatment of nasopharyngeal carcinoma: A retrospective cohort study[J]. EBioMedicine, 2019, 40: 327 - 335.

[12] Kwan JYY, Su J, Huang SH, et al. Radiomic biomarkers to refine risk models for distant metastasis in HPV-related oropharyngeal carcinoma[J]. Int J Radiat Oncol Biol Phys, 2018, 102(4): 1107 - 1116.

[13] Coroller T P, Grossmann P, Hou Y, et al. CT-based radiomic signature predicts distant metastasis in lung adenocarcinoma[J]. Radiother Oncol, 2015, 114(3): 345 - 350.

[14] Dong D, Tang L, Li Z Y, et al. Development and validation of an individualized nomogram to identify occult peritoneal metastasis in patients with advanced gastric cancer[J]. Ann Onc, 2019, 30(3): 431 - 438.

[15] Hou Y, Zhang YH, Bao J, et al. Artificial intelligence is a promising prospect for the detection of prostate cancer extracapsular extension with mpMRI: a two-center comparative study[J]. Eur J Nucl Med Mol

Imaging, 2021, 48(12): 3805 – 3816.

[16] Wang Y, Yu B, Zhong F, et al. MRI-based texture analysis of the primary tumor for pre-treatment prediction of bone metastases in prostate cancer[J]. Magn Reson Imaging, 2019, 60: 76 – 84.

[17] Zhao Y, Gafita A, Vollnberg B, et al. Deep neural network for automatic characterization of lesions on ^{68}Ga-PSMA – 11 PET/CT[J]. Eur J Nucl Med Mol Imaging, 2020, 47(3): 603 – 613.

[18] Acar E, Leblebici A, Ellidokuz BE, et al. Machine learning for differentiating metastatic and completely responded sclerotic bone lesion in prostate cancer: a retrospective radiomics study[J]. Br J Radiol, 2019, 92(1101): 20190286.

[19] Dong Y, Feng Q, Yang W, et al. Preoperative prediction of sentinel lymph node metastasis in breast cancer based on radiomics of T2 – weighted fat-suppression and diffusion-weighted MRI[J]. Eur Radiol, 2018, 28(2): 582 – 591.

[20] Shen C, Liu Z, Wang Z, et al. Building CT Radiomics Based Nomogram for Preoperative Esophageal Cancer Patients Lymph Node Metastasis Prediction[J]. Transl Oncol, 2018, 11(3): 815 – 824.

[21] Qu J, Shen C, Qin J, et al. The MR radiomic signature can predict preoperative lymph node metastasis in patients with esophageal cancer[J]. Eur Radiol, 2019, 29(2): 906 – 914.

[22] Dong D, Fang M J, Tang L, et al. Deep learning radiomic nomogram can predict the number of lymph node metastasis in locally advanced gastric cancer: an international multicenter study[J]. Ann Oncol, 2020, 31(7): 912 – 920.

[23] Li J, Fang M, Wang R, et al. Diagnostic accuracy of dual-energy CT-based nomograms to predict lymph node metastasis in gastric cancer[J]. Eur Radiol, 2018, 28(12): 5241 – 5249.

[24] Li J, Dong D, Fang M, et al. Dual-energy CT-based deep learning radiomics can improve lymph node metastasis risk prediction for gastric cancer[J]. Eur Radiol, 2020, 30(4): 2324 – 2433.

[25] Chen W, Wang S, Dong D, et al. Evaluation of Lymph Node Metastasis in Advanced Gastric Cancer Using Magnetic Resonance Imaging-Based Radiomics[J]. Front Oncol, 2019, 9: 1265.

[26] Huang YQ, Liang CH, He L, et al. Development and Validation of a Radiomics Nomogram for Preoperative Prediction of Lymph Node Metastasis in Colorectal Cancer[J]. J Clin Oncol, 2016, 34(18): 2157 – 2164.

[27] Ariji Y, Fukuda M, Kise Y, et al. Contrast-enhanced computed tomography image assessment of cervical lymph node metastasis in patients with oral cancer by using a deep learning system of artificial intelligence [J]. Oral Surg Oral Med Oral Pathol Oral Radiol, 2019, 127(5): 458 – 463.

[28] Romeo V, Cuocolo R, Ricciardi C, et al. Prediction of Tumor Grade and Nodal Status in Oropharyngeal and Oral Cavity Squamous-cell Carcinoma Using a Radiomic Approach[J]. Anticancer Res, 2020, 40 (1): 271 – 280.

[29] Zhong L, Dong D, Fang X, et al. A deep learning-based radiomic nomogram for prognosis and treatment decisionin advanced nasopharyngeal carcinoma: A multicentre study[J]. EBioMedicine, 2021, 70: 103522.

[30] Liu F, Liu D, Wang K, et al. Deep learning radiomics based on contrast-enhanced ultrasound might optimize curative treatments for very-early or early-stage hepatocellular carcinoma patients[J]. Liver Cancer,

2020,9(4):397-413.

[31]Mattonen S A, Palma D A, Johnson C, et al. Detection of local cancer recurrence after stereotactic ablative radiation therapy for lung cancer: Physician performance versus radiomic assessment[J]. Int J Radiat Oncol Biol Phys, 2016, 94(5) : 1121-1128.

[32]Takeda A, Kunieda E, Takeda T, et al. Possible misinterpretation of demarcated solid patterns of radiation fibrosis on CT scans as tumor recurrence in patients receiving hypofractionated stereotactic radiotherapy for lung cancer[J]. Int J Radiat Oncol Biol Phys, 2008, 70(4) : 1057-1065.

[33]Zhou Y, He L, Huang Y, et al. CT-based radiomics signature: a potential biomarker for preoperative prediction of early recurrence in hepatocellular carcinoma[J]. Abdom Radiol(NY),2017,42(6):1695-1704.

[34]Guo D, Gu D, Wang H, et al. Radiomics analysis enables recurrence prediction for hepatocellular carcinoma after liver transplantation[J]. Eur J Radiol, 2019, 117: 33-40.

[35]Yuan C, Wang Z, Gu D, et al. Prediction early recurrence of hepatocellular carcinoma eligible for curative ablation using a Radiomics nomogram[J]. Cancer Imaging, 2019, 19(1) : 21.

[36]Zhang YD, Wang J, Wu CJ, et al. An imaging-based approach predicts clinical outcomes in prostate cancer through a novel support vector machine classification[J]. Oncotarget, 2016,7(47):78140-78151.

[37]Zhang B, Tian J, Dong D, et al. Radiomics features of multiparametric MRI as novel prognostic factors in advanced nasopharyngeal carcinoma[J]. Clin Cancer Res, 2017, 23(15) : 4259-4269.

[38]Peng H, Dong D, Fang M J, et al. Prognostic value of deep learning PET/CT-based radiomics: Potential role for future individual induction chemotherapy in advanced nasopharyngeal carcinoma[J]. Clin Cancer Res, 2019,25(14) : 4271-4279.

[39]Zhang L, Zhou H, Gu D, et al. Radiomic Nomogram: Pretreatment Evaluation of Local Recurrence in Nasopharyngeal Carcinoma based on MR Imaging[J]. J Cancer, 2019, 10(18) : 4217-4225.

第 7 章　智能肿瘤放射治疗

放射治疗是治疗肿瘤的重要手段之一,然而放射线在杀死肿瘤细胞的同时,也会对肿瘤周边乃至射线路径上的正常组织器官造成损伤,从而引发各类并发症,影响患者的疗效及生存质量。而人工智能可以应用于靶区勾画、计划设计、计划评估、剂量评估、疗效分析等肿瘤放射治疗过程中,从而提高肿瘤放射治疗诊治效率,实现精准化的放射治疗。

一、肿瘤放射治疗概述

肿瘤放射治疗是通过人工射线或天然射线对患者肿瘤部位或亚临床病灶实施放射治疗的肿瘤治疗手段。肿瘤放射治疗可以单独进行,也可以与手术或化学治疗等其他治疗联合使用。放射治疗在肿瘤治疗中的作用和地位日益突出,已成为治疗恶性肿瘤的主要手段之一。有时,同一患者会因同一癌症接受不同部位的多次放射治疗。

(一)放射治疗原理

放射治疗的作用原理是,利用高能射线破坏肿瘤细胞 DNA,使其失去分裂与复制能力,使肿瘤细胞凋亡、坏死或停止增殖,从而达到缩小甚至消除肿瘤病灶的目的。放射线包括放射性同位素产生的 α、β、γ 射线,各类 X 线治疗机或加速器产生的各种能级 X 线、电子束、质子束及其他粒子束等。

(二)放射治疗射线源

1. X 线

X 线放射源通过专用的装置发射出高能量的 X 线束,用于治疗恶性肿瘤。此类机器称为加速器或直线加速器,其产生 X 线的方法类似于医用 X 线机。X 线的穿透能力比较强,主要应用于局部比较深的肿瘤,

2. γ 射线

γ 射线是高能量电磁辐射,可用于治疗某些类型的肿瘤。γ 射线的特点是在患者肿

瘤的局部,或者接近肿瘤的部位,能量会比较高,随着距离的增加,会较快地衰减,因此,常应用于肿瘤的后装治疗、粒子植入治疗,以最大可能地保护正常的组织或者器官。

3. 质子

常见的放射治疗用 X 线,随着照射深度的增加,射线能量逐渐衰减,因此,在对深部肿瘤组织进行照射时,体表及肿瘤周围正常组织不可避免地会受到损伤。而氢原子经过加速器高能加速,成为穿透力很强的电离放射线,这就是质子放射线。质子进入人体后,在射程终点处形成一个尖锐的剂量峰,称为 Bragg 峰。通过调制能量展宽 Bragg 峰可以使 Bragg 峰覆盖肿瘤。另外,质子入射通道上能量损失较小,侧散射也很小,其周围正常组织所受剂量较小,故具有较好的放射物理学性能。与传统的光子线不同,质子重离子能够在对肿瘤进行照射的同时,减少对健康组织的伤害。

4. 中子

中子治疗即硼中子俘获治疗(BNCT)。BNCT 通过在肿瘤细胞内的原子核反应来摧毁肿瘤细胞。首先给患者注射一种含硼的特殊化合物,这种化合物与肿瘤细胞有很强的亲和力,进入人体后,迅速聚集于肿瘤细胞内,而其他组织内分布很少。这时,用一种中子射线进行照射,这种射线对人体的损伤不大,但中子与进入癌细胞里的硼能发生很强的核反应,释放出一种杀伤力极强的射线,这种射线的射程很短,只有一个癌细胞的长度,所以只杀死癌细胞,不损伤周围组织。这种有选择地杀死形状复杂的癌细胞而不损伤正常组织的技术,称为 BNCT 技术。

(三)放射治疗的方式

放射治疗的形式多种多样,有时同时使用一种以上的方式给予放射治疗,或者不同类型的放射治疗相互结合。

1. 体外放射治疗

外照射是应用最广泛的放射治疗类型。放射线来自体外的机器,并集中在肿瘤。这很像 X 线,但时间更长。这种类型的放射治疗通常使用直线加速器,放射线是针对肿瘤的,但它在进出人体的过程中也会影响正常组织。外部射线辐射可用于治疗较大面积的区域。它也可以治疗多个区域,如主要肿瘤和附近的淋巴结。

2. 体内放射治疗

近距离治疗也称"内照射放射治疗""密封源式放射治疗""镭疗法"或"内部镭疗

法",是放射治疗的一种形式,即将放射源放置于需要治疗的部位内部或附近。近距离放射治疗被广泛应用于宫颈癌、前列腺癌、乳腺癌和皮肤癌,也同样适用于许多其他部位的肿瘤治疗。近距离放射治疗可单独进行或与其他疗法,如外科手术、体外放射治疗和化学治疗结合。近距离放射治疗的优点是能够将高剂量的辐射传递到小区域。如果放射辐射必须从外部进入,它对需要高剂量辐射或治疗剂量 > 正常组织所能承受的剂量的肿瘤很有效。

近距离放射治疗按照照射技术分为模具或敷贴器治疗、组织间植入治疗、腔内治疗、管内治疗、术中置管术后治疗。其可以将小颗粒辐射源放置在肿瘤内或肿瘤附近,亦可将一个装有放射性物质的容器放置在身体的一个腔体中,如胸腔、直肠、子宫或阴道。当然,超声波、X 线或 CT 扫描可以帮助医生将放射源放到正确的位置。安置的放射源可以是长期的,也可以是短期的。永久近距离放射治疗需要使用一颗米粒大小的容器,它们被细的空心针直接插入肿瘤。一旦放置到位,颗粒就会连续数周或数月发出辐射。因为它们非常小,不会引起不适,所以它们的放射性物质用完后就被留在原地。

临时近距离放射治疗可以是高剂量率(HDR)或低剂量率(LDR)。放射性物质可以在容器中放置一小段时间,然后被移除。这可以由医院工作人员完成,或者可以通过机器将放射性物质远程放入设备中。对于 HDR 近距离放射治疗,每次将放射源放置 10 ~ 20 分钟,然后移除。这个过程可以在几天内每天重复两次,也可以在几周内每周重复一次。对于 LDR 近距离放射治疗,辐射源可以在原地停留长达 7 天。为了不让植入物移动,患者需要卧床不动。因此,在 LDR 治疗期间,患者需要住院。

(四)影响放射效应的生物学因素

1.正常组织的放射反应

(1)正常组织和细胞的放射反应

放射治疗对正常组织的大部分影响可以归因于其细胞杀伤作用,但有些情况下并非如此。例如,①腹部放射治疗后数小时发生的恶心或呕吐;②患者接受大面积照射(尤其是腹部)后感到的疲劳;③颅脑放射治疗后数小时发生的嗜睡症状;④辐射诱导的急性炎症和脉管渗漏所导致的急性组织水肿和皮肤红斑。研究认为,这些效应是由辐射诱导的炎性因子介导的,而辐射对正常组织的其他影响大多数是由细胞杀伤作用损耗细胞群引起的。

正常组织的细胞并不是独立的,而是通过相互作用构成一个完整的结构。细胞产生和死亡之间存在着微妙的平衡关系,这种关系维持着组织结构和细胞数量。对损伤的反应取决于:①细胞本身的放射敏感性;②组织动力;③细胞构成组织的方式。

已分化的细胞比干细胞具有更强的辐射抗性。事实上,某一给定剂量下细胞的存活分数是单一细胞时的定义,所以严格来说,应该称为放射反应,即组织如果由低分化细胞构成,且具有更强的增殖能力和分裂能力,则其放射敏感性较强。

(2)早期(急性)反应和晚期反应

辐射效应通常分为两类,早期反应和晚期反应,两者对分割方式显示出不同的反应模式,其剂量 – 效应关系是根据不同的 α/β 比值来定义的。与早期反应相比,晚期反应对剂量分割更敏感。早期(急性)反应发生在更新较快的组织,经放射后几天或几周内出现大量细胞死亡,如皮肤表皮层、肠胃上皮细胞和造血系统。晚期反应延迟数月或数年才出现,主要发生在更新较慢的组织,如肺组织、肾、心脏、肝和中枢神经系统。这两种损伤类型的区别是:急性损伤能够被快速修复,源于干细胞的迅速增殖,损伤可能会被完全修复;晚期损伤即使能被修复,也不可能达到完全修复,并且晚期反应可能源于血管和实质细胞的损伤。

2.正常组织模型的剂量 – 反应关系

肿瘤控制率(TCP)是消灭所有肿瘤细胞的概率随剂量的变化关系,是建立在剂量 – 体积关系上的一种数学经验模型。正常组织并发症概率(NTCP)是正常组织放射并发症的概率随剂量的变化。与 TCP 类似,NTCP 模型基于类似的原理,足够数量的正常细胞被杀死,才出现正常组织的损伤。

同一剂量下肿瘤控制率与正常组织损伤发生率的比值称为治疗比或治疗指数。剂量 – 反应曲线对肿瘤控制和正常组织损伤关系均为 S 形。正常组织损伤的曲线比肿瘤控制更加陡峭。

在肿瘤受控时,肿瘤控制率的曲线形状可以被解释为放射线导致的克隆源性细胞死亡,同时需要杀死每一个癌细胞来获得治愈。对于绝大多数正常组织,S 形的剂量 – 反应存活曲线则不能清晰地解释生物学反应。

3.肿瘤组织的放射反应

肿瘤接受照射后会出现各种反应和现象,如果能更深入地理解并利用这些现象,就可能进一步提高放射治疗的效果。

（1）亚致死损伤修复

亚致死损伤（SLD）指能被细胞正常修复的损伤，修复往往在照射后 2 ~ 6 小时完成。SLD 不直接导致细胞死亡，而是能使细胞对再次照射的敏感性提高。一个 SLD 能与另一个 SLD 相互作用或累积在一起而成为致死性损伤。SLD 修复现象在临床放射治疗中的应用体现在通常采用多次照射方案对正常组织起到保护作用。

（2）再氧合

在 1 次辐射剂量引起紊乱后，肿瘤乏氧细胞比例往往恢复到原有的数量。肿瘤细胞的再氧合，是射线照射对放射敏感性高的有氧细胞造成损伤后，使肿瘤内乏氧细胞变为有氧细胞的现象。也就是说，1 次照射后乏氧细胞的氧合称为再氧合。

在分次放射结束时，肿瘤内乏氧细胞比例与未处理的肿瘤内一样，说明在治疗过程中，细胞从肿瘤的乏氧区移动到氧合好的区域。再氧合在分次照射后 24 小时内完成。

（3）再增殖

再增殖也称再群体化，指机体受到经放射损伤之后，在调节机制的作用下，组织干细胞发生增殖和分化，从而恢复组织形态的过程，该过程通常由增殖层细胞或非增殖细胞层的缺失所启动。肿瘤经照射或细胞毒性药物处理后，将启动存活的克隆源细胞，使其分裂速度比处理前更快，称为加速再群体化。

对人体而言，组织间的再群体化启动时间有很大不同，放射治疗期间存活的克隆源细胞是造成差别的主要原因之一。常规分割放射治疗期间，大部分早反应组织会发生一定程度的加速再群体化，而晚反应组织一般不发生再群体化。如果疗程过长，由于肿瘤内存活干细胞已进入加速再群体化，将导致疗程后期的分次剂量效应受到损害。

（4）细胞周期内的细胞再分布

曾被称为细胞周期同步化或细胞同步化，这种细胞的部分同步化被称为细胞周期内的细胞再分布，所以细胞周期同步化与细胞再分布是同一概念。

细胞群体同步化程度的定义规定，处于对数生长的细胞群体为 0，完全同步化为 100%。对非同步化细胞群体进行一次照射，不同时相的细胞对这次照射的反应不相同，放射敏感时相的细胞容易被杀死并占较大部分。

常用的分次放射治疗方案，如每日放射治疗、隔日放射治疗、每周 1 次，甚至每天 3 次等分割方式，利用细胞周期同步化的概念，使用适当的药物使肿瘤细胞同步化，随后合理地设计分次治疗方案，使肿瘤细胞总是处于细胞周期最敏感的时相被照射。

（5）细胞放射敏感性

在影响肿瘤放射敏感性的各种因素中,肿瘤组织的细胞起源和分化是主要因素。起源于放射敏感组织的肿瘤对放射线的敏感性较高,分化程度越低的肿瘤放射敏感性越高。

肿瘤细胞群内有在增殖周期的细胞、静止细胞、终末分化细胞和死亡细胞。细胞增殖率和细胞丢失率与放射敏感性之间有明显的关系,凡是平均生长速度快、细胞更新率高的肿瘤,对放射线也较敏感。

肿瘤细胞群受打击后有其本身的、与正常组织不同的反应体系,肿瘤细胞群对放射损伤修复能力较弱。在临床上,利用放射线对各种组织器官的正常细胞和肿瘤细胞损伤程度的不同,及其修复能力的差别,使放射治疗在正常组织耐受的条件下最大限度地杀灭肿瘤细胞[1]。

（五）放射治疗在恶性肿瘤治疗中的应用

1. 根治性放射治疗

放射治疗作为根治手段已在某些肿瘤治疗中获得较为满意的疗效,如治疗皮肤癌、鼻咽癌、前列腺癌、宫颈癌、视网膜母细胞瘤、精原细胞瘤、霍奇金淋巴瘤等。

对于常见的早期头部肿瘤,如口腔、喉、下咽癌等,根治性放射治疗可以取得和手术相近的疗效,而且相对于手术,放射治疗保留了患者解剖结构及功能的完整性。以鼻咽癌为例,其具有向周围组织浸润的特点,靶区通常较大且极不规则,而鼻咽周围紧邻重要正常组织(如脑干、脊髓、视交叉等),但是头颈部无器官运动,体位固定且重复性好,放射治疗是其最主要的治疗方法。

2. 姑息治疗

肿瘤姑息治疗针对不能治愈的患者采取积极主动地治疗和护理,包括缓解疼痛及解决其他身体症状、心理和社会等各方面的问题。姑息性放射治疗是指应用放射治疗方法治疗晚期肿瘤及其复发和转移病灶,以达到缓解症状的目的。放射治疗在晚期肿瘤姑息治疗中应用最为广泛,晚期患者常由于肿瘤浸润、压迫和坏死而局部症状明显,采用较低总剂量和较短疗程的放射治疗,常可有效地控制症状,尤以骨转移、脑转移放射治疗应用最为广泛,且患者耐受性良好。

骨转移瘤是指原发于机体其他器官的肿瘤,通过淋巴系统或者血液循环等途径转移到骨骼所形成的继发性骨肿瘤。骨转移是癌性疼痛的主要原因之一,其所造成的病理性骨折、脊髓压迫和高钙血症等并发症,可以加快病情的发展,严重地影响肿瘤患者的生活质量。放射治疗具有止痛迅速、不良反应轻等优点,成为骨转移瘤最有效的治疗方法。放射治疗的作用原理是抑制或杀灭肿瘤细胞,一般在照射后 3 ~ 6 周开始起效,疼痛缓解率可达 80% ~ 90%,止痛作用高峰在 2 ~ 3 个月,约半数患者的疼痛能完全消失。常用放射治疗剂量及分割模式为每 10 次 30 Gy 及单次或多次大剂量照射(每次 8 Gy)。

对于某些分期较晚的恶性肿瘤患者,以及因其他疾病、年龄、营养等不符合手术标准,需要姑息减症的患者,亦可采取姑息性放射治疗来减轻肿瘤负荷,使患者症状得到控制,痛苦得以减轻。姑息性放射治疗分为高姑息和低姑息,前者的治疗目的是延长患者生命,使患者可带瘤生存多年乃至正常工作;后者的治疗目的主要是减轻患者痛苦,通常无法达到延长生命的目的,例如,软组织、骨、脑侵犯引起的疼痛,肿瘤压迫引起的消化道梗阻、肺不张、上腔静脉压迫、输尿管梗阻、肢体血液回流受阻,肿瘤所致出血,肿瘤引起喉返神经受压、脊髓压迫、视神经受压等情况。在姑息放射治疗过程中,应根据病情变化及时调整治疗方案,若低姑息治疗效果显著,可改为高姑息治疗;而高姑息治疗很有效时,也可考虑调整为根治性治疗。

(六)体外放射治疗过程

1. 制订治疗方案

放射治疗前,医生根据每例患者的详细病史和体征、病理诊断、实验室检查和影像检查资料、全身情况等,讨论制订合适的个体化治疗方案,确定初步的放射治疗原则,然后向患者解释为什么要放射治疗、放射治疗预期大致能达到怎样的效果,以及可能出现的反应、并发症和后遗症等,并签署放射治疗知情同意书。

2. 体位固定及模拟定位

在确定放射治疗原则后,由医生、物理治疗师和技师根据患者具体情况选择和制作舒适的固定模具。体位固定模具需保证每次放射治疗时良好的体位重复性,并尽量使患者感觉舒适,减小体位变动误差对精确放射治疗的影响,保证准确地实施放射治疗。头颈部肿瘤患者选择可塑面膜或头颈肩膜固定,而胸腹部肿瘤患者选择真空垫或体膜固定,乳腺肿瘤患者使用乳腺托架。体位固定完成后,进行放射治疗模拟扫描定位,获取患者肿瘤及其周围器官组织详细的影像数据。对需要增强造影的患者,医生处方中包括增强造影剂并安排静脉留置针。一般情况下,在 CT 扫描完成后,影像数据传输或者刻光盘拷贝至放射治疗计划系统。

3. 靶区勾画

利用定位 CT 图像自动勾画体表外形,建立三维体表轮廓,然后逐层勾画靶区及周围剂量限制性器官。靶区轮廓勾画是能否实现精确放射治疗的关键,在立体定向放射治疗时,要求尽量勾画射线可能涉及的重要器官的轮廓。靶区勾画不但要求有高质量的图像显示,还要求有高水平的肿瘤诊疗医生配合,根据肿瘤大小和形状在各 CT 层面上勾画靶区轮廓。在肿瘤轮廓显现不清时,应在增强扫描图像或 CT/MRI 融合图像上进行轮廓勾画。靶区的勾画可在放射治疗计划系统上进行,也可在第三方勾画软件上进行,由医生勾画放射治疗病灶靶区和需保护的重要器官组织轮廓图,精确放射治疗靶区包括肿瘤靶区(GTV)(CT/MRI 等显示的肿瘤轮廓)、临床靶区(CTV)(包括 GTV 和肿瘤可能侵犯的亚临床灶)、计划靶区(PTV)(考虑了患者器官运动和摆位误差的 CTV)。

4. 计划设计

放射治疗靶区和重要器官组织轮廓勾画完成后,由物理治疗师根据医生要求设计精确复杂的放射治疗计划。物理治疗师根据肿瘤和周围重要脏器之间在三维空间的相互关系设计合理的照射野分布方式。在射野方向观(BEV)窗口调整射野大小。在设计立体多野计划时,尽量采用非共面多野照射。设计照射野的原则是使放射剂量高度集中在靶区,而使周围正常重要器官的照射量控制在剂量限制范围以内。

5. 计划评估

在放射治疗计划设计完成后,要由医生和物理治疗师进行评估并反复优化,直到满意为止,评估优化的目标是在保证肿瘤获得足够放射治疗剂量的同时,尽可能控制重要器官组织的照射剂量不超过其耐受剂量,从而保护重要器官组织的功能和保障患者的生活质量。

6. 计划验证

放射治疗计划验证包括放射治疗中心位置验证(即复位)、射野验证和剂量验证。放射治疗中心位置验证是依照计划系统给出的肿瘤中心位置,找出对应的体表标志作为放射治疗时摆位的依据。射野验证指在确定放射治疗中心位置后,利用模拟机拍摄 X 线片,核对中心位置、每个照射野形状、入射角度和射野大小等是否正确,可将位置误差控制在 2~3mm。剂量验证是由物理治疗师通过人体仿真模体,比较实体内所接受的射线照射剂量与计划系统所设计的照射剂量是否一致。计划执行过程复杂,涉及 MLC 到位精度、机架角可执行度(是否碰撞患者)、治疗床位置的可执行度、剂量率控制的可行性等因素,以上因素均能影响计划执行时剂量的准确性。剂量验证相当于计划执行的"预演习",验证计划的可行性。

7. 实施放射治疗

放射治疗准备工作全部完成且核对完全准确无误后,才可实施放射治疗。任何一个环节出现超过允许范围的误差,医生、物理治疗师、技师都要找出原因,予以纠正。为了保证患者得到精确治疗,有时甚至需要重新扫描定位,保证准确无误后方可继续治疗。放射治疗一般由两名技师共同完成,先在操作室核对治疗参数,然后在机房内进行摆位,按照标记线摆好患者,加入挡块、楔形板等需要的辅助器材,向患者交代在不能耐受时可举手示意等注意事项,之后就可以离开机房并关闭铅门。治疗中开启并密切关注患者监视系统,监视患者体位是否移动或出现其他意外,如果发现患者体位移动或发出求助信息,应立即停止治疗并给出相应处理,纠正后再行照射。

(七)放射治疗常见的副作用

正常的身体组织对放射线的反应不同。与肿瘤一样,细胞快速分裂的正常组织可能会受到影响,这会导致一些副作用。由于放射治疗是一种局部治疗,其副作用取决于所治疗的身体部位。放射治疗的早期影响可能在治疗开始后几天或几周内就出现,并可能在治疗结束后持续数周。其他影响可能在数月甚至数年后才会显现出来。

1. 脑部放射治疗

通常会引起脑水肿,患者出现颅内压升高、恶心、呕吐、头痛等症状,后期部分患者可能出现放射性的脑坏死,不同的坏死区域产生的神经系统症状不同。有时会导致大脑功能的改变,从而导致记忆力丧失、性欲降低或对寒冷天气的耐受性差。尤其对于儿童放射治疗,如何保护海马体是放射治疗方案设计中重要的考虑因素。

2. 头颈部放射治疗

鼻腔、喉、口腔等处的黏膜组织容易受到放射线的损伤,会产生相应的放射性黏膜炎,导致患者出现咽喉疼痛、口干、口腔溃疡等症状,产生吞咽疼痛、吞咽困难等副作用。如黏膜炎(口腔内的炎症)是一种短期的副作用,当对头颈部进行放射治疗时可能会发生,通常在治疗结束后的几周内病情就会好转。射线对唾液腺和味蕾的损伤会导致口干和味觉丧失。放射治疗过程中,保护唾液腺尤为重要。

3. 喉部放射治疗

在放射治疗过程中可导致淋巴管阻塞,因此,可引起喉水肿;易导致病原菌的侵袭,从而引起局部感染,导致放射性咽喉炎,引起吞咽困难、咽喉疼痛等现象。

4. 胸部放射治疗

患者可能会出现放射性食管炎、放射性气管炎、吞咽疼痛、吞咽梗阻,以及刺激性咳嗽等症状。部分副作用严重者会出现放射性肺炎,患者可能有发热、咳嗽、喘闷、呼吸困难、胸闷等症状。

5. 腹腔放射治疗

照射腹部可能会引起食管、胃或肠道的肿胀和炎症,导致放射性肠炎、放射性胃炎,最常见的是引起腹部的消化道症状,例如,腹胀、恶心、呕吐、腹痛等。

6. 盆腔放射治疗

有时会引起放射性直肠炎,患者会出现放射部位疼痛,以及腹泻等相应的症状。此外,对睾丸的放射线可能导致永久的精子生产损失,如果女性两侧卵巢都暴露在照射下,会导致早期绝经和永久不孕。治疗计划中需要重点降低生育器官的照射剂量。

除了不同区域的放射治疗引起不同区域的局部症状外,放射治疗还会引起全身性的副作用,如放射治疗后的骨髓抑制是指在进行放射性治疗时,由于放射线对造血功能的损伤,血小板、白细胞和红细胞等数量减少的现象。另外,放射线也会诱发肿瘤,这也是放射治疗的副作用之一。放射治疗诱发的恶性肿瘤,称为第二原发肿瘤,发生概率很低。但是对于有些良性疾病,有时会使用放射治疗,此时部分患者在放射治疗时需要注意避免诱发肿瘤。

二、智能肿瘤放射治疗轮廓勾画

在放射治疗开始之前,医生需要对患者的影像信息进行图形分割,即需要把放射治疗部位的解剖细节勾画出来,然后将这些解剖信息输入到放射治疗设备中,这样才能使放射线定向照射肿瘤,避免伤害健康组织,这个解剖结构勾画过程为放射治疗轮廓勾画,包括勾画放射治疗靶区和危及器官 OAR,也就是勾画出需要尽量杀灭的肿瘤组织和需要保护的危及器官。总的来说,放射治疗轮廓勾画的意义是:①研究解剖结构;②识别感兴趣区域(即定位肿瘤、病变和其他异常组织);③测量肿瘤和正常组织体积;④观察肿瘤体

积随治疗的变化,为治疗前放射治疗计划制订和治疗中放射治疗计划修改提供依据;
⑤计算辐射剂量。由此可见,放射治疗轮廓勾画是放射治疗流程中的关键环节之一,精确地勾画放射治疗靶区和危及器官是制订精确放射治疗计划的前提,是开展精准放射治疗的基础。

放射治疗是治疗肿瘤的重要手段之一,精确的靶区及危及器官勾画是放射治疗计划设计的前提和保障,以往这些轮廓都是由医生在定位 CT 上手工进行逐层勾画的,勾画过程耗时费力,而且由于主观因素、经验、知识等原因导致不同医生的勾画结果存在差异,因此,临床上迫切需要精准、高效的自动勾画系统,以减轻医生的负担,并提高勾画的准确性和一致性[2]。人工智能几乎已经完全实现了自动化分割,减少了不同医生间、不同放射治疗单位间的放射治疗靶区勾画差异,可以极大地提高放射治疗计划的效率、再现性和质量。

放射治疗涉及的勾画任务按照对象区分,可以分为靶区和危及器官两大类。深度学习是目前勾画领域应用最为广泛的智能技术。它通常是由两个以上隐含层的神经网络构成,对输入进行非线性变换或表示学习。在近年的研究中,全卷积神经网络(FCN)已成为智能勾画技术中的佼佼者。FCN 的训练通常采用有监督学习,即每一张输入图像需要有一个相应的标签图像作为学习样本。学习的过程由反向传播算法实现,即模型的参数首先被初始化为任意数值,输入图像通过该模型后,会产生输出结果,损失函数评估模型输出与标签样本之间的差异,反向传播算法将该差异向后传播至模型的每个节点上,并据此更新节点参数,直至损失函数值达到最小。在这整个过程中,为了保证模型的泛化性能(模型对于未知样本亦可实现较好的勾画结果),需要有充足的样本供模型进行学习。

(一)危及器官自动勾画

Ibragimov 等[3]首先利用 CNN 进行放射治疗中头颈部危及器官的自动分割,大约 4分钟可以完成 9 种危及器官的勾画,Dice 相似系数(DSC)为 0.37(视交叉)~0.9(下颌骨)。

此外,Macomber 等[4]利用深度决策森林模型完成了前列腺癌危及器官的自动勾画,自动勾画结果优于 4 种商用勾画软件。Zhang 等[5]利用基于 ResNet - 101 的卷积神经网络模型完成了胸部多个危及器官的自动勾画,模型整体表现优于基于 Atlas 的模型。

（二）靶区自动勾画

除了危及器官的自动勾画,基于机器学习的靶区自动勾画也逐步实现。

Men 等[6]利用深度空洞残差网络(DD-ResNet)完成了乳腺癌 CTV 的自动勾画。使用了包含800 例接受保乳治疗的患者的大数据进行评估。CTV 由经验丰富的放射肿瘤学家进行了验证。研究中进行了五折交叉验证,以测试模型的性能。分割精度通过 DSC 和 Hausdorff 距离(HD)进行量化。针对两种不同的深度学习模型:深度扩张卷积神经网络(DDCNN)和深度去卷积神经网络(DDNN),对所提出的模型的性能进行了评估。对于右侧和左侧乳腺癌,DD-ResNet 的平均 DSC 值(0.91 和 0.91)均高于其他两个网络(DDCNN:0.85 和 0.85;DDNN:0.88 和 0.87)。与 DDCNN(15.1 mm 和 15.6 mm)和 DDNN(13.5 mm 和 14.1 mm)相比,它的平均 HD 值也更小,分别为 10.5 mm 和 10.7 mm。DDCNN、DDNN 和 DD-ResNet 的平均分割时间分别为每例患者 4 秒、21 秒和 15 秒。该方法可以在可接受的时间内准确地分割 CTV。

Lin 等[7]利用三维 CNN 实现了基于 MR 的鼻咽癌 GTV 自动勾画,提高了鼻咽癌原发性肿瘤轮廓勾画的准确性,对肿瘤控制和患者生存有积极影响。

Cao 等[8]在 U-Net 基础上提出了一种 DDUnet 深度学习网络,应用于食管癌术后临床靶区勾画,在测试集中验证精度达 86.7%。以上研究初步证明了基于深度学习自动勾画肿瘤靶区的可行性。

（三）靶区和危及器官自动勾画

Men 等[9]利用 DDCNN 完成了直肠癌 CTV 和危及器官的自动勾画。使用 278 例癌症患者的数据进行评估,随机选择 218 例患者进行训练,其余 60 例进行验证。DSC 用于测量分割精度。将 DDCNN 的性能与 U-Net 的性能进行了比较,DDCNN 方法在所有分割中都优于 U-Net,DDCNN 的平均 DSC 值比 U-Net 高 3.8%。DDCNN 的平均 DSC 值对于 CTV 为 87.7%,对于膀胱为 93.4%,对于左股骨头为 92.1%,对于右股骨头为 92%,对于肠为 65.3%,对于结肠为 61.8%。所有 CTV、膀胱、左右股骨头、结肠和肠道的分割测试时间为每例患者 45 秒。这些数据表明,DDCNN 可以用于准确有效地分割 CTV 和危及器官。它与患者的体型和年龄无关。DDCNN 可以提高轮廓的一致性并简化放射治疗工作流程。

Liu 等[10]利用 DpnUNet 进行宫颈癌的 CTV 和危及器官自动勾画,自动勾画和专家勾画的结果基本一致。

三、智能肿瘤放射治疗设计

放射治疗计划设计是放射治疗流程中非常重要的环节,高精度放射治疗计划可以提供准确的肿瘤照射剂量,并最小化周围正常组织的受照剂量,从而保证放射治疗效果和患者生存质量。在制订肿瘤放射治疗计划时,需要进行大量的计算,传统的计算方式速度慢、耗时长、成本高,严重降低医生及物理治疗师的工作效率。目前,国内放射治疗物理治疗师匮乏,放射治疗计划效率低也影响单位时间内接受放射治疗患者的数量。从放射治疗效果方面来说,放射治疗计划设计受设计者因素影响较大,增加了放射治疗效果的分化程度。人工智能可以为肿瘤自动放射治疗计划和图像引导自适应放射治疗技术提供临床数据支持,提高放射治疗计划优化的效率。

(一)技术选择

不同放射治疗技术具有不同特点,对同一病例可能会得到不同的剂量分布,然而不同技术的差异常常需要在放射治疗计划设计完成后才能得到,这不仅增加了计划设计者的工作量,而且使决策过程延长。如果可以提前得到不同技术的剂量分布,则可以帮助医生直观地进行放射治疗技术选择,提高效率并提升放射治疗预后[2]。

Valdes 等[11]介绍了一种利用机器学习算法实现将当前患者和历史治疗计划数据库中的患者精确匹配的辅助决策工具,所用数据库中包括进展期口咽鳞状细胞癌患者的质子治疗计划和容积旋转调强放射治疗(VMAT)计划,对于新的患者,通过精确识别历史计划数据库中相匹配的计划,医生可以快速选择合适的治疗技术。他们的研究成果后来形成商业化产品 InsightRT 供医生和研究者使用。

Bitterman 等[12]利用 InsightRT 研究 353 例 NSCLC 患者的放射治疗计划,其中 103 例三维适形放射治疗找到了匹配的 IMRT 计划,75 个(73%)三维适形放射治疗计划改成 IMRT 计划后,心脏平均剂量可以减少 4Gy 以上,同时肺的剂量保持在临床可接受范围内。因此,对于这些患者,适合选择 IMRT 技术进行放射治疗。

(二)计划设计评估

1. 剂量体积直方图预测

放射治疗计划的剂量体积直方图(DVH)和剂量分布是临床上评估治疗计划优劣的

重要工具。

DVH 表示的是剂量与体积的关系,可以提供靶区和危及器官(正常组织)的受量情况,即多少体积的组织受到了多高剂量的照射。例如,肺的 V20,是指受到 20Gy 剂量照射的肺体积有多少。再例如,肺的 D20,则是 20% 体积的肺组织所接受的照射剂量有多少。在 DVH 中,除了得到组织的受照剂量与体积之间的关系,还可以得到平均剂量、最大剂量、最小剂量等参数。

DVH 将剂量结果进行了量化,从而能够客观地评价放射治疗计划是否满足要求。在进行优化和剂量计算之后可以通过 DVH 来评估计划的好坏,如果不符合要求,要重新优化,重新进行剂量计算,同时可以对不同的计划进行比较,挑选出更优秀的计划。

DVH 反映的是一维的信息,描述了肿瘤靶区和危及器官受照剂量的整体情况,但不具有空间位置信息,即不知道某一剂量对应的位置在哪。不知道最大剂量位于靶区或者正常组织的哪一个地点,这时就需要等剂量分布曲线,就像地理中的等高线。除此之外,为了评估剂量分布的适形度和均匀性情况,还可能会用到适形度指数和均匀性指数(HI),理想的情况是:高剂量区紧紧包裹着靶区,靶区里面的剂量处处相等(绝对均匀)。

(1)机器学习

不同机器学习算法模型预测 DVH 的基本思路相似,主要包括以下步骤:①从专家计划数据库中提取患者的解剖结构特征、危及器官 DVH 的主成分特征;②利用机器学习方法(支持向量回归法、核密度估计法等)建立提取的解剖结构特征与剂量体积参数或 DVH 主成分之间的参数化模型;③将参数化模型用于预测新患者个体化剂量体积参数或 DVH,根据个体化的预测结果辅助设置优化条件。

Boutilier 等[13]利用逻辑回归、多项逻辑回归(MLR)和加权 K 近邻算法预测前列腺癌治疗计划多个目标函数的最优权重,结果显示 3 种模型都能准确地预测最优值,模型间并无显著差异。

Ma 等[14]利用 SVR 建立模型来预测前列腺癌 VMAT 计划中危及器官的 DVH,与之前根据靶区和危及器官位置关系预测 DVH 的研究不同,Ma 等先得到只考虑 PTV 包绕的 VMAT 计划,然后利用 SVR 模型将此计划的 DVH 与临床计划的 DVH 建立联系并训练模型,进而进行临床计划中危及器官的 DVH 预测,通过与 Eclipse RP 模型的比较,发现 SVR 模型在膀胱和直肠的 DVH 预测中更准确。通过 10 个病例的验证队列测试该预测模型。对于训练队列,对剂量终点(DE)的检查表明,53 个计划中的 52 个(98%)在膀胱的 10%

误差范围内,53 个方案中的 45 个(85%)在直肠的 10% 误差范围内。在验证测试中,膀胱和直肠分别有 92% 和 96% 的 DE 在 10% 的误差范围内,10 个验证计划中有 8 个(80%)在膀胱和直肠的 10%误差范围内。膀胱和直肠的绝对残差总和(SAR)平均值分别为 0.034 ± 0.028 和 0.046 ± 0.021。

(2)深度学习

利用深度学习算法可以自动抽象和提取不同层次解剖结构或医学影像特征的技术优势,从专家治疗计划数据库中自动提取解剖结构或医学影像特征,并与危及器官剂量体积指标或 DVH 之间建立参数化的模型,实现预测新患者危及器官剂量体积参数或 DVH 的目标。

深度学习模型预测危及器官 DVH 主要分为两种方式:直接预测危及器官 DVH 和间接预测危及器官 DVH,其中间接预测危及器官 DVH 是通过先预测剂量分布,从剂量分布得到危及器官的 DVH。

直接预测危及器官 DVH 的方法主要包括 4 个过程:①基于专家放射治疗计划医学影像数据库(CT 图像、靶区和危及器官解剖结构、剂量分布)确定模型的输入和输出数据;②基于上述数据,对深度学习网络模型进行训练、验证和测试,确定最终的预测模型;③将新患者的放射治疗计划医学影像数据(CT 图像、靶区和危及器官解剖结构)输入预测模型,对新患者危及器官的 DVH 进行预测;④根据预测的危及器官 DVH,自动生成逆向计划的优化条件。

2. 剂量分布预测

剂量分布反映三维的信息,包含的信息量更丰富,也可以通过剂量分布获得 DVH。三维的剂量分布预测可以帮助医生进行放射治疗方案的决策,协助设计者更快地完成高质量的计划。

Campbell 等[15]训练了预测胰腺癌 SBRT 中剂量分布的人工神经网络模型,平均剂量偏差在 5% 左右。

Nguyen 等[16]基于 U – Net 用来预测前列腺癌 IMRT 的剂量分布,PTV 的预测偏差在 2% 左右,危及器官的预测偏差 <5%。不过这是一种逐层的二维剂量预测,在靶区边缘层面,可能存在不确定性。因此,基于三维的剂量预测方法相继被提出,如三维 U – Net、DoseNet、DoseGAN 等,这些算法都可以准确预测出三维剂量分布。另外,还有许多深度学习算法,如 ResNet、DenseNet 等也可以进行剂量分布的预测。

3. 射野通量图

剂量分布的预测虽然提供了大量有用的信息,但仍然需要剂量模拟算法或优化算法才能转化为临床可执行的计划,为了进一步提高自动化程度,研究者尝试进行射野通量图的预测,这样就可以将其直接转化为可以执行的计划。Sheng 等[17]利用随机森林模型预测全乳照射时切线野的通量图,并快速产生临床可以接受的放射治疗计划。Lee 等[18]利用 CNN 预测前列腺癌 IMRT 的射野通量,得到的模拟计划与临床计划在靶区适形度和危及器官保护方面没有明显差别,但此研究没有说明作为输入的射野剂量图是如何得到的。针对这个问题,Wang 等[19]利用两个 CNN,第 1 个用于射野剂量预测,第 2 个用于射野通量图预测,来快速产生胰腺癌立体定向放射治疗计划,自动产生的计划和标准计划类似,可满足临床要求。

(三)自动计划生成

放射治疗计划设计是 IMRT 中的重要环节,通过逆向优化算法,寻找各子野的方向、形状和权重,进而形成一系列机架角度、准直器角度、多叶准直器运动和剂量率调节的机器参数,供加速器执行。这个过程实际上是一个多目标优化过程,靶区的剂量目标和多个危及器官的剂量约束往往是相互制约的,设计者需要根据自己的经验进行多次尝试和优化才能找到最优的平衡,这种试错调整的过程需要耗费大量的时间和精力。头颈部等复杂部位放射治疗计划的制订,往往需要几天时间才能完成。而且计划质量很大程度上依赖于设计者的经验和花费的时间,这就使得放射治疗计划的同质化难以实现。

随着计算机运算能力的提高,人工智能近年来发展迅速,多种理论和算法相继涌现,并迅速应用于各个领域。在放射治疗计划设计方面,基于人工智能的自动计划设计已经开始应用于临床,不仅可以为计划设计者节省大量的时间,而且提高了放射治疗计划的同质化水平。总的来说,可以分为基于模板、基于规则和推理、基于经验知识预测、基于多目标优化等几种技术。

Shen 等[20]基于深度强化学习,开发了一个权重调整策略网络(WTPN),用于宫颈癌放射治疗计划的生成。该网络观察计划的 DVH,并输出调整权重因子。通过端到端的深度强化学习来训练 WTPN。应用训练后的 WTPN 来指导 5 个病例的治疗计划。研究发现,经过训练的 WTPN 成功地学习了治疗计划目标,并能够指导质量调整过程。平均而言,与具有任意设置权重的初始计划相比,在 WTPN 的指导下生成的计划的质量分数提高了约8.5%。

McIntosh 等[21]将 ML 的开发到采用有效整合到常规临床使用中,通过人工和机器学习对前列腺癌放射治疗计划回顾性和前瞻性对比的研究,发现89%的基于机器学习生成的放射治疗计划符合临床要求,且其中72%可以被选择,使用 ML 的放射治疗规划将整个放射治疗规划过程所需的时间减少了60.1%(由118小时减少至47小时),这显著提高了工作效率。

Tortora 等[22]基于一组常微分方程,生成虚拟放射治疗环境,该常微分方程通过结合 NSCLC 放射治疗的效果和细胞生长对组织放射敏感性进行建模。结果表明其可以用于放射治疗,并优于当前的临床实践。

四、智能肿瘤放射治疗的实施

当前,因放射治疗计划执行速度慢、照射过程自动化程度低、治疗床不能实时调整、控制台自动化操作管理不足、生命体征监测自动化发展缓慢、放射治疗摆位过度依赖人员参与、计划执行过程烦琐等,这些流程容易出现人为失误,甚至出现实际治疗和计划不一致的医疗事故。随着智能靶区勾画、智能计划设计、自适应放射治疗、智能摆位等技术的发展与应用,放射治疗计划智能化执行成为可能。

(一)治疗保证

放射治疗是一个复杂的多环节过程,从患者定位、靶区勾画、计划设计到计划实施,任何一个环节稍有疏漏,都将引起严重的后果。因此,质量保证(QA)对于保证疗效起到至关重要的作用。

1. 计划自动核对

放射治疗计划的核对项目包括大量参数,人工核查不仅耗时费力,而且存在主观性和片面性,容易出现遗漏和错误。因此,研究者逐渐将目光转向自动核对系统的开发,目前的自动核对主要包括计划本身的核对和计划间核对。计划本身的核对主要保证放射治疗计划的信息与传输到记录验证系统(R&V)的信息一致,核对项目包括处方、剂量分割模式、射线能量、机器跳数(MU)、机架角、准直器角度、楔形板、补偿物、剂量率等。自动核对时,分别从计划系统和记录验证系统获取治疗相关的参数,生成结构化数据,针对不同项目制订相应的核对逻辑,从而实现自动独立核对。这种基于逻辑规则的方法虽然可以有效避免传输错误,但如果计划本身存在问题,逻辑核对无法发现。计划间核对可以弥补计划本身核对这方面的不足,其基本理念是对于类似的患者(相同的诊断、部位、治疗手段、剂量分割模式),其治疗参数应该具有相似性,如果某个患者的治疗参数偏离较大,则可能存在错误,需要进一步核查。

黄鹏等[23]利用 K – 均值聚类进行乳腺癌放射治疗计划的自动核查,选择 K = 4,将 835 例强调放射治疗计划分成 4 个类簇,其中 3 个类簇均监测出孤立点,经物理师核对后,发现孤立点对应的治疗计划靶区特殊或存在改进空间,说明使用聚类分析进行放射治疗计划的自动核对是有效且可行的。

2. 医用加速器设备质控

医用加速器的设备 QA 包括日检、周检、月检和年检,但这些检测过程都是发现误差后进行的修正,而不能避免设备误差的产生。密切监测医疗加速器的性能,对于持续改善放射治疗患者安全和护理质量至关重要。

El 等[24]研究了机器学习方法在 QA 的可视化、自动化和目标定位方面的应用,并使用多机构数据评估其性能。利用电子射野影像系统(EPID)采集特制 QA 模体的 EPID 影像,通过支持向量数据描述算法(SVDD)进行自动分类,并投影到高维空间显示,识别孤立点,这种方法可以进行机架下垂、射野偏移及多叶准直器偏差的自动识别,从而提高设备质控的自动化。

Zhao 等[25]提出一种新的基于机器学习的方法,用于对直线加速器数据进行建模,适用于直线加速器调试和 QA 过程。利用机器学习对加速器的验收及年检射野数据进行建模,然后通过 10 × 10 射野的百分深度剂量(PDD)和离轴比曲线(Profile)预测其他大小射野的 PDD 及 Profile,误差在 1% 以内。这种方法有可能简化直线加速器的调试程序,节省时间和人力,同时提高调试过程的准确性。

3. 剂量验证

(1)通过率预测

IMRT/VMAT 是目前临床中应用广泛的放射治疗技术,由于其技术的复杂性,为保证患者治疗时接受的剂量同计划设计时一致,需要进行治疗前计划的剂量验证。γ 分析是比较测量剂量分布和计划剂量分布的常用方法,通常在选定 3%/2mm 的标准下,要求通过率 >90% 才能用于临床,否则需要查找产生误差的原因并进行修正。IMRT 计划的剂量验证是一个费时耗力的过程,尤其是放射治疗患者的快速增多,给剂量验证工作带来了巨大挑战。如果可以提前预测计划的通过率,则可以大幅降低工作负担。大量研究表明,计划的复杂性和 γ 通过率之间存在相关性,不过表征复杂性的参数纷繁复杂,难以通过数学表达式进行直接描述,机器学习恰好适合处理这种多特征参数的提取和预测,因此,机器学习近年来广泛用于计划通过率预测。

Tomori 等[26]收集了 60 例接受 IMRT 的前列腺癌症病例,利用 15 层的 CNN 进行预测,应用五折交叉验证来验证所提出方法的性能。在五折交叉验证中,40 例用于训练集和验证集,其余 20 例用于测试集。对预测的 γ 通过率和测量的 γ 通过率进行了比较,发现预测值和测量值之间存在线性关系。研究结果表明,深度学习可能为前列腺癌放射治疗计划中 γ 通过率提供有用的预测模型。

Hirashima 等[27]通过机器学习技术来预测和分类 γ 通过率值。基于计划复杂度特征及剂量学特征,利用 XGboost 建立了 VMAT 计划的 γ 通过率预测模型。共有 888 例接受 VMAT 的患者入选,包括 1255 个治疗计划。此外,从治疗计划中提取了 24 个计划复杂性特征和 851 个剂量学特征。数据集被随机分为训练/验证(80%)和测试(20%)数据集。通过 MAE 和相关系数来评估预测性能。通过计算 AUC 和敏感性来评估分类性能。研究表明,将计划和剂量特征与机器学习技术相结合,可以提高 γ 通过率的预测和分类性能。

(2)**误差辨识**

γ 通过率虽然是判断 IMRT/VMAT 计划验证结果的常用标准,但存在一定局限性,无法判定误差的来源。然而现代 IMRT 是一个多环节的复杂过程,人工判别时,一般采用排除法对可能产生误差的因素逐个分析,工作繁重,效率低下。近年来,研究者利用机器学习进行误差辨识,取得了一定进展。

γ 通过率是 IMRT 特异性 QA 的标准指标,但它有两个缺点:一是对微小但临床相关的误差缺乏敏感性;二是不能提供有效的方法来分类误差源。Potter 等[28]利用人工神经网络模型和 DDH 建立了多叶准直器穿透因子误差及机器跳数校准误差的分类模型,这两个网络模型都通过 13 个 IMRT 计划(共 88 个领域)进行了培训和验证。使用五折交叉验证技术来评估其准确性。利用 CNN 和 DTA 建立了多叶准直器叶片到位误差、源尺寸误差和摆位误差的分类模型,模型的分类准确性及特异性都在 95% 以上。

Wolfs 等[29]用 CNN 模型和 γ 图不仅可以进行解剖结构变化、摆位误差及机械错误的初级分类,还可以分辨出每类误差的具体类型和幅度大小。神经网络在所有分类级别上都表现出良好的性能(训练/测试准确率 99.5%/96.1%、92.5%/86.8%、82.0%/72.9%)。

(二)运动管理

胸腹部肿瘤,如肺癌、乳腺癌、肝癌、胰腺癌等,随着患者的呼吸运动而发生位移和形变。在放射治疗中,肿瘤位置及形状的变化将降低计划靶区的有效剂量覆盖率,并增加周围危及器官的受照剂量。目前,临床上的处理方式主要分为两种,一是通过屏息等限制措施减弱呼吸运动的影响,二是跟踪预测呼吸运动,在时间维度上优化放射治疗剂量,实现在自由呼吸下的放射治疗。

Sun 等[30]回顾性使用了 138 组从 4DCT 扫描中获得的呼吸信号(使用实时位置管理设备获取),构建了由自适应增强框架和多个人工神经网络组成的 ADMLP - NN 模型,预测未来的呼吸信号。最初使用 Savitzky Golay 有限脉冲响应平滑滤波器(S - G 滤波器)平滑呼吸信号。然后,多层感知机神经网络(MLP - NN)被配置为根据其先前的位置来估计未来的呼吸信号位置。最后,基于每个 MLP - NN 的样本预测误差,使用 Adaboost 决策算法为每个 MLP - NN 设置权重。通过计算真实信号和预测信号之间的相关系数和均方根误差(RMSE),评估了 MLP - NN 和 ADMLP - NN(MLP - NN 加自适应增强)两种预测方法。结果显示 RMSE 平均值减少了 27.9%。初步结果表明,ADMLP - NN 呼吸预测方法比 MLP - NN 方法更准确,可以提高呼吸预测精度。

Lin 等[31]收集了 1703 组实时位置管理(RPM)数据,探讨了基于 LSTM 的呼吸信号预测通用模型的可行性,结果表明,与传统的人工神经网络模型相比,该模型取得了更高的精度。在预测窗口为 500ms 的情况下,LSTM 模型在内部有效性数据中的 MAE 为 0.037,平均 RMSE 为 0.048,最大误差(ME)为 1.687;在外部有效性数据中,平均 MAE 为 0.112,平均 RMSE 为 0.139,ME 为 1.811。研究者还对比了优化超参数的 LSTM 模型与使用默认超参数训练的 LSTM 模型的性能,发现优化模型结果的 MAE 降低了 20%,表明调整 LSTM 模型的超参数可以获得更高精度。该研究证明了深度 LSTM 模型在呼吸信号预测中的潜力。

(三)自适应处理

从定位及制订放射治疗计划至开始治疗之间(通常是数天或数周),以及整个治疗期间(通常为数周),若患者的解剖结构发生重大变化,需要重新调整计划。这些变化通常反映肿瘤的收缩或生长,或解剖结构的变化,如运动、内脏器官或肠胃中气体或液体填充的差异,这都可能导致肿瘤和器官的剂量改变。此外,未来需要关注的是,放射治疗疗程过半,除了肿瘤体积、位置的改变,其内部生物特征活性的改变也是需要自适应调整的。人工智能可以预测哪些患者需要适应治疗,以及采用适应治疗的理想时间点。

Guidi 等[32]的回顾性研究中,确定了重新规划放射治疗的理想时间。收集 90 例头颈部肿瘤患者,41 例(45.6%)被用于学习训练,49 例(54.4%)被用于测试。使用可变形图像配准(DIR)和 GPU 对患者的病情进行自动分析。SVM 用于时间序列评估。"不充分"类别的患者可能受益于重新规划。由两名放射肿瘤学家进行双盲评估,以验证分类器为重新规划选择的日期/周。在前 3 周,86.7% 的病例不需要重新规划,从第 4 周开始,越来越多的患者可能会从重新规划中受益。与放射肿瘤学家建议的重新规划进行比较,70% 的病例反映第 4 周进行重新规划是最有利的时间。

五、智能肿瘤放射治疗的评估

(一)治疗反应的评估

放射治疗导致的损伤是严重影响肿瘤患者预后及生活质量的并发症,可利用人工智能对放射损伤进行无创评估预测,对于肿瘤患者治疗方案的制订、调整具有很重要的参考意义。

目前,肿瘤放射敏感性的量化需要测定离体肿瘤生存率,以及不配对的 DNA 双链断裂。有大量研究证实,肿瘤放射敏感性是对患者进行放射治疗生存预测的关键因素。

对于 NSCLC 患者,最主要的治疗方式仍是外科手术切除。然而由于存在潜在的并发症,有些患者需要接受 SABR。与传统放射治疗不同的是,在特定的区域进行 SABR 需要更高的放射剂量,SABR 对于局部的病灶控制表现出良好的效果,并可以显著提高患者的生存率。对于部分患者,SABR 已可以作为一种潜在的替代治疗方式。尽管 SABR 有较好的疗效,部分患者仍然会出现远处转移和局部复发。此外,对于一些患者,尤其是肿瘤体积较大的患者,往往需要进行新辅助化学治疗。因此,SABR 并不是一个普适的治疗方式,术前的患者筛选变得十分重要。如果能够鉴别更易复发的患者,对于临床治疗决策的指导将十分有益。

影像组学作为一种无创的方法,通过提取高通量的定量特征并评估肿瘤表型,能够全面地分析这些影像特征与目标临床终点之间的关联性。不同的影像特征分别对应不同的基因亚型和蛋白表达,具有良好的预后预测效能,可以用于构建稳定且可重复性强的预后因子[33]。

Huynh 等[34]利用基于 CT 的影像组学对 NSCLC 患者的 SABR 疗效进行术前评估。利用 113 例 Ⅰ～Ⅱ级 NSCLC 患者(均接受 SABR 治疗)的 CT 数据,提取 1605 个 CT 影像组学特征,包括形状特征、统计特征和纹理特征。首先,对原图进行离散化以减小噪声并且对 ROI 的灰度进行归一化,使计算出来的纹理特征具有可比性。在提取特征前,使用插值法对所有 CT 体素进行重新采样至 1mm³。同时,为了比较影像组学特征的预后作用,该研究还纳入了基于 CT 的传统影像征象特征,包括肿瘤大小、最大二维直径及最大三维直径。临床因素包括年龄、性别、体力状态及分级,也被纳入作为对比。其次,对特征进行稳定性分析,利用 RIDER 公开数据集,计算 ICC,ICC > 0.8 的特征被保留下来。稳定性分析将特征从 1605 个降维至 855 个稳定的特征,主成分分析又将特征数量从 855 个降维至 12 个。

该研究以远处转移和局部复发作为终点指标,利用双边 Wilcoxon rank – sum 检验探寻影像组学特征和临床终点事件的关系,并使用多次测试校正进行评估,P 值 <0.1 被定义为在两组间(发生终点事件/未发生终点事件)有显著差异。使用一致性指数来评价特征的预后能力。若某特征一致性指数 >0.5,表明该特征对于 SABR 的预后有效,一致性指数越高,发生终点事件的可能性越大。一致性指数 <0.5,表明该特征对反向预测预后有效,即一致性指数越低,发生终点事件的可能性越小。该研究结果表明,传统影像征象特征(肿瘤体积和最大直径)和影像组学特征均与 OS 相关。影像组学特征 Wavelet LLH stats range 对于远处转移有预后预测效能。

(二)毒性预测

需要对急性和晚期不良反应进行积极地管理,因为这些不良反应是否发生和(或)严重程度在很大程度上不可预测。然而,可根据影像学数据和危险因素创建放射治疗毒性的预测模型,包括某些临床特征、种系基因组变异和放射剂量分布,并可用于指导治疗计划。迄今为止,这些方法主要用于临床前和观察性研究。

人工智能将使这些数据流得到更全面的分析,从而建立更稳定的预测模型,结合并发症、放射治疗剂量和预处理成像数据,为不良反应的预期管理和二级预防提供临床决策支持。

预处理临床资料也可用于指导潜在的严重毒性反应。Hong 等[35]的一项回顾性研究中,使用来自电子病历的临床数据训练几种人工智能算法,能够准确预测接受放射治疗或放化疗的患者急性毒性,使急诊室就诊和住院的风险降低(使用性能最好的梯度树增强法,敏感性为 81.0%,特异性为 67.3%)。整合多个临床数据流,以提前预测期间的不良事件,人工智能可以提供实时、有意义的临床决策支持意见。

(三)放射治疗常见并发症的预测

1. 放射性口腔炎

又名放射治疗诱发性口腔黏膜炎,是放射治疗中使用电离辐射导致的口腔黏膜损伤性炎症疾病,多发于接受电离辐射治疗的头颈部肿瘤患者,可因损伤后细菌感染而继续加重。根据其发作时间,临床上一般将其分为急性放射性口腔炎与慢性放射性口腔炎两类,前者主要表现为口腔黏膜的红肿、疼痛、出血、溃疡等,后者主要为口腔黏膜的萎缩、充血、张口受限,以及一些全身症状。因此,对于放射性口腔炎的发病预测至关重要,通过有效的预测,即可在设定治疗方案时充分考虑可能出现的情况。

Dean 等[36]使用放射治疗剂量(剂量体积和空间剂量指标)和临床数据生成急性严重口腔黏膜炎的预测模型。以 351 例接受放射治疗的头颈部肿瘤患者作为样本库,通过惩罚逻辑回归(PLR)、支持向量分类(SVC)和随机森林分类(RFC)进行建模和比较。使用 100 次迭代交叉验证,并使用 AUC 和校准斜率来评估模型性能,利用该模型探讨协变量与严重黏膜反应之间的关系,指出中、高剂量的受照与黏膜炎严重程度有关。其中 RFC 的建模效果最好,RFC 模型的平均 AUC 和校准斜率分别为 0.71(s.d. = 0.09)和 3.9(s.d. = 2.2),但后续依然需要改进。这也说明了机器学习对于放射性口腔炎的预测虽具有可行性,但仍有较大的提升空间。

2. 放射性肺炎

放射性肺炎是胸部恶性肿瘤经放射治疗后,在放射野内的正常肺组织受到损伤而引起的炎症反应。轻者无症状,炎症可自行消散;重者肺部发生广泛纤维化,导致呼吸功能损伤,甚至呼吸衰竭。

放射性肺炎的发生、严重程度与放射方法、放射量、放射面积、放射速度均有密切关系。放射野越大发生率越高;大面积放射的肺组织损伤较局部放射为严重,照射速度越快,越易产生肺损伤。其他影响因素,如个体对放射线的耐受性差,肺部原有病变(如肺炎、气管炎、慢性支气管炎、慢性阻塞性肺部疾病),以及再次放射治疗等均易促进放射性肺炎的发生。某些化学治疗药物亦可能加重肺部的放射治疗反应。为预防放射性肺炎的发生,应严格掌握放射总剂量及其单次剂量分配、照射野大小。

　　放射性肺炎的预测涉及多种因素,包括剂量－体积指标和放射敏感性生物标志物。这些因素是高度相关的,当结合在一起时可能会影响预测结果。Lee 等[37]选取 54 例接受根治性三维适形放射治疗的 NSCLC 患者进行研究,其中 19 例发生了放射性肺炎,在治疗开始和治疗中期分别测量了以下 4 种生物标志物的血清浓度,即 $\alpha2$ － 巨球蛋白、血管紧张素转换酶(ACE)、转化生长因子、白细胞介素 － 6。除上述生物标志物外,将 DVH 和其他临床参数也定义为特征变量。采用贝叶斯网络,同时考虑剂量特征和生物标志物特征,基于 Koller Sahami 滤波器的马尔可夫方法进行特征选择,利用马尔可夫链蒙特卡罗方法,对由观测数据和因果约束建立的贝叶斯网络进行评估。使用有限数量的高后验图评估放射性肺炎概率,并使用贝叶斯规则对最终的放射性肺炎概率评估进行平均。为了控制欠拟合和过拟合陷阱,采用基于自举重采样方法进行模型训练和验证,并以 Logistic 回归模型作为参照进行对比。可以发现,基于贝叶斯网络的放射性肺炎发生概率的预测性能优于基于单个或多个特征值的 Logistic 回归模型的预测性能,这说明根据单一剂量或单独生物标志物的预测忽略了多因素的内在联系,存在着较大的局限性。

　　Valdes 等[38]以 201 例接受 SBRT 治疗的 I 期 NSCLC 患者为研究对象,选取 61 个特征值作为输入向量,并将这些特征值分为 7 类(并发症、药物、剂量学参数、分割模式、分期、肿瘤位置、其他)。其中 8 例患者(4%)发展为放射性肺炎,通过决策树方法为每个特征确定了放射性肺炎相应阈值,这些阈值可以为放射治疗的方案设计提供参考。Valdes 等在此基础上对比了不同的机器学习算法(决策树、随机森林和 RUSBoost)的预测准确率,证明机器学习可以有效地对放射性肺炎的发生进行预测,并指出随着样本量的增加,其预测准确率也会呈上升趋势。

3. 放射性直肠炎

　　放射性直肠炎是指盆腔恶性肿瘤患者在接受放射治疗时或者在放射治疗后出现的直肠并发症,直肠黏膜可发生糜烂、溃疡或出血。临床表现为腹痛、腹泻、便血及黏液脓血便等,严重影响患者的生存质量。按照发病的缓急,放射性直肠炎有急性和慢性之分。急性放射性直肠炎大多数出现在放射治疗后 1 ~ 2 周,主要表现为腹泻、里急后重、排便疼痛及黏液便、便血等。约 80% 患者在放射治疗过程中出现急性腹泻。慢性者大多发生于放射治疗后数月至数年,表现为直肠狭窄,排便困难,甚至肠梗阻。针对放射性直肠炎没有特效药物或治疗方法,现有药物总体疗效欠佳,重点在于预防。

更好地理解剂量－毒性关系对于晚期宫颈癌放射治疗中局部控制的安全剂量增加至关重要。Zhen 等[39]使用 CNN 模型预测宫颈癌放射治疗所引起的放射性直肠炎。回顾性收集了 42 例接受联合外束放射治疗（EBRT）和近距离放射治疗（BT）治疗的癌症患者,包括 12 例毒性患者和 30 例非毒性患者,采用了迁移学习策略来克服患者数据有限的问题。结果表明该模型可以用于放射性直肠炎的预测。

4. 输尿管放射性损伤

输尿管放射性损伤指放射治疗后引起的输尿管水肿、出血、坏死,进而形成尿瘘或纤维瘢痕组织的状况。可出现血尿、梗阻性无尿、肾功能受损等临床表现。输尿管放射性损伤主要是由放射治疗时,尿道在照射野中受到高剂量的照射,引起尿道黏膜损伤所导致。如钴 60 外照射,镭内照射等治疗膀胱癌、前列腺癌、子宫颈癌时,偶可引起输尿管放射性损伤,使输尿管发生局限性狭窄或广泛性输尿管壁放射性硬化。

近些年,前列腺癌呈现上升趋势,已成为男性第 2 大癌症,前列腺癌患者整体年龄偏大,部分患者无法耐受手术,因此,放射治疗也逐步成为前列腺癌的主要治疗方式。而放射治疗对于膀胱和尿路会带来不同程度的损伤,需要有效的模型对损伤进行预测,以对放射治疗方案进行优化,提高患者的生活质量。

Yahya 等[40]选取 754 例接受外照射的前列腺癌患者,18 个月内每 3 个月随访 1 次,以后每 6 个月随访 1 次,共随访 5 年。分别使用 Logistic 回归、弹性网络、SVM、随机森林、神经网络和多变量自适应回归样条（MARS）等方法对尿路症状进行预测,以剂量－表面数据、并发症和药物摄入作为特征向量,预测了 4 种尿路症状（排尿困难、血尿、尿失禁和尿频）,通过重复交叉验证构建模型,并使用 AUC 对各模型性能独立评估。结果表明,几种不同的机器学习算法均可用于放射性尿路损伤的预测,其中 Logistic 回归和 MARS 具有较好的性能,是前列腺癌放射治疗后所致放射性尿路损伤的良好预测方式,但增加特征（如剂量分布）会使模型有进一步的提升空间。

参考文献

[1] 孙建国. 数字化智能放射治疗[M]. 济南:山东科学技术出版社,2019.

[2] 张文学. 人工智能应用于肿瘤放射治疗的理论与实践[M]. 天津:天津科技翻译出版社,2022.

[3] Ibragimov B, Xing L. Segmentation of organs-at-risks in head and neck CT images using convolutional neural networks[J]. Med Phys, 2017, 44(2):547－557.

[4] Macomber MW, Phillips M, Tarapov I, et al. Autosegmentation of prostate anatomy for radiation treatment

planning using deep decision forests of radiomic features[J]. Phys Med Biol,2018,63(23):235002.

[5]Zhang T, Yang Y, Wang J, et al. Comparison between atlas and convolutional neural network based automatic segmentation of multiple organs at risk in non-small cell lung cancer [J]. Medicine (Baltimore), 2020, 99(34): e21800.

[6]Men K, Zhang T, Chen X, et al. Fully automatic and robust segmentation of the clinical target volume for radiotherapy of breast cancer using big data and deep learning[J]. Phys Med, 2018, 50: 13 – 19.

[7]Lin L, Dou Q, Jin YM, et al. Deep Learning for Automated Contouring of Primary Tumor Volumes by MRI for Nasopharyngeal Carcinoma [J]. Radiology,2019,291(3):677 – 686.

[8]Cao R, Pei X, Ge N, et al. Clinical Target Volume Auto-Segmentation of Esophageal Cancer for Radiotherapy After Radical Surgery Based on Deep Learning [J]. Technol Cancer Res Treat, 2021, 20: 15330338211034284.

[9]Men K, Dai J, Li Y. Automatic segmentation of the clinical target volume and organs at risk in the planning CT for rectal cancer using deep dilated convolutional neural networks[J]. Med Phys, 2017, 44(12): 6377 – 6389.

[10]Liu Z, Liu X, Guan H, et al. Development and validation of a deep learning algorithm for auto-delineation of clinical target volume and organs at risk in cervical cancer radiotherapy[J]. Radiother Oncol, 2020, 153:172 – 179.

[11]Valdes G, Simone CB 2nd, Chen J, et al. Clinical decision support of radiotherapy treatment planning: A data-driven machine learning strategy for patient-specific dosimetric decision making[J]. Radiother Oncol, 2017, 125(3):392 – 397.

[12]Bitterman DS, Selesnick P, Bredfeldt J, et al. Dosimetric Planning Tradeoffs to Reduce Heart Dose Using Machine Learning-Guided Decision Support Software in Patients with Lung Cancer[J]. Int J Radiat Oncol Biol Phys,2022,112(4):996 – 1003.

[13]Boutilier JJ, Lee T, Craig T, et al. Models for predicting objective function weights in prostate cancer IMRT[J]. Med Phys, 2015, 42(4): 1586 – 1595.

[14]Ma M, Kovalchuk N, Buyyounouski MK, et al. Dosimetric features-driven machine learning model for DVH prediction in VMAT treatment planning[J]. Med Phys, 2019,46 (2):857 – 867.

[15]Campbell WG, Miften M, Olsen L, et al. Neural network dose models for knowledge-based planning in pancreatic SBRT[J]. Med Phys, 2017, 44(12):6148 – 6158.

[16]Nguyen D, Long T, Jia X, et al. A feasibility study for predicting optimal radiation therapy dose distributions of prostate cancer patients from patient anatomy using deep learning [J]. Sci Rep, 2019 , 9 (1):1076.

[17]Sheng Y, Li T, Yoo S, et al. Automatic Planning of Whole Breast Radiation Therapy Using Machine Learning Models[J]. Front Oncol, 2019, 9:750.

[18]Lee H, Kim H, Kwak J,et al. Fluence-map generation for prostate intensity-modulated radiotherapy planning using a deep-neural-network [J]. Sci Rep, 2019 ,9(1):15671.

[19]Wang W, Sheng Y, Palta M, et al. Deep Learning-Based Fluence Map Prediction for Pancreas Stereotactic Body Radiation Therapy With Simultaneous Integrated Boost [J]. Adv Radiat Oncol, 2021, 6

（4）:100672.

［20］Shen C, Gonzalez Y, Klages P, et al. Intelligent inverse treatment planning via deep reinforcement learning, a proof-of-principle study in high dose-rate brachytherapy for cervical cancer［J］. Phys Med Biol. 2019 , 64（11）:115013.

［21］McIntosh C, Conroy L, Tjong MC, et al. Clinical integration of machine learning for curative-intent radiation treatment of patients with prostate cancer［J］. Nat Med,2021,27（6）:999 – 1005.

［22］Tortora M, Cordelli E, Sicilia R, et al. Deep Reinforcement Learning for Fractionated Radiotherapy in Non-Small Cell Lung Carcinoma［J］. Artif Intell Med,2021 ,119:102137.

［23］黄鹏,田源,胡志辉,等.利用聚类分析方法辅助核对患者放射治疗计划［J］.中华放射肿瘤学杂志, 2016, 025（011）:1218 – 1222.

［24］El Naqa I, Irrer J, Ritter TA, et al. Machine learning for automated quality assurance in radiotherapy: A proof of principle using EPID data description［J］. Med Phys,2019. 46（4）:1914 – 1921.

［25］Zhao W, Patil I, Han B, et al. Beam data modeling of linear accelerators（linacs）through machine learning and its potential applications in fast and robust linac commissioning and quality assurance［J］. Radiother Oncol,2020, 153:122 – 129.

［26］Tomori S, Kadoya N, Takayama Y, et al. A deep learning-based prediction model for gamma evaluation in patient-specific quality assurance［J］. Med Phys,2018,45（9）:4055 – 4065.

［27］Hirashima H, Ono T, Nakamura M, et al. Improvement of prediction and classification performance for gamma passing rate by using plan complexity and dosiomics features［J］. Radiother Oncol, 2020,153: 250 – 257.

［28］Potter NJ, Mund K, Andreozzi JM, et al. Error detection and classification in patient-specific IMRT QA with dual neural networks［J］. Med Phys, 2020,47（10）:4711 – 4720.

［29］Wolfs CJA, Canters RAM, Verhaegen F. Identification of treatment error types for lung cancer patients using convolutional neural networks and EPID dosimetry［J］. Radiother Oncol,2020,153:243 – 249.

［30］Sun WZ, Jiang MY, Ren L, et al. Respiratory signal prediction based on adaptive boosting and multilayer perceptron neural network［J］. Phys Med Biol,2017 ,62（17）:6822 – 6835.

［31］Lin H, Shi C, Wang B, et al. Towards real-time respiratory motion prediction based on long short-term memory neural networks［J］. Phys Med Biol,2019,64（8）:085010.

［32］Guidi G, Maffei N, Meduri B, et al. A machine learning tool for re-planning and adaptive RT: A multicenter cohort investigation［J］. Phys Med,2016, 32（12）:1659 – 1666.

［33］田捷,李纯名,董迪等.医学影像组学基础［M］.北京:科学出版社,2022.

［34］Huynh E, Coroller TP, Narayan V, et al. CT-based radiomic analysis of stereotactic body radiation therapy patients with lung cancer［J］. Radiother Oncol, 2016,120（2）:258 – 266.

［35］Hong JC, Niedzwiecki D, Palta M, et al. Predicting Emergency Visits and Hospital Admissions During Radiation and Chemoradiation: An Internally Validated Pretreatment Machine Learning Algorithm［J］. JCO Clin Cancer Inform,2018（2）: 1 – 11.

［36］Dean JA, Wong KH, Welsh LC, et al. Normal tissue complication probability（NTCP）modelling using spatial dose metrics and machine learning methods for severe acute oral mucositis resulting from head and neck radiotherapy[J]. Radiother Oncol,2016,120(1):21 -27.

[37]Lee S, Ybarra N, Jeyaseelan K, et al. Bayesian network ensemble as a multivariate strategy to predict radiation pneumonitis risk[J]. Med Phys, 2015,42(5):2421 -2430.

[38]Valdes G, Solberg TD, Heskel M, et al. Using machine learning to predict radiation pneumonitis in patients with stage I non-small cell lung cancer treated with stereotactic body radiation therapy[J]. Phys Med Biol, 2016,61(16):6105 -6120.

[39]Zhen X, Chen J, Zhong Z, et al. Deep convolutional neural network with transfer learning for rectum toxicity prediction in cervical cancer radiotherapy: a feasibility study[J]. Phys Med Biol, 2017,62(21): 8246 -8263.

[40]Yahya N, Ebert MA, Bulsara M, et al. Statistical-learning strategies generate only modestly performing predictive models for urinary symptoms following external beam radiotherapy of the prostate: A comparison of conventional and machine-learning methods[J]. Med Phys, 2016,43(5):2040 -2052.

第8章 智能肿瘤化学治疗

化学治疗在肿瘤治疗中发挥着重要的作用,但化学治疗药物的治疗选择性不高,在杀伤肿瘤细胞的同时对正常人体细胞也具有杀伤力,对身体各个系统都可能造成一定的危害。而人工智能能够预测化学治疗药物用于肿瘤辅助治疗的疗效,如广泛应用到临床,可以对化学治疗前或化学治疗过程中的患者进行早期评估,预测、识别可能发生骨髓抑制等常见不良反应的高风险患者,提前对患者的用药方案进行调整,一方面会显著提高肿瘤辅助治疗的疗效,另一方面可大幅度降低现行化学治疗方案导致的过度治疗及其不必要的不良反应。

一、肿瘤化学治疗概述

化学治疗指使用化学方法合成的药物来治疗疾病,通常是指针对恶性肿瘤的治疗。化学治疗药物会随血液循环而进入肿瘤细胞内,抑制其生长,使其凋零和消失,而达到治疗的目的。化学治疗、手术、放射治疗合称恶性肿瘤三大治疗手段,在恶性肿瘤治疗中发挥着重要的作用。手术和放射治疗属于局部治疗,对局限于治疗部位的肿瘤效果好,对潜在的转移性病灶和已经发生临床广泛转移的病灶难以发挥有效治疗作用;而化学治疗是一种全身治疗手段,经口服、静脉或体腔用药后,化学治疗药物会随着血液循环遍布全身的绝大部分器官和组织,发挥杀伤肿瘤细胞的作用。因此,对于有全身扩散倾向的肿瘤与已经发生淋巴结转移或远处器官转移的中晚期肿瘤,化学治疗都是主要治疗手段之一。近30年来,伴随着肿瘤分子生物学技术的进步,大量新型靶向药物进入临床应用,化学治疗与靶向药物的联合已经成为多种恶性肿瘤的重要治疗策略,显著提高了肿瘤治疗的有效率。

(一)化学治疗的原理

化学治疗药物主要通过破坏细胞 DNA 合成、抑制蛋白质功能、阻止细胞分裂等机制发挥作用。化学治疗的作用原理主要包括以下几个方面:

1. 阻止 DNA 合成

化学治疗药物可以阻止肿瘤细胞 DNA 复制,并最终导致细胞死亡。

2. 阻止细胞分裂

化学治疗药物可以阻止肿瘤细胞分裂,从而抑制肿瘤生长。

3. 消灭肿瘤细胞

化学治疗药物可以直接杀死肿瘤细胞,从而减小肿瘤体积。

4. 预防转移

化学治疗药物可以杀死肿瘤细胞并预防其扩散到其他部位。

需要注意的是,化学治疗药物对正常细胞也会产生影响,可能会导致一些副作用,如恶心、呕吐、脱发等。同时,化学治疗药物也有一定的毒性。

(二)化学治疗临床应用模式

可以通过静脉注射、口服等方式,将抗肿瘤的化学药物注入患者体内。这些药物通过血液循环系统到达全身各个部位,使肿瘤细胞的生长和复制过程受到影响,使肿瘤组织出现坏死或者萎缩,从而使肿瘤消失,达到治疗肿瘤的目的。通常会选择在肿瘤细胞增殖最为活跃的时期进行治疗,因为此时肿瘤细胞对药物的敏感性最高。然而,正常细胞也会受到药物的影响,因此,化学治疗药物可能会对正常细胞造成损伤,导致一系列副作用。根据肿瘤临床治疗目的不同,传统上可以将化学治疗分为以下几种模式:

1. 根治性化疗

根治性化疗是以根治对化学治疗高敏感性的疾病为目的,选择合适的药物剂量。并不是化学治疗结束后就完全根治,对于早期没有转移的大部分患者是可以根治的,对于某些肿瘤可以在标准药物剂量之上增加剂量,提高患者的预期,改善疗效。对于通过全身化学治疗可以治愈或完全控制的肿瘤往往采用根治性化疗,如绒毛膜上皮癌、急性白血病、恶性淋巴瘤、睾丸肿瘤、肾母细胞瘤、神经母细胞瘤及胚胎性横纹肌肉瘤等恶性肿瘤。

2. 姑息化学治疗

姑息化学治疗是指对于手术后复发、转移或就诊时不能切除的肿瘤病人,通过化学治疗使肿瘤缩小、稳定,以争取长期维持。目前,对于临床最常见的恶性肿瘤,如非小细胞肺癌、肝癌、胃癌、结直肠癌、胰腺癌、食管癌、头颈部癌的化学治疗疗效均不显著。对于此类肿瘤的晚期病例,已失去手术治疗的价值,化学治疗也仅为姑息性。主要目的是减轻患者的痛苦,提高其生活质量,延长患者的寿命。

3. 术前新辅助化学治疗

新辅助化学治疗是指手术前的全身化学治疗,目的是降低肿瘤分期,减少肿瘤负荷,提高根治性手术切除率,降低手术损伤,杀灭潜在的远处微小转移灶。此外,新辅助化学治疗还能够检验所选用化学治疗方案的有效性,为术后辅助化学治疗方案的制订提供帮助。新辅助化学治疗主要应用于没有发生远处转移、局部进展期的恶性肿瘤患者,这些患者往往在开始的时候并不适合接受根治性手术切除,需要进行术前的化学治疗,通过术前的化学治疗达到缩小肿瘤的体积、降低临床分期、提高手术切除率的目的。通过新辅助化学治疗还能够提高乳腺癌、骨肉瘤、头颈部鳞状细胞癌和直肠癌患者的器官保全概率,以及患者的生活质量,可以帮助清除或者抑制身体内可能存在的微转移病灶,同时新辅助化学治疗可以帮助进行体内的药物敏感试验,判断化学治疗药物对肿瘤的疗效。

4. 术后辅助化学治疗

术后辅助化学治疗是指在进行肿瘤切除手术后,为了消灭可能残存的微小转移病灶,减少肿瘤复发和转移的机会,提高治愈率而进行的化学治疗。这种化学治疗方式在恶性实体肿瘤中非常常见,如乳腺癌、肺癌、食管癌、胃癌、肠癌等,并且在医学指南中均明确推荐术后辅助化学治疗。对于一些罕见的肿瘤,医生会根据患者的具体情况来决定是否需要进行术后辅助化学治疗。

5. 同步放化疗

同步放化疗是传统治疗恶性肿瘤的方法,即化学治疗和放射治疗同时进行,杀伤体内的肿瘤。同步放化疗的优势在于可以提高治疗效果。放射治疗和化学治疗可以互相增强,共同作用于肿瘤细胞,从而达到更好的治疗效果。化学药物可以通过增加肿瘤细胞的敏感性,使放射治疗更容易杀死肿瘤细胞。同时,放射治疗可以通过破坏肿瘤细胞的 DNA 结构,增加化学药物的作用效果。在放化疗协同作用的时候,也要警惕相应的副作用,因为同步放化疗的副作用相对较大,如骨髓抑制、消化系统反应、皮肤毒性等。在临床上面对不同的个体,要给予不同的分析和判断。

6. 围术期化学治疗

围术期化学治疗指围绕着手术前后进行化学治疗,包括术前新辅助化学治疗与术后辅助化学治疗。在术前和术后的围术期进行全身化学治疗,达到肿瘤降期、判断化学治疗敏感性和缩短术后化学治疗时长的目的。

7. 转化治疗

转化治疗是指针对初始评估为不可根治性切除或潜在可切除的肿瘤患者,通过全身化学治疗使肿瘤降期,使部分患者转化为可根治性切除或通过手术联合其他局部治疗技术达到无残留病灶状态,以达到延长生存期的目的。转化治疗主要用于治疗局部晚期的癌症,例如,胃癌、肺癌等。

(三)化学治疗的优缺点

1. 优点

化学治疗通过血液循环将药物输送到全身,血液流经的组织都会受药物作用,能够有效提高治愈率、缩小肿瘤、预防复发和转移、缓解症状并延长生存期。

(1)提高治愈率

化学治疗能够减少手术的伤害,有效杀灭患者体内的肿瘤细胞,提高疾病的治愈概率。不但可以治疗早期肿瘤,对于晚期肿瘤治疗也能起到一定的辅助作用。如霍奇金淋巴瘤经过化学治疗可达到完全缓解(CR),其 5 年生存率可达到 50%,无病生存率也可达到 50%。

(2)缩小肿瘤

一般情况下,化学治疗可以使肿瘤缩小,这样可以降低手术难度,让手术更加容易进行。

(3)预防复发和转移

化学治疗可以清除体内潜在的肿瘤细胞,减少复发和转移的风险。手术切除后,通过化学治疗可以杀死术后残留的肿瘤细胞,提高治愈率。

(4)缓解症状

化学治疗可以减轻肿瘤患者的症状,如疼痛、恶心、呕吐等,提高生活质量,增强患者的抗肿瘤能力。

(5)延长生存期

肿瘤晚期的患者已经失去了手术的机会,此时可采取化学治疗,利用化学治疗药物消灭体内的肿瘤细胞,延缓肿瘤的进展,能有效延长患者的生存期。

2. 缺点

化学治疗药物有自身的局限性,主要表现在疗效有限、化学治疗耐药和毒性较大 3

个方面。

(1) **疗效有限**

对于化学治疗药物可治愈的血液系统、淋巴系统、生殖系统肿瘤,化学治疗的根治性治疗地位在数十年前就已经确立,但对于常见的实体肿瘤,如肺癌、乳腺癌、消化道肿瘤,化学治疗药物虽然取得了一定进展,但整体有效率并不高。

(2) **化学治疗耐药**

一方面,有些肿瘤细胞对化学治疗药物一开始就不敏感,即天然耐药;另一方面,肿瘤细胞对于原来敏感的化学治疗药也可以通过多种耐药分子机制产生获得性耐药甚至多药耐药现象。克服耐药和逆转耐药是包括化学治疗在内的肿瘤内科治疗领域亟须解决的问题。

(3) **毒性较大**

在毒性方面,由于化学治疗药物缺乏靶向性,在杀伤肿瘤细胞的同时对正常人体细胞也有杀伤作用,因此,带来较多的副作用,包括急性及近期毒性,也包括远期的不良后果,如第二肿瘤、生殖系统毒性等。随着肿瘤分子生物学研究及免疫学研究的进步,针对肿瘤驱动基因的靶向药物和针对肿瘤免疫微环境的免疫治疗药物取得了重大突破,其发展势头显著超越了化学治疗。但尽管如此,依然有相当多的肿瘤患者不适合接受靶向治疗及免疫治疗,而且即使对靶向治疗和免疫治疗敏感的患者最终也会耐药,化学治疗依然是绝大多数肿瘤患者治疗的基石。因此,通过研发新型的化学治疗药物和给药方式来克服化学治疗药物的局限性,对于提高肿瘤治疗的整体效果具有重要的促进意义[1-2]。

二、精准化学治疗

(一)不良反应的精准控制

1. 根据出现时间分类

根据出现的时间,药物不良反应可分为急性不良反应、近期不良反应及远期不良反应。急性不良反应指的是使用抗肿瘤药物后即刻至 24 小时内出现的不良反应,如过敏、局部刺激、恶心、呕吐、发热等。近期不良反应指的是使用抗肿瘤药物后 4 周内出现的反应,如骨髓抑制、脱发、口腔炎、腹泻、器官功能受损等。远期不良反应指的是使用抗肿瘤药物 4 周后出现的不良反应,如迟发性心脏毒性、甲状腺功能减退、肾上腺功能减退、迟发性骨髓抑制、诱发肿瘤、免疫功能抑制、不孕不育等。

2. 根据局部反应和全身不同系统分类

抗肿瘤治疗的全身反应几乎可以累及所有系统,包括一般状况、血液系统、心血管系统、消化系统、呼吸系统、泌尿生殖系统、皮肤、神经系统、内分泌系统和骨骼肌肉系统。临床上急性不良反应和近期不良反应较常见,也容易引起重视并得到处理。随着肿瘤治疗疗效的提高,近年来在长期生存的患者中,远期不良反应,如治疗相关心脏毒性等日益受到重视。

部分不良反应为大部分抗肿瘤药物共有的,如恶心和呕吐等消化道反应、骨髓抑制、肝肾功能受损等;有一些不良反应则与特定药物有关,如紫杉醇引起的急性过敏、蒽环类药物引起的心脏毒性、顺铂引起的肾毒性、奥沙利铂引起的相关神经毒性、伊立替康引起的胆碱能综合征及腹泻,以及分子靶向药物易引起的皮疹、手足皮肤反应、高血压、蛋白尿等。

3. 不良反应

可以采用一定的标准来评价抗肿瘤药物不良反应的严重程度,对于不同程度的药物不良反应处理方式不同。目前国际上通用的是 WHO 标准及 CTCAE 标准。

WHO 标准将不良反应分为 I ～ Ⅳ度, I 度是轻度反应, Ⅱ度是中度反应, Ⅲ度是严重反应, Ⅳ度是可以致命的严重不良反应。

CTCAE 基于下述原则运用独特的临床描述将不良事件(AE)的严重程度分为 1～5级。①1 级:轻度,无症状或轻度症状,仅临床或诊断发现,无须治疗;②2 级:中度,最小的、局部的或非侵入性治疗指征,日常生活活动受限;③3 级:重度或重要医学意义,但不会立即危及生命,需住院治疗或延长住院时间,致残,自理性日常生活活动受限;④4 级:危及生命,需紧急治疗;⑤5 级:死亡。在临床工作过程中需对化学治疗药物不良反应严重程度准确分级并采取相应的处理措施。

4. 熟练把握药物可能导致的不良反应并进行处理

化学治疗所致恶心呕吐是肿瘤内科治疗的常见不良反应,肿瘤医生应熟练掌握化学治疗药物所致恶心呕吐的类型,以及相应的预处理及处理措施。化学治疗所致恶心呕吐在临床上分为以下几种常见类型。①预期性呕吐:发生于曾接受化学治疗的患者,在下一次化学治疗前即出现恶心呕吐,其发生常与既往化学治疗不愉快的体验相关;②急性呕吐:化学治疗后数分钟至数小时发生,高峰通常持续 5～6 小时,常在 24 小时内缓解;③延迟性呕吐:在化学治疗 24 小时后发生,常发生于接受顺铂、环磷酰胺和蒽环类药物治疗的患者;④暴发性呕吐:在预防性处理之后仍然出现的呕吐,并且需要给予止吐药物解救治疗的恶心呕吐反应;⑤难治性呕吐:在既往的化学治疗周期中进行预防性和(或)解救性止吐治疗失败,而在后续化学治疗周期仍然出现的呕吐。

化学治疗致吐药物的分级,临床普遍采用的是 4 分级法,该分级方法将化学治疗药物按照未进行预防处理时发生急性呕吐的风险分为高度、中度、低度和轻微 4 个致吐风险等级,分别对应急性呕吐发生率 $>90\%$、$30\% \sim 90\%$、$10\% \sim 30\%$ 和 $<10\%$。高度致吐性药物包括顺铂 $>50mg/m^2$、氮芥、环磷酰胺、链佐星、卡莫司汀、AC(多柔比星、环磷酰胺)方案、多柔比星 $>60mg/m^2$、表柔比星 $>90mg/m^2$、异环磷酰胺单次剂量 $>2g/m^2$;中度致吐性药物包括顺铂 $<50mg/m^2$、奥沙利铂、三氧化二砷、卡铂、阿糖胞苷 $>200mg/m^2$、环磷酰胺 $<1.5g/m^2$、伊立替康、多柔比星 $<60mg/m^2$、去甲氧柔红霉素、甲氨蝶呤 $>250mg/m^2$、卡莫司汀 $<250mg/m^2$、表柔比星 $<90mg/m^2$、替莫唑胺、异环磷酰胺单次剂量 $<2g/m^2$;低度致吐性药物包括紫杉醇、多西紫杉醇、脂质体多柔比星、培美曲塞、丝裂霉素、吉西他滨、阿糖胞苷 $100 \sim 200mg/m^2$、氟尿嘧啶、甲氨蝶呤 $50 \sim 250mg/m^2$;轻微致吐性药物包括博来霉素、氟达拉滨、长春新碱、长春瑞滨、阿糖胞苷 $<100mg/m^2$、贝伐珠单抗、甲氨蝶呤 $<50mg/m^2$、利妥昔单抗、曲妥珠单抗、西妥昔单抗、帕尼单抗、硼替佐米。

(二)精准药物剂量

精确的药物可以确保患者得到最经济有效的治疗。化学治疗前进行精准的生物标志物检测有助于提供化学治疗疗效的参考。以胃癌为例,氟尿嘧啶类药物是胃癌常见的化学治疗药物,胸腺嘧啶磷酸化酶(TP)是参与 5 - FU 代谢中的一种关键酶,它是催化 5 - FU 在细胞内转化为其活性成分氟脱氧一磷酸尿苷所必需的酶之一,同时还催化氟尿嘧啶类衍生物,如卡培他滨、替加氟、去氧氟尿苷等药物在体内转化为 5 - FU。对于接受氟尿嘧啶和铂类为主的化学治疗的患者,TP 和 GADD45A 的高表达,与患者对化学治疗的零反应和低生存率相关。患者体内 15 - PGDH 水平高表达、Foxp3 表达 Tregs 浸润水平升高、树突状细胞密度增高和 B7 - H4 低表达,可使患者的 OS 延长。另外,化学治疗前 P53 免疫染色阳性和 P53 突变状态是预后和治疗反应的预测因素。

在用药剂量方面,根据不同患者代谢基因型不同,需要调整药物剂量,最常见的是 UGT1A1 和伊立替康剂量调整。UGT1A1 基因是 UGT 基因家族中的一员,位于染色体 2q37 上,包括 5 个外显子,以插入、缺失和单核苷酸多态性等形式造成序列间很大的个体差异。目前,已发现该基因的 113 个不同突变体。这些突变体可造成 UGT1A1 蛋白酶活性提高或降低,甚至无活性的酶表型。伊立替康的代谢产物经 ATP 结合盒子(ABC)转运体排入胆汁,经胆汁循环进入小肠,在小肠内经 6 - β 羟化酶转化为 SN - 38,再由肠道内 UGT1A1 转化为 SN - 38G 代谢至体外。在伊立替康的代谢过程中,血液和肠道中的SN - 38 水平过高可导致人体出现粒细胞减少和迟发性腹泻。现有很多临床研究支持 UGT1A1 * 28 多态性可以预测伊立替康引起的不良反应,且 NCCN 临床指南也推荐接受伊立替康治疗的患者治疗前应完善 UTG1A1 基因检测,以预测患者是否会发生严重的粒细胞缺乏或迟发性腹泻。若为 UGT1A1 * 28 纯合突变患者,建议伊立替康用药减量30% ,以避免引发严重不良反应。

(三)精准化学治疗耐药

精准医学对于化学治疗药物耐药有 2 个功能:一是确定是否存在耐药,二是确定活化耐药机制的性质。在开始治疗之前和治疗过程中对患者进行筛查,可以通过预测肿瘤反应改善肿瘤诊断。以顺铂为例,个性化的治疗将提高顺铂化学治疗的疗效,降低其毒性,通过确定生物标志物来预测患者对顺铂的敏感性和耐药性。

顺铂是治疗各种肿瘤的临床支柱,但许多肿瘤对其产生了耐药,源于 3 个总体机制:增加 DNA 修复、改变药物细胞的积聚和增加药物细胞的灭活。ERCC1 已经在各种肿瘤中得到广泛的研究,是顺铂耐药最有前景的生物标志物,且仍有许多领域有待进一步研究。ERCC1 全称为切除修复交叉互补基因 1,是核苷酸切除修复系统(NER)的主要成员,ERCC1 的 5' - 3' 核酸内切酶活性能与 XPF 形成二聚体共同完成 DNA 损伤链的切割,对维持体内 DNA 结构的稳定性和完整性有重要作用。ERCC1/XPF 二聚体识别 DNA 链上的错配区域,并形成核苷酸切除修复复合体,将错配区域修复成正常的 DNA。ERCC1 的表达水平与顺铂等化学治疗疗效间存在负相关,关于 ERCC1 与铂类耐药之间的关系,已得到了大多数科学家的认同,均认为 ERCCI 表达水平与肿瘤患者对铂类的化学治疗反应成反比。NER、CTR1 和 CTR2、OCT2、ATP7A 和 ATP7B、GST 和金属硫蛋白的其他成分也有可能成为有效的顺铂生物标志物,并将受益于其他临床研究。由于对顺铂的耐药性是多层次和多因素的,根据肿瘤的类型和分期,不同的机制可能被激活。患者体内很可能会激活多种耐药机制。虽然一种生物标志物可能无法为所有肿瘤提供信息,但结合生物标志物的表达和多态性筛选,可能会产生一种全面的方法来阐明患者的耐药状态。

精准医学的目标是在临床上产生更好的药物反应。预测肿瘤对化学治疗药物的反应及耐药类型有助于做出正确的决定,可以根据疾病的生物学特性来调整化学治疗方案。

(四)精准新药

尽管化学治疗已经成功地提高了肿瘤患者的生存率,但传统化学治疗仍有一些局限性,与靶向治疗或免疫治疗相比生存期相对较短。药物传递系统一直是人们关注的一个领域,可以帮助克服传统化学治疗的缺点。下面将介绍 2 个有代表性的精准化学治疗新药。

1. 白蛋白结合型紫杉醇

白蛋白结合型紫杉醇是一种与白蛋白结合的稳定紫杉醇纳米制剂,旨在克服传统溶剂紫杉醇的不溶性。白蛋白结合型紫杉醇的优点是输注时间较短(30 分钟对 3 小时),可以避免过敏反应,且其血液毒性、神经毒性及消化道毒性均低于紫杉醇注射液和紫杉醇脂质体。白蛋白结合型紫杉醇不是每 3 周给药 1 次,每周给药可能不太方便,但它在管理或避免重大不良事件方面可能是有益的。

国内外相关指南规定,在接受紫杉醇或多西他赛治疗后出现过敏反应的患者中,或在抗过敏药物无法使用的情况下,白蛋白结合型紫杉醇可以替代紫杉醇或多西他赛。在中国,白蛋白结合型紫杉醇已经被应用于胰腺癌、乳腺癌和肺癌的治疗。

2. 抗体药物结合物

20 世纪初,Paul Ehrlich 最早提出抗体药物结合物的构思。1958 年 Mathe 首次将抗鼠白细胞免疫球蛋白与甲氨蝶呤偶联用于白血病的治疗,拉开了抗体偶联药物的研究序幕。抗体药物结合物是靶向给药系统之一。抗体药物结合物是一种抗体复合物,抗体与一种生物活性细胞毒剂相连接,该细胞毒剂将被特异性地传递给肿瘤细胞。它们使用的抗体具有肿瘤细胞表面蛋白的特异性,因此,具有传统药物无法达到的肿瘤特异性和效力。设计用于肿瘤治疗的有效抗体药物结合物需要选择合适的靶点、针对靶点的单克隆抗体、有效的细胞毒效应分子,以及单克隆抗体与细胞毒药物的结合。维布妥昔单抗、ado - 曲妥珠单抗和恩美曲妥珠单抗已经被批准用于临床。本妥昔单抗(活性成分维布妥昔单抗)在结构上包括抗 CD30 抗体维布妥昔单抗(cAC10)、单甲基 Auristain E(MMAE)和连接两者的二肽(Val - Cit)类可裂解连接区(Linker)3 个部分,Linker 将MMAE 与维布妥昔单抗相偶联,每分子维布妥昔单抗平均携带 4 个 MMAE 分子,得到的维布妥昔单抗分子量约为 153kDa。维布妥昔单抗是由鼠抗 CD30 单抗 cAC10 的可变区与人抗体稳定区组成的嵌合 IgG1,小分子 MMAE 是一种天然的微管蛋白抑制剂多拉司他汀 10 的衍生物,具有破坏细胞微管的效果。当本妥昔单抗经静脉输注进入人体后,维布妥昔单抗的靶向效果将偶联物富集于 CD30 高表达的肿瘤中,并经抗体介导的细胞内吞效果(ADCP)被内化进入溶酶体,随后 linker 被细胞内蛋白酶水解释放出 MMAE,MMAE 与细胞质的微管蛋白结合阻滞细胞周期,完全杀死肿瘤细胞,在提高抗肿瘤活性的同时也降低了化学治疗药物的毒副效果。曲妥珠单抗－美坦新偶联物(T－DM1)是一种以 HER－2 为靶点的抗体－药物共轭物,由曲妥珠单抗、稳定的硫醚键和细胞毒类药物美坦新(DM1)构成。T－DM1 进入体内后与 HER－2 受体结合,进行受体－介导内化,随后该药物经溶酶体降解,美坦新降解产物在细胞内释放发挥抗肿瘤作用。另外,几种有前途的抗体—药物结合物目前正在进行后期临床试验。目前的工作重点是确定更好的靶点、更有效的细胞毒性载荷及抗体药物连接技术的进一步改进。提高对抗体－药物结合活性的机制的理解将有助于设计与其他药物的合理组合疗法,包括免疫疗法。

(五)精准人群

化学治疗药物广泛应用于肿瘤的辅助治疗和姑息治疗,通过其对特定癌种或特定部位肿瘤的药物反应判断,精准人群预测是必然趋势。以氟尿嘧啶为基础的辅助化学治疗在结肠癌患者中的应用为例,有希望开发一种新的定位特异性预测特征,以选择最有可能受益于术后氟尿嘧啶治疗的患者。

目前,以氟尿嘧啶为基础的辅助化学治疗被广泛用于高危 Ⅱ 期和 Ⅲ 期结肠癌患者的治疗。先前的研究表明,只有一组患者对最初的化学治疗有反应,并且治疗反应受原发肿瘤解剖位置(左右)的影响。对于传统的 5－FU 为主的治疗,与仅接受治疗性手术的患者相比,接受治疗的右侧结肠癌患者有明显的生存效益,但左侧结肠癌患者没有类似结果,显示以氟尿嘧啶为基础的辅助化学治疗对双侧结肠癌反应不同。

基于结肠癌不同原发肿瘤部位患者对以氟尿嘧啶为基础的辅助化学治疗反应的差异,研究者开发了基于相对表达式顺序的特征,来预测 Ⅱ～Ⅲ 期右侧结肠癌或左侧结肠癌患者对以氟尿嘧啶为基础的辅助化学治疗反应,并在独立的数据集中进行验证。借助这些特征,研究了预测应答者和非应答者之间的转录和基因组特征,值得注意的是,无论是右侧结肠癌还是左侧结肠癌患者,以氟尿嘧啶为基础的辅助化学治疗的预测应答者均表现为超突变,而非预测应答者则表现为频繁的拷贝数变化。

另外,研究比较了高危Ⅱ期和Ⅲ期结直肠癌患者在不同病理标志物表达情况下的生存率,并用来自肿瘤基因组图谱的结肠癌样本来验证初步结果。结果证实 TOPⅡA、EGFR 和 P170 可能是个体化化学治疗的充分预测指标。TOPⅡA 阳性、EGFR 和 P170 阴性时,FOLFOX 是Ⅱ期高危和Ⅲ期结直肠癌的最佳辅助化学治疗方案。

(六)精准时间

除了上述的各种化学治疗相关精准因素外,化学治疗药物的应用时间也需要精准,尤其是对于术后辅助治疗的患者。目前最为典型的例子即与肠癌辅助治疗相关的 IDEA 研究。

考虑到奥沙利铂的使用与累积性神经毒性有关,较短的治疗时间可以避免毒性效应和健康支出。IDEA 研究总共纳入了 12 834 例患者,共报道了 3263 起疾病复发或死亡事件,总体研究人群中并未证实治疗 3 个月与治疗 6 个月的不劣性(危险比为 1.07;95% CI 1.00 ~ 1.15)。但是,短期 CAPOX 方案证实了治疗 3 个月与治疗 6 个月的非劣性(危险比:0.95,95% CI 0.85 ~ 1.06),而短期 FOLFOX 方案并未证实(危险比:1.16;95% CI 1.06 ~ 1.26)。在联合治疗方案的探索性分析中,针对 T1、T2、T3 和 N1 患者,证实了治疗 3 个月与治疗 6 个月的非劣性,3 年无病生存率分别为 83.1% 和 83.3%(危险比:1.01;95% CI 0.90 ~ 1.12)。在分类为 T4、N2 或两者兼有的患者中,联合治疗 6 个月的无病生存率优于治疗 3 个月者(64.4% 对 62.7%)(危险比:1.12;95% CI 1.03 ~ 1.23;P = 0.01)。结果表明,在接受 FOLFOX 或 CAPOX 辅助治疗的Ⅲ期结肠癌患者中,治疗 3 个月与治疗 6 个月相比,在整个人群中未被证实是非劣效的。然而,在接受 CAPOX 治疗的患者中,治疗 3 个月和治疗 6 个月同样有效,尤其是在低风险亚组。因此,对化学治疗时间的精准把控有助于在保证疗效的同时减少不良反应。

综上所述,精准化学治疗在精准治疗中仍有不可忽略的地位,其价值仍有待进一步开发和探索[3]。

三、智能肿瘤化学治疗疗效预测

(一)乳腺癌新辅助化学治疗

新辅助化学治疗是局部晚期乳腺癌患者系统化的标准术前治疗选择。《中国抗癌协会乳腺癌诊治指南与规范(2021 年版)》指出,术前新辅助化学治疗的主要目的是减小肿瘤,增加保乳手术率等。然而,并非所有患者都能从新辅助化学治疗中获益,乳腺癌患者对新辅助化学治疗的个体反应表现出巨大差异。因此,早期准确预测乳腺癌新辅助化学治疗疗效对于改善患者预后至关重要。

紫杉类、蒽环类及环磷酰胺(AC – T 或 TAC 方案)是新辅助化学治疗最常用的药物,新辅助化学治疗后的病理完全缓解(pCR)是判定新辅助化学治疗疗效的重要因素和预测总生存率的早期替代终点。在新辅助化学治疗后获得 pCR 的患者无病生存率明显高于未获得 pCR 的患者,但只有不到30%的患者实现了 pCR,10%~35%的患者疗效欠佳,更有大约5%的患者在接受新辅助化学治疗时出现了疾病进展。此外,乳腺癌对新辅助化学治疗的反应效果至少在2个周期之后方能显现和评估。对于新辅助化学治疗无效的乳腺癌患者,及时调整治疗方案可以改善患者预后,既避免了新辅助化学治疗的副作用,又不会耽误手术的最佳时机。

目前主要通过临床和病理的形式对新辅助化学治疗的疗效进行评估,临床主要是通过超声和 MRI 等影像学方法观测肿瘤的大小变化,应用实体瘤疗效评价标准进行评估,但最终以病理结果为金标准。对于病理结果可采用 Miller – Payne 评估系统和残余肿瘤负荷(RCB)评估系统,但空心针穿刺活检所取组织较少,而乳腺癌又具有高度异质性,所以小部分组织难以代表整个肿瘤,术后病理又具有明显的滞后性,在新辅助化学治疗结束后方可进行。所以能够准确、便捷又无创地评估新辅助化学治疗早期疗效的影像技术及其人工智能具有广阔的应用前景[4]。

1. 基于超声

(1)基于灰阶超声

在预测新辅助化学治疗疗效方面,灰阶超声的优势在于监测乳腺肿瘤的形状、回声和大小的动态变化[5]。

Jiang 等[6]发现临床淋巴结转移分期和孕激素受体状态可用于评估新辅助化学治疗疗效,并构建和验证了综合治疗前后灰阶超声图像的深度学习影像组学列线图,对新辅助化学治疗后的局部晚期乳腺癌患者术前病理完全缓解进行个体化预测。从治疗前后的超声图像中分别提取特征,在验证队列中 AUC 达到了0.94。

Yang 等[7]研究发现,临床反应组和无反应组的灰阶超声特征中,治疗前基线和早期治疗时肿瘤大小、内部回声、微钙化、形态、血流分级和阻力指数之间差异有统计学意义,于是基于治疗前及治疗早期的超声图像,结合 Ki67 免疫组织化学检测,应用机器学习的方法建立了一个多参数的影像组学列线图,用于早期预测乳腺癌新辅助化学治疗疗效。

将研究人群中的患者按 7∶3 的比例随机分为训练集(n=152)和验证集(n=65)。该列线图可良好地预测新辅助化学治疗反应,验证队列中受试者 AUC 为 0.866。

（2）基于定量超声

定量超声直接对原始射频数据进行分析并描述其声学特性,通常对反向散射射频信号进行光谱分析形成参数图。因此,定量超声能保留全部的原始数据,有助于治疗反应的评估与预测。相比于灰阶超声,定量超声对操作者的依赖性较低,已被用于区分新辅助化学治疗早期治疗后局部晚期乳腺癌患者中的应答者和非应答者。

Sannachi 等[8]通过定量超声、纹理分析和分子特征监测局部晚期乳腺癌患者新辅助化学治疗后的早期肿瘤反应,并建立了基于定量超声参数和超声纹理特征的模型。研究新辅助化学治疗后第 1 周和第 4 周收集的超声数据,分别获得了 78% 和 86% 的准确率。相比于之前基于定量超声的肿瘤缓解监测研究,该研究纳入患者量相对较大,更重要的是,该研究结合分子特征后显著提高了区分应答者和非应答者的能力。

DiCenzo 等[9]研究发现应答者和非应答者的定量超声参数中光谱斜率、中带拟合、平均散射直径和平均声密度均有显著差异。于是基于治疗前局部晚期乳腺癌患者的定量超声数据进行了一项涉及北美 4 个地点的多中心研究,通过影像组学建立了一个预测局部晚期乳腺癌患者新辅助化学治疗反应的模型,使用机器学习算法进行分类分析。其中 K 近邻算法获得了最好的分类器性能,敏感性为 91%,特异性为 83%,准确率为 87%。

（3）基于超声弹性成像

超声弹性成像对组织硬度敏感,可提供与肿瘤发生和疾病进展相关的组织硬度的信息。

Fernandes 等[10]通过乳腺癌应变弹性成像数据监测新辅助化学治疗疗效,选取肿瘤应变比作为预测因子,监测肿瘤应变比随时间的相对变化,并应用机器学习技术评估肿瘤应变比作为预测新辅助化学治疗疗效指标的性能。结果表明,朴素贝叶斯分类法预测术前病理完全缓解的敏感性为 84%,特异性为 85%,AUC 为 81%。

（4）基于超声造影

超声造影是一种纯血池造影显像,为实现肿瘤微循环的可视化提供了可能,并可连续和动态地观察肿瘤的灌注情况,已有研究表明,超声造影有助于评估新辅助化学治疗疗效,是预测局部晚期乳腺癌患者新辅助化学治疗疗效的潜在工具。

Zhang 等[11]收集 21 例乳腺癌患者的造影片段,提取和分析图像的定量灌注和纹理特征以评估疗效。结果发现,对新辅助化学治疗有应答的患者肿瘤内增强程度降低且回声更不均匀。该方法准确性为 90.5%，AUC 为 0.946。

2. 基于 MRI

（1）pCR

Cain 等[12]在乳腺癌患者接受新辅助化学治疗前对其进行 MRI 检查，证明基于治疗前 DCE-MRI 特征的多变量机器学习模型能够准确地预测 TNBC/HER-2+ 患者的 pCR（AUC=0.707，$P<0.002$）。

（2）NAC

Choi 等[13]评估 DCE-MRI 特征用于不同病理反应评估系统对乳腺癌新辅助化学治疗的预测性能，测量了 MRI 的肿瘤大小、血管体积、强化峰值、持续性、平台性和冲洗性的增强成分 6 种特征，评估这些特征与 Miller&Payne 评估系统、RCB 分级和改良 RCB 指数的相关性，结果发现 RCB 指数与 DCE-MRI 特征的相关性最好，而 MRI 测量的血管体积缩小率与 Miller&Payne 评估系统相关性最好。

3. 基于 PET-CT

（1）pCR

Luo 等[14]回顾性分析了 301 例接受新辅助化学治疗的局部晚期乳腺癌患者 PET/CT 图像，并在治疗前行活检评估 Ki67，另前瞻性纳入 60 例接受 PET-CT 检查的局部晚期患者作为验证集，以评估 Ki67 联合 PET-CT 作为 pCR 预测因子的价值，结果显示 PET-CT 和 Ki67 联合可在新辅助化学治疗早期预测局部晚期乳腺癌患者的 pCR。

（2）NAC

专用乳房 PET 摄影（dbPET）是一种高分辨率的乳腺分子成像方法。Sasada 等[15]比较了 dbPET 与全身 PET（WBPET）对乳腺癌新辅助化学治疗后残留肿瘤的预测能力，发现 dbPET 检测新辅助化学治疗后的残留肿瘤，尤其是检测导管内癌的准确率高于 WBPET。

（二）胰腺癌

1. 基于 CT

林春苗等[16]探讨 CT 纹理分析对局部晚期胰腺癌（LAPC）患者化学治疗疗效的预测价值。收集 2015 年 8 月至 2019 年 5 月在浙江省人民医院肝胆胰外科接受新辅助化学治疗的 LAPC 患者 104 例。所有患者均接受 3 次 CT 检查（化学治疗开始前 1 周、化学治疗开始第 3 周、化学治疗结束后 4 周）。根据化学治疗结果，将化学治疗后 CR、部分缓解（PR）、好转和稳定的 35 例患者纳入有效组（EG 组），将化学治疗后病变进展的 69 例患者纳入进展组（PG 组）。同时将所有患者按照 7∶3 比例分为训练组和测试组，通过 Anolysis Kit 软件对训练组中确定的肿瘤区域 CT 的纹理特征进行提取和分析，采用 Logistic 回归分析选择化学治疗前纹理特征作为结果的潜在预测因子，最后采用 ROC 曲线分别评判训练组和测试组的诊断准确性。经过计算及降维后最终得到 10 个特征参数。Logistic 回归模型评价指标的准确性、AUC、特异性、敏感性、阳性预测值、阴性预测值分别为 0.69、0.86、0.78、0.85、0.68、0.72。结果表明，基于胰腺癌 CT 图像所得的纹理特征可预测 LAPC 的化学治疗疗效，可为临床实践中肿瘤生物学反应提供新的生物学标志。

Borhani 等[17]对接受新辅助治疗后进行手术切除的胰腺癌患者的 CT 图像进行纹理分析。使用直方图分析和空间带通滤波来提取纹理特征。使用 Mann - Whitney 检验 χ^2 检验和多变量逻辑回归评估质地参数、组织学反应、生化反应和遗传突变之间的相关性。使用 Kaplan - Meier 方法和 COX 模型评估与 DFS 的相关性。研究表明治疗前 CT 平均阳性像素较高的患者化学治疗效果较好，CT 上肿瘤异质性的定量参数可以作为肿瘤对化学治疗反应的生物标志物。

2. 基于 MRI

Liang 等[18]使用从增强 MRI 图像中提取的整个肿瘤放射组学特征来预测胰腺癌术后辅助 S-1 化学治疗的疗效。46 例胰腺导管腺癌（PDAC）患者（31 例在训练队列中，15 例在验证队列中）接受了根治性切除术，随后进行了 S-1 辅助化学治疗。术前行腹部对比增强 MRI，并从主要队列中提取整个 PDAC 的放射组学特征。在单变量分析和放射组学特征选择后，使用多变量 COX 回归模型进行生存分析，以选择与术后无病生存率相关的具有统计学意义的因素。使用 Kaplan - Meier 方法在验证队列中测试各因素的预测能力。

研究表明 T1WI_NGTDM_强度、肿瘤位置的全肿瘤放射组学特征是 S-1 疗效和精确选择 S-1 作为胰腺癌辅助化学治疗方案的潜在预测因素。

3. 基于 PET - CT

Yoo 等[19]通过分析胰腺肿瘤患者姑息化学治疗前后的 PET - CT 图像，对肿瘤的标准摄取值、体积参数和纹理特征进行了分析。研究显示化学治疗期间代谢性异质性降低得越多则治疗效果越好，晚期胰腺癌患者姑息化学治疗期间代谢 ITH 的减少与治疗反应有关,可能是 PFS 和 OS 的预测因素。

(三)直肠癌

结直肠癌是最常见的消化道恶性肿瘤之一,其发病率逐年上升。其中,70% 是局部晚期直肠癌(LARC)。新辅助放化疗(nCRT)后行全直肠系膜切除术(TME)已成为局部晚期直肠癌患者的标准治疗方法,术前放化疗可使瘤体缩小,降低肿瘤分期;减少局部肿瘤复发风险,改善患者生存质量。但不同患者 nCRT 后肿瘤反应不同,一部分表现出对 nCRT 的耐药性,另有 10%~30% 的患者可能出现 pCR。如果对 pCR 患者实施 TME 术式可能会导致严重并发症,甚至增加发生吻合口瘘的风险。因此,提前预测 nCRT 疗效,有助于为患者选择更合适的治疗方案[20]。

1. 基于 CT

Tochigi 等[21]基于 CT 分形维数(FD)分析的 LARC 新辅助放化疗(nCRT)疗效预测。研究表明,基于 CT 的 FD 和过滤直方图纹理分析可以预测 LARC 患者对 nCRT 的治疗反应。在接受评估的 215 例患者中,20.9%(n = 45/215)的患者达到 pCR。在训练集中,37 个纹理参数中有 7 个在 pCR 组和非 pCR 组之间存在显著差异,结合临床和 7 个纹理参数的 Logistic 多变量回归分析显示,只有 FD 与 pCR 相关($P = 0.001$)。FD 曲线下面积为 0.76。在验证集中,应用 FD 预测 pCR,敏感性、特异性和准确性分别为 60%、89% 和 82%。该研究表明经人工智能处理后的 CT 分形维数可用于协助拟定治疗方案。

2. 基于 MRI

Yi 等[22]基于 MRI 的影像组学预测 LARC 患者对新辅助化学治疗的反应。招募了 134 例 LARC 患者,患者接受 nCRT,然后行切除手术。基于术前轴向 T2 加权图像,进行机器学习。根据 ROC 曲线测试预测模型的效率。在 134 例患者中,32 例(23.9%)获得 pCR,69 例(51.5%)获得良好缓解,91 例(67.9%)获得下分期。对于 pCR、良好缓解和下分期的预测,预测模型显示出较高的分类效率,AUC 值分别为 0.91(95% CI 0.83 ~ 0.98)、0.90(95% CI 0.84 ~ 0.97)和 0.93(95% CI 0.87 ~ 0.98)。研究表明基于机器学习影像组学模型有望预测 LARC 患者对 nCRT 的反应。

Fu 等[23]通过比较从治疗前 DWI 图像中提取的手工(明确设计)和基于深度学习的影像学特征,以预测 LARC 患者对 nCRT 的反应。纳入 43 例接受 nCRT 的患者。所有患者在 nCRT 前接受 DWI,并在 nCRT 完成后 6 ~ 12 周接受全直肠系膜切除手术。GTV 轮廓由经验丰富的放射肿瘤学家在 DWI 上绘制。根据术后病理、MRI 或结肠镜检查评估的 nCRT 后反应,将患者队列分为应答组(n = 22)和无应答组(n = 21)。从 DWI 的 ADC 图中提取手工制作的特征和基于深度学习的特征。使用提取的特征构建 LASSO,用于预测治疗反应。使用 ROC 曲线,通过重复 20 次分层四折交叉验证评估模型性能,并使用校正配对 t 检验进行比较。使用手工特征构建的模型的 AUC 为 0.64,而使用基于深度学习的特征构建的模式的平均 AUC 为 0.73。AUC 的校正配对 t 检验显示 P 值 < 0.05。研究显示,深度学习模型在预测直肠癌对 nCRT 的反应方面的性能优于手动勾画构建的模型。

3. 多模态预测

Li 等[24]创建了 CT 和 MRI 的多模态联合预测模型。纳入了 118 例 LARC 患者,这些患者在 2016 年 10 月至 2019 年 6 月的新辅助化学治疗前接受了 CT 和 MRI 检查。组织病理学检查结果作为病理反应的参考标准。患者被随机分为训练集(n = 70)和验证集(n = 48)。通过使用 ROC 曲线分析,评估了基于 CT 和 MRI 的不同模型的性能,包括 ADC、动态对比度增强 T1 图像(DCE - T1)、高分辨率 T2 加权成像(HR - T2WI)和成像特征。使用 Hosmer - Lemeshow 试验的校准图来研究列线图的一致性和性能特征。多模式影像组学模型在训练集中的 AUC 为 0.925,ACC 为 0.886,在验证集中的 AUC 为 0.93,ACC 为 0.875,增加了治疗效果预测的准确性

(四)膀胱癌

膀胱癌是泌尿系统最常见的恶性肿瘤,2022 年全国肿瘤登记中心发布的数据显示,2016 年中国膀胱癌的发病率和死亡率分别居全身恶性肿瘤的第 14、15 位,极大危害了人类健康[25]。与单纯手术相比,术前采用顺铂为基础的新辅助化学治疗药物可提高患者生存率,然而不同个体对化学治疗的反应具有差异性,加上化学治疗药物具有一定不良反应,尽早明确新辅助化学治疗的有效性有利于患者预后。

1. 基于 CT

Cha 等[26]收集了膀胱癌患者在新辅助化学治疗前后的 CT 平扫及动态增强影像,使用 3 种深度学习模型对患者的反应进行评估,并将结果与两名放射科医生的评估结果比较,结果显示 3 种模型和放射科医生评估结果的 AUC 相当,表明使用来自膀胱癌新辅助化学治疗患者治疗前后 CT 信息的深度学习模型有助于评估治疗反应。

2. 基于 MRI

Zhang 等[27]从 70 例肌肉浸润性膀胱癌(MIBC)患者的 T2WI、DWI 和 ADC 图中提取影像特征,分别单独、相互联合建立模型,并与临床特征结合构建联合模型进行预测,结果显示单模态模型中基于 T2WI 建立的模型效能最好,结合 T2WI、DWI 和 ADC 特征的多模态模型的 AUC 高于所有单模态模型;而结合临床 T 分期和 3 个序列的联合模型的 AUC 达到 0.973,高于其他所有模型。说明基于 MRI 和临床 T 分期的联合预测模型具有较高诊断效能,可能有助于临床医生优化临床决策

(五)宫颈癌新辅助化学治疗

宫颈癌是最常见的妇科恶性肿瘤之一,严重威胁了女性的健康,且多数患者确诊时已经是中晚期,预后相对较差。近几年的研究表明,对于局部晚期宫颈腺癌患者,行术前新辅助化学治疗联合手术相比同步放化疗能够取得更显著的效果。

宫颈癌的化学治疗分为 3 种,辅助化学治疗、新辅助化学治疗和同步放化疗。在这 3 种化学治疗中,手术前一般进行新辅助化学治疗,即在手术前进行 2~3 个疗程的化学治疗,使肿瘤缩小后再给患者进行手术。

Sun 等开展了一项影像组学预测宫颈癌新辅助化学治疗疗效的研究工作[28]。该研究回顾性地收集了 8 家医院接受新辅助化学治疗的 257 例局部晚期宫颈癌患者的治疗前 MRI 影像及术后病理结果,根据数据来源中心将患者划分为训练集和测试集,其中训练集为来自 5 家医院的 183 例患者,外部独立测试集包括其余 3 家医院的 92 例患者。

所有入组患者均在新辅助化学治疗前 1 周内接受 MRI 检查,MRI 成像包括轴向脂肪抑制 T2WI 和 T1WI 两个序列。实验中,首先由两名放射科医生在 T1WI 和 T2WI 图像上手动勾画 ROI。其中 T1WI 的 ROI 为肿瘤区域,T2WI 的 ROI 含肿瘤区域和瘤周区域。在完成影像标准化处理后,从每例患者的影像 ROI 中提取 1941 个影像组学特征,其中包括 T1WI 序列肿瘤区域特征、T2WI 序列肿瘤区域特征和 T2WI 瘤周区域特征 3 个特征集,每个特征集均包含 17 种一阶统计特征、8 种形状特征、54 种语义特征和 568 种小波特征。

考虑到引入高维特征可能会导致模型出现过拟合现象,影响模型在其他数据集上的鲁棒性。该研究采用递归特征消除 SVM 来选择 3 个特征集中的顶部特征,从而选择最适合当前分类任务的特征,实现特征降维。

在构建疗效预测模型阶段,该研究将选择的特征作为随机森林模型的输入,利用训练集数据建立预测模型。确定随机森林模型中的超参数时采用网格搜索方法结合三折

交叉验证的策略。该研究首先建立了 3 个单序列 MRI 模型（T1WI 瘤内区域特征模型、T2WI 瘤内区域特征模型和 T2WI 瘤周区域特征模型），然后结合不同序列或肿瘤区域的特点建立了 3 种不同组合的影像组学模型，包括 T1WI 瘤内和 T2WI 瘤内的组合、T2WI 瘤内和瘤周的组合，以及 T1WI 和 T2WI 所有区域的组合（多序列）。该研究为了统一建模和测试环境，强调了组合模型的构建过程与单序列模型的构建过程的一致性。模型建立后，通过绘制 ROC 曲线并计算曲线下面积对不同模型的预测性能进行定量的评价和比较。

此外，为了评估模型的稳定性，将来自 3 个随机医院组合的患者分为另外 3 个不同的训练集，并将来自其余医院的患者分配到测试集。通过构建不同的训练集和测试集，研究模型的预测能力是否受到训练集和测试集中不同医院组合的影响。3 组患者的训练和测试过程均采用与先前相同的特征选择和模型构建策略。然后利用 ROC 曲线评估不同组合下模型的预测性能来评估模型的稳定性。最后，为了对比影像组学模型和临床指标模型的可靠性，该研究利用具有完整临床信息（年龄、FIGO 分期和大致类型）的患者子集，利用与影像组学建模相同的方法，构建临床模型。

该研究对所有入组患者的临床信息进行统计分析，发现患者年龄与新辅助化学治疗反应间无显著相关性（$P > 0.05$）。虽然新辅助化学治疗疗效在训练集中与 FIGO 分期呈现显著相关（$P < 0.001$），但在测试集中未呈现显著相关性。

根据所选特征，采用随机森林方法建立不同肿瘤区域和序列的影像组学模型，包括 T1WI 序列瘤内区域、T2WI 序列瘤内区域和 T2WI 序列瘤周区域。利用从瘤内区域提取的影像组学特征，单序列（T1WI 或 T2WI）模型的 AUC 在训练集中 > 0.96，在测试集中 > 0.94。

然而，利用从瘤周区域提取的影像组学特征，单序列（T2WI）模型的 AUC 在训练集中可以达到 0.975，在测试集中可以达到 0.98。3 种模型的特异性在训练集和测试集上均表现良好。与特异性不同的是，虽然这些模型的敏感性在训练集中均 > 84%，但在测试集中却 < 77%。

研究中结合不同序列或不同区域的特征构建 3 种组合模型，即 T1WI 瘤内与 T2WI 瘤内的组合模型、T2WI 瘤周和瘤内的组合模型以及 T1WI 与 T2WI 的所有区域的组合（多序列）模型。使用从 T1WI 瘤内和 T2WI 瘤内提取的影像组学特征组合，模型在训练集的 AUC 为 0.967，测试集的 AUC 为 0.980。T2WI 瘤内和瘤周区域的组合模型在训练集的 AUC 为 0.991，测试集的 AUC 为 0.994。考虑到多序列图像在特征表达和补偿方面的重要意义,对多序列图像中提取的所有影像组学特征进行疗效预测,其 AUC 进一步提高,训练集为 0.998,测试集为 0.999。通过进一步量化分析,T1WI 和 T2WI 瘤内组合模型及 T2WI 瘤内和瘤周的组合模型虽然在训练集上具有良好的敏感性,但在测试集上效果不佳。多序列模型不仅在训练集上表现出良好的敏感性和特异性,而且在测试集上也表现出令人满意的性能。

进一步对单序列模型和组合模型进行模型性能对比,发现组合模型的预测性能显著提高($P<0.05$)。在组合模型的比较中,多序列模型的 AUC 显著高于其他组合模型($P<0.05$)。

此外,在来自不同医院的患者组成的训练集和测试集中,组合模型的 ROC 曲线是稳定的。模型在 3 个不同的训练集和测试集中的预测性能上均无显著性差异,而多序列模型的敏感性和特异性均较其他组合模型稳定。这表明,无论训练数据的来源如何,多序列模型都具有鲁棒性。

最后,该研究结合宫颈癌常见临床指标构建了临床模型,并与影像组学模型进行了对比,包括年龄、FIGO 分期、大致类型。该临床模型在训练集和测试集中 AUC 分别为 0.666 和 0.608,对比影像组学模型,预测性能降低 30%。

新辅助化学治疗因能减小肿瘤体积,使不能切除的肿瘤转化为可手术治疗,被认为是局部晚期宫颈癌患者的替代治疗策略。但是,由于缺乏有效的疗效预测因子,其在晚期宫颈癌治疗中的临床应用受限。该研究将治疗前 MRI 影像的瘤周和瘤内影像组学特征结合,构建了具有强预测性能的新辅助化学治疗疗效预测模型。该模型在不同医院间具有良好的鲁棒性,表明其在局部晚期宫颈癌患者新辅助化学治疗的临床决策中具有广泛的应用潜力。

(六)头颈癌放化疗疗效

晚期头颈部鳞状细胞癌(HNSCC)患者的预后较差,评估其治疗疗效和预后具有重要临床价值。

1. 基于 CT

Mo 等[29]利用 CT 影像组学方法对 HNSCC 中的下咽癌也开展了放化疗疗效预测的研究。该研究收集了 113 例下咽癌患者的平扫和增强 CT 影像数据,并对患者进行 5 年无进展生存率的随访。该研究将患者随机分为训练集(80 例)和测试集(33 例),使用 LASSO 及赤池信息准则从训练集中选择与无进展生存率显著相关的影像组学特征,并构建影像组学模型,利用一致性指数来评估模型的预后性能,采用 Kaplan – Meier 生存曲线评估模型对患者风险分层的能力。

影像组学模型由 4 个显著 CT 影像特征组成,模型可将患者分为高危组和低危组(对数秩检验,训练集 $P = 0.00016$,验证集 $P = 0.0063$)。此外,肿瘤外周浸润和肿瘤转移也被选为与患者预后相关的临床变量。影像组学联合临床变量的模型显示出更好的预后预测性能,在训练集和验证集中,一致性指数分别为 0.804(95% CI $0.688 \sim 0.920$)和 0.756(95% CI $0.605 \sim 0.907$)。在训练集中,高危组的中位 PFS(9.5 个月)显著低于低危组(19.0 个月),Log – Rank 检验 P 值 < 0.0001;验证集中高危组的中位 PFS(11.3 个月)也显著低于低危组(22.5 个月),Log – Rank 检验 P 值为 0.0063。该研究表明 CT 影像组学模型能够预测放化疗后下咽癌的进展风险。

2. 基于 MRI

DCE – MRI 作为评估肿瘤相关脉管系统的重要工具,可以辅助 HNSCC 的疗效预测。通过 DCE – MRI 成像中对 TlWI 图像的药动力学分析,可以得到一系列肿瘤生物标志物,如转运常数(Ktrans)和外血管细胞外的空间体积比(Ve)等,可以提供与 HNSCC 预后相关的重要信息。但由于 HNSCC 的异质性较强,其对治疗反应的差异较大,导致其疗效难以预测。影像组学可以在一定程度上通过纹理来刻画肿瘤的异质性,在肿瘤分期、分化预测和疗效评估中都显示出了很好的效果,为头颈癌的疗效预测提供了辅助手段[30]。

Jansen 等[31]利用 MRI 影像组学方法对 HNSCC 患者放化疗后的疗效进行了评估。该研究回顾性收集了 19 例 HNSCC 患者数据,所有患者均接受了放化疗,并采集了术前和术后 1.5T 场强的 DCE – MRI 图像。根据基于 DCE – MRI 构建的药代动力学模型,计算药代动力学指标 Ktrans 和 Ve。在 Ktrans 和 Ve 图上,该研究进行了图像纹理分析。首先,对原始图进行降噪处理。然后,在降噪后的图像上提取灰度共生矩阵,在灰度共生矩阵上计算两个相关纹理指标:能量和不均匀性。结果显示,Ktrans 和 Ve 的均值及方差在术前、术后两组影像中并无显著差异,而基于 Ve 图所提取的能量,在术前术后的影像中展现了显著差异,术后的能量值高于术前的能量值。该研究表明基于 DCE – MRI 图像的纹理分析可以反映头颈癌的肿瘤异质性,并提示放化疗可以降低肿瘤异质性。

参考文献

[1]郝希山,魏于全. 肿瘤学[M]. 北京:人民卫生出版社,2010.

［2］王锡山,李宗芳,苏敏.肿瘤学概论(第二版)［M］.北京:人民卫生出版社,2021.

［3］詹启敏,钦伦秀.精准肿瘤学［M］.北京:科学出版社,2022.

［4］张继文,贾红燕.影像技术在预测乳腺癌新辅助化学治疗疗效中的应用进展［J］.临床肿瘤学杂志,
2023,28(09):849 −855.

［5］王瑶,聂芳.基于超声的人工智能在乳腺癌新辅助化学治疗疗效预测中的研究进展［J］.兰州大学学
报(医学版),2023,49(09):79 −83 +89.

［6］Jiang M, Li CL, Luo XM, et al. Ultrasound-based deep learning radiomics in the assessment of pathologi-
cal complete response to neoadjuvant chemotherapy in locally advanced breast cancer［J］. Eur J Cancer ,
2021, 147: 95 −105.

［7］Yang M, Liu H, Dai Q, et al. Treatment Response Prediction Using Ultrasound-Based Pre −, Post-Early,
and Delta Radiomics in Neoadjuvant Chemotherapy in Breast Cancer ［J］. Front Oncol, 2022,
12: 748008.

［8］Sannachi L, Gangeh M, Tadayyon H, et al. Response monitoring of breast cancer patients receiving neo-
adjuvant chemotherapy using quantitative ultrasound, texture, and molecular features［J］. PLoS One,
2018, 13(1): e0189634.

［9］DiCenzo D, Quiaoit K, Fatima K, et al. Quantitative ultrasound radiomics in predicting response to neoad-
juvant chemotherapy in patients with locally advanced breast cancer: Results from multi-institutional study
［J］. Cancer Med, 2020, 9(16): 5798 −5806.

［10］Fernandes J, Sannachi L, Tran WT, et al. Monitoring Breast Cancer Response to Neoadjuvant Chemo-
therapy Using Ultrasound Strain Elastography［J］. Transl Oncol, 2019, 12(9): 1177 −1184.

［11］Zhang Q, Yuan C, Dai W, et al. Evaluating pathologic response of breast cancer to neoadjuvant chemo-
therapy with computer-extracted features from contrast-enhanced ultrasound video［J］. Phys Med,2017,
39: 156 −163.

［12］Cain EH, Saha A, Harowicz MR,et al. Multivariate machine learning models for prediction of pathologic
response to neoadjuvant therapy in breast cancer using MRI features: a study using an independent valida-
tion set［J］. Breast Cancer Res Treat,2019,173(2) : 455 −463.

［13］Choi WJ, Kim HH, Cha JH, et al. Comparison of Pathologic Response Evaluation Systems After Neoad-
juvant Chemotherapy in Breast Cancers: Correlation With Computer-aided Diagnosis of MRI Features［J］.
AJR Am J Roentgenol,2019,213(4) : 944 −952.

［14］Luo J, Zhou Z, Yang Z, et al. The Value of ^{18}F-FDG PET/CT Imaging Combined With Pretherapeutic
Ki67 for Early Prediction of Pathologic Response After Neoadjuvant Chemotherapy in Locally Advanced
Breast Cancer［J］. Medicine (Baltimore). 2016 ,95(8):e2914.

［15］Sasada S, Masumoto N, Goda N, et al. Dedicated breast PET for detecting residual disease after neoadju-
vant chemotherapy in operable breast cancer: A prospective cohort study［J］. Eur J Surg Oncol,2018,44
(4) : 444 −448.

［16］林春苗,陈军法,文阳等.CT 纹理分析对局部晚期胰腺癌化学治疗疗效的预测价值［J］.浙江医学,
2020,42(12):1282 −1285 +1289 +1345.

［17］Borhani AA, Dewan R, Furlan A, et al. Assessment of Response to Neoadjuvant Therapy Using CT Texture Analysis in Patients With Resectable and Borderline Resectable Pancreatic Ductal Adenocarcinoma [J]. AJR Am J Roentgenol ,2020,214:362 – 369.

[18]Liang L, Ding Y, Yu Y, et al. Whole-tumour evaluation with MRI and radiomics features to predict the efficacy of S – 1 for adjuvant chemotherapy in postoperative pancreatic cancer patients: a pilot study. [J]. BMC Med Imaging,2021,21:75.

[19]Yoo SH, Kang SY, Cheon GJ, et al. Predictive Role of Temporal Changes in Intratumoral Metabolic Heterogeneity During Palliative Chemotherapy in Patients with Advanced Pancreatic Cancer: A Prospective Cohort Study[J]. J Nucl Med,2020,61:33 – 39.

[20]刘丹,张胜潮. MRI 评估直肠癌新辅助放化疗后肿瘤反应的研究进展[J]. 磁共振成像,2022,13(09):163 – 166.

[21]Tochigi T, Kamran SC, Parakh A, et al. Response prediction of neoadjuvant chemoradiation therapy in locally advanced rectal cancer using CT-based fractal dimension analysis[J]. Eur Radiol,2022,32(4):2426 – 2436.

[22]Yi X, Pei Q, Zhang Y, et al. MRI-Based Radiomics Predicts Tumor Response to Neoadjuvant Chemoradiotherapy in Locally Advanced Rectal Cancer[J]. Front Oncol, 2019, 9:552.

[23]Fu J, Zhong X, Li N, et al. Deep learning-based radiomic features for improving neoadjuvant chemoradiation response prediction in locally advanced rectal cancer[J]. Phys Med Biol, 2020, 65(7):075001.

[24]Li ZY, Wang XD, Li M, et al. Multi-modal radiomics model to predict treatment response to neoadjuvant chemotherapy for locally advanced rectal cancer[J]. World J Gastroenterol, 2020, 26(19): 2388 – 2402.

[25]陈颖,尚芸芸,郝金钢.人工智能在膀胱癌影像学中的研究进展[J].国际医学放射学杂志,2023,46(05):562 – 566.

[26]Cha KH, Hadjiiski L, Chan HP, et al. Bladder Cancer Treatment Response Assessment in CT using Radiomics with Deep-Learning[J]. Sci Rep, 2017, 7(1):8738.

[27]Zhang X, Wang Y, Zhang J, et al. Development of a MRI-Based Radiomics Nomogram for Prediction of Response of Patients With Muscle-Invasive Bladder Cancer to Neoadjuvant Chemotherapy[J]. Front Oncol, 2022, 12: 878499.

[28]Sun C,Tian X,Liu Z,et al. Radiomic analysis for pretreatment prediction of response to neoadjuvant chemotherapy in locally advanced cervical cancer: A multicentre study [J]. EBio Medicine,2019,46: 160 – 169.

[29]Mo X, Wu X, Dong D, et al. Prognostic value of the radiomics-based model in progression-free survival of hypopharyngeal cancer treated with chemoradiation[J]. Eur Radiol, 2020, 30 (2) : 833 – 843.

[30]田捷,李纯名,董迪等. 医学影像组学基础[M].北京:科学出版社,2022.

[31]Jansen JF, Sch? der H, Lee NY, et al. Noninvasive assessment of tumor microenvironment using dynamic contrast-enhanced magnetic resonance imaging and ^{18}F-fluoromisonidazole positron emission tomography imaging in neck nodal metastases[J]. Int J Radiat Oncol Biol Phys, 2010,77: 1403 – 1410.

第9章 智能肿瘤免疫治疗

肿瘤免疫治疗近年来已经成为肺癌等多种肿瘤重要的治疗手段之一,越来越多的肿瘤患者受益于免疫治疗。与传统化学治疗、放射治疗相比,肿瘤免疫治疗具有精准度高、不良反应小等优势,尤其对于某些难治性和转移性肿瘤,肿瘤免疫治疗展现出了较好的治疗效果。在肿瘤免疫治疗领域,人工智能可以通过分析临床和基因数据,预测患者对免疫治疗的反应,并为患者提供更好的个体化治疗方案。此外,人工智能还可以通过模拟肿瘤微环境中的生物过程,优化免疫治疗的疗效。

一、肿瘤免疫治疗概述

正常情况下,机体免疫系统通过识别和清除入侵的病原体及其有害物质,随时发现和清除体内出现的异常成分,如由基因突变而产生的肿瘤细胞,以及衰老、死亡的细胞,发挥免疫防御和免疫监视功能,保护机体免受外源性抗原的侵害,维护机体的健康。免疫系统将入侵的病原微生物、体内突变的细胞,以及衰老、死亡细胞视为"非己"的物质,这种识别和清除的过程称为免疫应答,免疫系统通过固有免疫(又称"先天性免疫"或"非特异性免疫"),以及适应性免疫(又称"获得性免疫"或"特异性免疫")识别和清除"非己"成分。免疫系统通过多种免疫效应机制杀伤和清除肿瘤细胞,肿瘤细胞通过改变机体的内环境,阻碍机体产生有效的免疫应答等多种机制,抵抗或逃避免疫系统的杀伤和清除,从而得以存活[1]。

肿瘤免疫治疗就是通过重新启动并维持肿瘤－免疫循环,恢复机体正常的抗肿瘤免疫反应,从而控制与清除肿瘤的一种治疗方法。

(一)常见的免疫治疗方法

常见的免疫治疗方法包括:

1.免疫增强剂

通过促进免疫系统的活性,增强机体对病原体的抵抗能力。免疫增强剂主要用于增强机体的抗肿瘤作用、抗感染能力,纠正免疫缺陷。此类药物能激活一种或多种免疫活性细胞,增强机体特异性和非特异性免疫功能,使低下的免疫功能恢复正常;或发挥佐剂作用,增强与之合用的抗原的免疫原性,加速诱导免疫应答反应;或替代体内缺乏的免疫活性成分,产生免疫代替作用;或对机体的免疫功能产生双向调节作用,使过高或过低的免疫功能趋于正常。临床上主要用于免疫缺陷疾病、恶性肿瘤的辅助治疗,以及难治性细菌或病毒感染。

2. 免疫抑制剂

免疫抑制剂是对机体的免疫反应具有抑制作用的药物,能抑制与免疫反应有关细胞(T细胞、B细胞、巨噬细胞等)的增殖和功能,能降低抗体免疫反应。免疫抑制剂主要用于器官移植抗排斥反应和自身免疫病,如类风湿关节炎、红斑狼疮、皮肤真菌病、膜肾球肾炎、炎性肠病和自身免疫性溶血贫血等。

3. 免疫检查点抑制剂

免疫检查点是一类免疫抑制性的分子,可以调节免疫反应的强度和广度,从而避免正常组织的损伤和破坏,在肿瘤的发生、发展过程中,免疫检查点成为免疫耐受的主要原因之一。肿瘤免疫检查点抑制剂通常通过激活肿瘤内T细胞发挥抗肿瘤的作用,目前,免疫检查点抑制剂主要为单抗类药物,它的靶点主要是表达于免疫细胞或肿瘤细胞上的免疫检查点,它通过阻断肿瘤细胞对免疫细胞的抑制作用而发挥抗肿瘤作用。例如,PD-1、PD-L1抑制剂等。

4. 免疫细胞治疗

免疫细胞治疗,又称过继性细胞治疗,它是通过分离自体或者异体的免疫效应细胞,经过体外激活并且回输到病人体内,从而达到直接杀伤肿瘤,或者激发机体抗肿瘤免疫反应的作用。免疫细胞治疗的关键,在于产生数量足够、能够识别并且杀伤肿瘤的免疫细胞,以及相邻的细胞能够顺利到达肿瘤所在的部位,并在肿瘤周围被激活,而且能够发挥强大的抗肿瘤作用。免疫细胞治疗的特点主要为纠正细胞免疫功能低下的状态,促进宿主抗肿瘤免疫功能,同时还能直接发挥抗肿瘤的作用,还可以替代、修复或者改善化学治疗所引起的免疫功能损伤。目前临床研究中的免疫细胞治疗主要包括LAK细胞、肿瘤浸润性淋巴细胞、细胞因子诱导的杀伤细胞、自然杀伤细胞、基因工程T细胞等类型。

5. 疫苗治疗

疫苗治疗是指将疫苗注射到患者体内,从而刺激机体产生抗体,达到治疗肿瘤的效果。常见的疫苗治疗主要包括卡介苗、乙肝疫苗等。

（二）免疫治疗优缺点

1. 优点

（1）特异性强。免疫治疗可以通过识别和攻击肿瘤细胞上的特定抗原,针对不同类型的肿瘤细胞,提供更广泛的治疗覆盖面。

（2）应用范围广。某些免疫治疗药物可能适用于多种肿瘤的治疗,包括实体恶性肿瘤、血液系统恶性肿瘤等。

（3）疗效持久。免疫治疗的优点还在于疗效持久,这是因为人体的免疫系统是具有免疫记忆能力的,所以在经过免疫治疗之后,系统可以始终识别相应的肿瘤细胞,即便肿瘤细胞再一次出现,也能够在肿瘤细胞增殖之前快速杀灭大部分的恶性细胞。除此之外,免疫治疗之后,免疫系统的功能还可以得到恢复,在后期对于各种疾病都有一定的抵抗能力。

（4）副作用较少。免疫治疗的副作用相对其他治疗方式更少一些,这是因为免疫治疗是以免疫系统为目标的,并不会影响到身体的所有细胞。这就决定了免疫治疗不会像化学治疗那样影响全身的系统,因此,产生的副作用较少。免疫治疗大多数情况下不会对患者的健康造成影响。

（5）延长生存期。通过免疫治疗,在杀灭肿瘤细胞的同时,患者自身免疫力也得到了提高,对改善生活质量和延长生存期限有明显的效果。

2. 缺点

（1）人群局限。由于肿瘤免疫治疗需要患者免疫系统的参与,而存在免疫系统疾病、脏器功能障碍的患者可能无法通过其来控制肿瘤的进展,因此,存在一定的局限性。

（2）起效较慢。免疫治疗起效的原理是去除身体的免疫抑制,从而达到激活免疫细胞的效果。如果这种激活是恰当的,免疫细胞则会识别并杀伤肿瘤细胞,控制肿瘤的生长,使患者获益。但是免疫细胞激活需要时间,因此,免疫治疗起效较慢,为了快速起效,通常需要把传统化学治疗与免疫治疗相互结合或者与靶向治疗相互结合,加速其起效的过程。

（3）不良反应。在免疫治疗的过程当中,一旦发生免疫反应过度,则有可能出现消化、呼吸、循环、泌尿、神经等多个系统的全身免疫不良反应。如有些免疫治疗药物会让免疫系统反应过激,让人出现类似于流感的症状,例如,发热、疲惫等。还有一些免疫治疗药物会引起肿胀、体重增加、水肿、心悸、头痛、头晕、腹泻等问题。

(4)其他不确定性。如肿瘤细胞基因组的不稳定性,形成肿瘤异质性,从而容易引起杀伤不彻底和对单靶点肿瘤免疫治疗耐受。

二、肿瘤免疫微环境

近年来,以 CTLA-4 和 PD-1/PD-L1 抑制剂为代表的免疫治疗取得了极大的成功。PD-1/PD-L1 抑制剂可有效提高整体治疗有效率,为患者带来长期生存获益。但是免疫治疗存在单药治疗效率较低的缺点,即使通过联合治疗,仍有部分患者出现原发性耐药。如何通过有效的手段,挑选出适合接受免疫治疗的患者,成为目前临床实践的焦点问题[2]。鉴于肿瘤免疫微环境对免疫治疗有指导意义,下面将进行简要介绍。

(一)肿瘤细胞 PD-L1 的表达

PD-1 位于杀伤性 T 细胞表面,相应的,在人体正常的上皮细胞、巨噬细胞等表面通常表达 PD-L1,使 T 细胞的功能受到抑制,从而保护正常细胞免于 T 细胞的攻击,而肿瘤细胞可通过表达 PD-L1 逃避 T 细胞对其的杀伤作用。肿瘤细胞 PD-L1 的表达曾被认为是 PD-1/PD-L1 抑制剂发挥作用的基础。在 NSCLC 中,NCCN 相关指南也根据肿瘤 PD-L1 表达水平进行不同免疫治疗方案推荐。但是根据 PD-L1 的表达预测免疫治疗的疗效仍有不完美的地方。在胃癌免疫治疗诸多临床试验中,以 PD-L1 为生物标志物挑选患者进行免疫治疗得到了矛盾的结果。帕博利珠单抗虽然在三线及末线治疗表现出令人满意的有效率和生存获益,但是在 Keynote-061 二线治疗纳入 PD-L1 表达阳性的胃癌患者,紫杉醇治疗失败,而一线治疗 Keynote-062 也获得了令人费解的结果。另外,在 Checkmate-649 研究中发现纳武利尤单抗使 PD-L1 CPS ≥5 分的患者在一线治疗中生存明显获益。虽然许多临床试验均证实在不同瘤种中 PD-L1 的表达和免疫治疗疗效及 OS 具有显著相关性,但是在一部分肿瘤,以及针对同一肿瘤(如肺癌)的不同临床试验中却得到了阴性的结果。

PD-L1 作为免疫治疗疗效预测指标的矛盾结果可能与以下因素相关:①PD-L1 的检测手段;②肿瘤时空异质性;③PD-L1 表达阳性的阈值等。并且在不同的治疗方案中应该设立与之对应的阈值。但是一些 PD-L1 表达水平低或无法检测到 PD-L1 表达的患者也能持续从免疫治疗中获益,对于这一现象目前没有很好的解释,可能与使用免疫治疗后肿瘤的 PD－L1 发生动态变化相关。

综合以上临床证据,仅根据肿瘤细胞表面 PD－L1 的表达似乎不足以预测肿瘤对免疫治疗的疗效。在一项抗 CTLA－4 联合 PD－1 抑制剂的 NSCLC 临床研究中,研究者发现 PD－L1 表达联合 TMB 的水平可增加预测的敏感性和特异性。在 Keynote－189 试验中,发现肿瘤的 PD－L1 的阈值对肿瘤的免疫治疗疗效有较大的影响。而在肾癌和黑色素瘤的临床队列中,发现肿瘤浸润免疫细胞的 PD－L1 水平而不是肿瘤细胞的 PD－L1 表达水平与免疫治疗具有显著相关性。PD－L1 的表达与肿瘤免疫治疗存在一定的相关性,但是具体的阈值有待进一步探究。

(二)IFN-γ 标签

一些特定的基因表达模式与免疫治疗疗效相关。IFN－γ 通路激活就是其中一组重要的基因表达特征。IFN－γ 可持续诱导 PD－L1 和主要组织相容性复合体(MHC)1 类分子表达,在恶性黑色素瘤、非小细胞肺癌等多种肿瘤中都有研究报道称,T 细胞浸润的增加和下游 IFN－γ 信号激活是驱动免疫检查点抑制剂产生临床效果的关键因素。在治疗获益的患者中可明显检测出 IFN－γ 水平上调和 MYC 或 WNT 等肿瘤增殖信号通路抑制。相较传统生物标志,IFN－γ 基因特征可能更本质地反映了抗肿瘤免疫发挥效应的幅度,如在去势抵抗前列腺癌中,TMB 水平低,但对 IFN－high/肿瘤内 CD8 细胞浸润丰富的肿瘤使用免疫检查点抑制剂效果更优。一项纳入了 1524 例胃癌患者的研究尝试构建了一套评估 TME 的分类标准,根据特定的算法将胃癌 TME 划分为 3 种类型,并设计出一套特殊的 TMEscore,后者可准确地预测免疫治疗疗效。B 组 TME 基因特征富集了细胞外基质重构相关基因(DCN、TIMP2、FOXF2、MYH11)和上皮间质转化相关基因(ACTA2、TGFB1L1、SFRP1),细胞黏附和血管生成相关基因(PDGFRA、GREM1、TMEM100)可造成 T 细胞抑制,介导对免疫治疗耐药。与此不同的是,A 组 TME 基因特征包括抗病毒效应相关基因(IFNG、TRIM22、CXCL10、CXCL9 和 CD8A)及 IFN－γ 效应基因(TRBC1、IDO1、CD2、NLRP3 和 CD8A)。IFN－γ 特征或 IFN－γ 评分的应用场景十分广泛,不仅局限于预测晚期肿瘤患者免疫治疗的疗效。在部分可切除肿瘤,如肌层浸润性膀胱癌、Ⅲ期黑色素瘤等瘤种的新辅助免疫治疗中,IFN－γ 可作为预测免疫治疗 pCR 的优良指标。合理应用 IFN－γ 评分,可以精准筛选获益人群,增加使用免疫治疗的把握度,并可能提高可切除肿瘤的 R0 切除率和远期生存率。

(三)肿瘤浸润免疫细胞

肿瘤浸润免疫细胞是免疫治疗发挥作用的基础。目前 FDA 尚未批准标准的免疫微环境检测方法,但是通过多重免疫荧光染色、RNA 测序、单细胞测序等手段,开始对肿瘤浸润免疫细胞的表型和免疫治疗效果之间的关系进行探索。肿瘤微环境包括肿瘤细胞、肿瘤组织浸润的免疫细胞、肿瘤相关成纤维细胞(CAF)、血管内皮细胞等。其中 TIL 是机体抗肿瘤反应过程中发挥重要作用的免疫细胞,主要包括 T 淋巴细胞、B 淋巴细胞。在包括 NSCLC、乳腺癌、胃癌、结直肠癌等多种类型的肿瘤中,肿瘤浸润免疫细胞的密度与患者预后具有明显的正相关性。TIL 的浸润程度、不同细胞的表型与免疫治疗的相关性正在进一步研究当中。

1. 肿瘤浸润 T 细胞

由于 PD - 1/PD - L1 抑制剂可以使功能耗竭状态的 T 细胞激活,重新获得杀伤肿瘤的功能,因此,肿瘤组织内浸润 T 细胞被认为是免疫治疗发挥作用的基础。肿瘤浸润淋巴细胞的峰度,包括肿瘤组织内及肿瘤周边淋巴细胞计数总和,对患者的 OS 具有较强的预测作用,并可作为 TNM 分期、MSI 状态对患者生存时间预测的补充。除了 CD8$^+$T 细胞,在对免疫治疗应答的黑色素瘤中也发现了 CD4$^+$记忆 T 细胞。并且,更多研究证明 CD4$^+$T 细胞在免疫治疗中发挥着不可或缺的作用。

除淋巴细胞的峰度外,TIL 的表型也影响着免疫治疗的疗效。例如,TIL 表面 PD - 1 的表达水平在一定程度上反映了 T 细胞的功能状态。在 NSCLC 中,发现 CD8$^+$T 细胞有 3 种亚型,PD - 1 表达水平最高的一类 T 细胞在转录组水平上与功能耗竭状态的 T 细胞具有明显差异,并且这类 T 细胞在体外具有分泌细胞因子对抗肿瘤的作用。同时可以表达趋化因子 CXCL13,招募滤泡辅助 T 细胞和 B 细胞。在人群试验中,这一类 PD - 1 高表达的 T 细胞与免疫治疗疗效呈正相关。同时在黑色素瘤中,研究者通过单细胞 RNA 测序对肿瘤内 T 细胞进行分析,发现 CD8$^+$T 细胞可以分为记忆细胞样 T 细胞和功能耗竭状态的 T 细胞两类,而记忆细胞样 T 细胞的比例越高,免疫治疗的疗效越好。并且根据转录因子 TCF 7 的表达情况,可以在 TIL 峰度无显著差异的情况下预测肿瘤免疫治疗效果。

T 细胞发挥抗肿瘤的作用依赖于抗原特异性的效应 T 细胞亚群激活。因此,肿瘤组织和外周血 T 细胞的种类数在一定程度上反映肿瘤的免疫原性,并可能与免疫治疗相关。T 细胞种类与免疫治疗的疗效关系目前存在较大的争议性。在接受 PD - L1 抑制剂治疗的尿路上皮癌患者中,外周血 T 细胞种类数越低,患者的 OS 和 PFS 越短,而肿瘤内 T 细胞的种类数与患者的生存无明显相关性。在黑色素瘤中,发现使用 PD－1 抑制剂治疗过程中 T 细胞种类数的减少与抗肿瘤作用的增加相关。外周血和肿瘤组织内 T 细胞的种类数对免疫治疗的影响需要进一步验证。此外,肿瘤免疫微环境十分复杂,除 T 细胞外,其他的免疫细胞也影响着肿瘤免疫治疗的效果。

2. 髓系抑制细胞

髓系抑制细胞(MDSC)是近年来发现的一群骨髓来源异质性细胞,是树突状细胞(DC)、巨噬细胞和(或)粒细胞的前体,具有明显抑制免疫细胞应答的能力。根据形态学可分为粒细胞样 MDSC(G－MDSC)及单核细胞样 MDSC(M－MDSC)。由于这 2 个亚群在分化过程中有不同的方式,只有 M－MDSC 在特定的刺激条件下可以分化为成熟的巨噬细胞或树突状细胞。

MDSC 是在肿瘤慢性炎症微环境中产生的,炎性的肿瘤微环境中诱导 MDSC 募集和扩增的因素包括以下细胞因子:IL－6、IL－10、IL－1β、粒细胞巨噬细胞集落刺激因子(GM－CSF)、粒细胞集落刺激因子(G－CSF)、巨噬细胞集落刺激因子(MCSF),以及趋化因子 CCL2、CCL5、CCL26 等。

MDSC 可以通过多种机制在 TME 中显示强效的免疫抑制和肿瘤促进功能,如诱导活化免疫抑制细胞,阻断淋巴细胞归巢,生产活性氧和氮,消耗对 T 细胞功能至关重要的代谢产物,调节腺苷代谢和表达的外切酶,下调免疫检查点分子表达。目前学者们认为 MDSC 的免疫抑制功能机制主要包括以下方面:精氨酸酶 1(Arg1)、诱导型一氧化氮合酶(iNOS)、氧自由基(ROS)、血红素氧合酶－1(HO－1)、调节性 T 细胞(Treg)及抑制 TH 17 细胞等。通过消耗环境中的氨基酸、产生过氧化物、抑制淋巴细胞的转运及激活调节性 T 细胞等方式发挥免疫抑制作用。

临床数据表明,MDSC 与肿瘤的免疫治疗疗效呈负相关关系。部分黑色素瘤患者外周血中存在分化较差的髓系抑制细胞,这部分患者对免疫治疗的应答较差。研究发现在肾癌中,肿瘤内 MDSC 的存在可使患者 PFS 缩短为 1/6,但联合使用 PD－L1 抑制剂和 VEGF 通路抑制剂,可使患者 PFS 延长近 8 倍,因此,MDSC 的存在为患者联合免疫治疗方案的选择起到一定的指导作用,为肿瘤患者的精准治疗提供支持,而如何对 MDSC 进行精准、有效、简便的检测成为临床关注的另一焦点。

3. 肿瘤相关巨噬细胞

肿瘤相关巨噬细胞(TAM)主要来源于外周血中的循环单核细胞,而脑肿瘤中大多数

TAM 来自驻留小胶质细胞,可能与存在血-脑屏障有关。肿瘤微环境中通过多种趋化因子招募不同类型的髓样细胞,CC 和 CXC 家族的趋化因子(如 CCL2、CCL5 和 CXCL)在肿瘤早期阶段即开始招募骨髓来源的单核细胞,进入肿瘤环境后,在 M-CSF 和 GM-CSM 促进下单核细胞分化为成熟的巨噬细胞。TAM 具有多样性,但目前 TAM 常规分为 2 种类型,即经典活化型 TAM(M1 型)和选择活化型 TAM(M2 型)。TAM 的促肿瘤功能较为多样,可影响从肿瘤发生到转移的不同阶段的肿瘤进展,其通过释放多种细胞因子、趋化因子、生长因子和金属蛋白酶等物质,参与调控肿瘤微环境促进肿瘤细胞上皮间充质转化(EMT)、肿瘤血管和淋巴管形成,以及肿瘤侵袭、转移等过程。

TAM 通过产生各种生长因子,如表皮生长因子等,直接促进肿瘤细胞增殖。肿瘤发生初始阶段,髓样细胞释放的活性氧和氮中间体可导致 DNA 损伤和遗传的不稳定性;在转移瘤的微环境中发现 M2 型巨噬细胞,在发挥营养功能的同时促进肿瘤起始细胞免疫逃逸;TAM 可产生 IL-6、PDGF、MFG-EB、hCAP-18/LL37 及 GPNMB 等多种介质促进肿瘤干细胞(CSC)的扩增;巨噬细胞衍生趋化因子(MDC),如 IL-1 可以促进肿瘤细胞的转移及播种;在肿瘤中,巨噬细胞促进肌成纤维细胞的募集,并释放或激活 TGFbl。在特定的肿瘤,如早期胰腺癌和结肠癌中,巨噬细胞还具有促进纤维化作用。

TAM 是 TME 中免疫抑制的主要驱动力。TIL,如 Th2 细胞和 Treg 细胞均可以激活 TAM 中的免疫抑制程序。在黑色素瘤中,研究者们发现 NK 细胞数目的增加和巨噬细胞数目的减少与肿瘤免疫治疗疗效呈正相关。在黑色素瘤的另一独立人群中也验证了 TAM 为导致免疫治疗疗效不佳的因素这一事实。此外,在小鼠和人体黑色素瘤中,IL-1 被证明可以诱导 TET2 的表达上调,从而维持 TAM 的免疫抑制功能。以 TAM 为靶点的新药研发目前正如火如荼地开展。

(四)肿瘤相关成纤维细胞

CAF 是肿瘤微环境的重要组成部分,其在肿瘤发生发展过程中扮演重要角色,能够促进肿瘤的增殖和迁移、促进肿瘤血管生成、调节肿瘤免疫和提高肿瘤耐药性等。

CAF 有多种细胞来源,根据组织学类型可分为 6 大类,包括常驻成纤维细胞、上皮-间充质转化来源、内皮-间充质转化来源和星状细胞在内的多种细胞类型。大部分 CAF 由组织的常驻成纤维细胞活化而来,响应 TME 中的生长因子,如转化生长因子β(TGF-β)、碱性成纤维细胞生长因子 2(FGF2)和血小板衍生因子(PDGF)等的募集和活化。

CAF 能够以直接作用或旁分泌的方式介导调控肿瘤免疫,通过调节 T 细胞、MDSC、NK 细胞等免疫细胞的活性,抑制肿瘤内免疫细胞的浸润,促进肿瘤免疫逃逸。CAF 分泌的多种细胞因子,如 TGF-β、PDGF、EGF、SHH 和白介素等能够影响 T 细胞的浸润和活化,从而抑制 T 细胞的免疫活性;CAF 调控的 ECM 重塑也增强了阻碍 T 细胞浸润的物理屏障。CAF 能够诱导 MDSC 的产生。其通过 SDF-la/CXCR4 途径吸引单核细胞,并通过 IL-6 介导的 STAT3、活化诱导单核细胞分化为 MDSC,抑制机体的抗肿瘤免疫反应。CAF 还可以通过调节 NK 细胞和 TAM 实现肿瘤免疫抑制。有关结直肠癌的研究显示,CAF 通过调节 NK 细胞和 TAM 实现肿瘤免疫抑制。CAF 通过上调肿瘤细胞中 VCAM-1(VCAM)的表达或分泌 IL-8 促进单核细胞的黏附,从而促进巨噬细胞的 M2 型极化,与 CAF 协同作用抑制 NK 细胞的活化,从而抑制对肿瘤细胞的杀伤作用。CAF 的表面标志物 FAP 也参与了肿瘤免疫抑制,有动物模型研究证实,FAP+CAF(CAF)可在胃癌肿瘤微环境中抑制 T 细胞的抗肿瘤作用,以及增强 ICI 的抗肿瘤作用。FAP+CAF 是肿瘤中 CXC 类趋化因子配体 12(CXCL12)的主要来源,其能够使肿瘤细胞失去对免疫检验点抑制剂的响应,促进肿瘤免疫逃逸。

(五)人类白细胞抗原

人类白细胞抗原(HLA)是人类 MHC 的表达产物,HLA 按其分布和功能分为 Ⅰ 类抗原(HLA-Ⅰ类分子,即内源性抗原的呈递分子)和 Ⅱ 类抗原(HLA-Ⅱ类分子,即外源性抗原的呈递分子)。HLA-Ⅰ类分子作为参与内源性抗原肽加工、处理和呈递的重要抗原,目前已有研究表明,HLA-Ⅰ类分子的表达下调或缺失会使其向 T 细胞呈递的抗原无法被细胞毒性 T 细胞识别,从而导致肿瘤细胞免疫逃逸。

HLA-Ⅰ类分子表达异常的分子机制有很多种,在肿瘤细胞中 HLA-Ⅰ类分子表达异常分为"可逆转"和"不可逆转"两大类,其中 HLA-Ⅰ类分子基因转录水平下调、基因甲基化、致癌基因活化导致 HLA-Ⅰ类分子基因表达量下调等为"可逆转"的表达异常,在 IFN-γ 的刺激下表达水平可以重新上调。而"不可逆"型表达异常的原因是 HLA-Ⅰ类分子基因结构缺陷或缺失,包括 HLA-Ⅰ类分子基因发生点突变、插入缺失、HLA-Ⅰ类分子等位基因杂合子缺失(LOH)、HLA-Ⅰ类分子轻链 β2 微球蛋白基因(B2M)基因突变及 IFN 转导途径封锁,此类 HLA-Ⅰ基因结构异常在 IFN-γ 刺激下不能恢复表达水平。

ICI 的作用是解除和释放受抑制的肿瘤杀伤性 T 细胞,而肿瘤杀伤性 T 细胞识别和杀伤肿瘤细胞具有 MHC - Ⅰ类分子限制性,如果肿瘤细胞表面低表达或不表达 MHC - Ⅰ类分子,则免疫系统不能有效地递呈新生抗原或特异性抗原,ICI 的临床获益也会受到影响。所以探究肿瘤微环境中 HLA - Ⅰ类分子的表达情况及异常原因对于临床诊疗具有重要指导作用。

三、智能肿瘤免疫治疗预测

(一)黑色素瘤

1. 基于 CT 预测

(1)免疫治疗反应

Wang 等[3]基于 CT 影像组学模型评估转移性黑色素瘤患者免疫治疗反应。回顾性研究检查了 50 例在接受 PD - 1 制剂或细胞毒性 T 细胞抗原 - 4 抑制剂(CTLA - 4)免疫治疗的转移性黑色素瘤患者。34 例接受抗 PD - 1 制剂的患者在训练样本中,16 例接受 CTLA - 4 抑制剂的患者在验证样本中。真正进行性疾病(PD)患者属于不良反应组,假进展、CR、PR 或稳定疾病(SD)患者属于良好反应组。良好反应的 ROC 分析表明,训练组的 AUC 为 0.882,验证组的 AUC 为 0.857。模型预测良好反应的敏感性、特异性和准确性分别为 85.70%(6/7)、66.70%(6/9)和 75%(12/16)。研究表明基于 CT 的影像组学模型有可能预测转移性黑色素瘤免疫治疗的早期反应并识别假进展。

(2)预后

Dercle 等[4]提出,只利用基线的影像组学数据并不能准确地预测患者预后,肿瘤大小的变化是反映治疗效果的早期评估基础。因此,对比两次 CT 中患者病灶的变化能够为模型的建立提供新思路。在研究中收集了 575 例晚期黑色素瘤患者的临床数据,并获取患者治疗前及治疗早期固定时间点的 CT 影像,利用机器学习随机森林算法评估免疫治疗患者的 OS,最终筛选出 4 个影像组学变量:肿瘤的体积生长变化、肿瘤体积、肿瘤空间异质性的定量表征变化、肿瘤边缘表型的定量表征变化。由此确定了一组影像学特征,可以在治疗早期评估不可切除的黑色素瘤患者的 OS。经验证该模型表现良好(AUC = 0.92),证明了基线和首次随访时从常规 CT 图像中识别出的影像学特征可用于临床,为接受免疫单药治疗的黑色素瘤患者提供准确的预后预测。

2. 基于 PET 预测

Dimitriou 等[5]对 104 例黑色素瘤患者进行回顾性分析。使用 RECIST CT 和欧洲癌症研究与治疗组织（EORTC）PET 标准确定 1 年反应。PFS 和 OS 由 1 年标志确定。

在 1 年 PET 的中位随访时间为 61 个月（58～64 个月）时，94% 的患者仍然存活，在中位治疗持续时间为 23 个月（1～59 个月）后，除一人外，其余患者都停止了治疗。疾病进展发生在 19 例患者（18%）中。PET 后 5 年的 RECIST 无进展生存率在 CR 方面高于 PR/SD（分别为 93% 和 76%），完全代谢反应（CMR）方面高于非 CMR（分别为 90% 和 54%）。在 PR 患者中，CMR 的 5 年无进展生存率更高（88% 和 59%）。共有 35 例（34%）患者（14/29 例 CR 患者，31/78 例 CMR 患者）在 12 个月内停止治疗，主要是由于毒性，与继续治疗的患者（84% 对 78%）相比，对无进展生存率没有影响。尽管发生了进展事件，但 CR 和 PR/SD 患者（分别为 100% 和 91%），以及 CMR 和非 CMR 患者（分别为 96% 和 87%）在 5 年时的总生存率非常良好且相似。研究表明 PET 能够预测抗 PD－1 治疗转移性黑色素瘤的长期疗效。

3. 基于影像组学、肿瘤体积和血液标志物预测

Basler 等[6]结合影像组学、肿瘤体积和血液标志物对表现为假性进展的接受免疫治疗的转移性黑色素瘤患者进行早期识别，并建立 7 个临床和（或）影像组学模型。研究对象为 112 例接受 ICI 治疗的转移性黑色素瘤患者，中位随访时间为 22 个月。2 年（中位）总生存率、无进展生存率和无免疫进展生存率分别为 69%（未达到）、24%（6 个月）和 42%（16 个月）。在 3 个月时，106 个（16%）病变已经进展，其中 30 个（5%）在 6 个月时被确定为假进展。有假进行性病变和无真进行性病变的患者与有反应的患者的结果相似，2 年总生存率明显提高，为 100%（30 个月），而有真进行性/无假进行性病变的患者为 15%（10 个月）（$P=0.002$）。混合进行性/假进行性病变的患者占 53%（25 个月）。血液预测模型（LDH＋S100）实现了 AUC＝0.71。较高的 LDH/S100 值表明假进展的可能性较低。基于体积的模型：AUC＝0.72（TP1）和 AUC＝0.80（TP0/TP1 之间的体积增量）。影像组学模型（包括/不包括体积相关特征）：AUC＝0.79/0.78。联合血容量模型：AUC＝0.79。血液/影像组学联合模型（包括体积相关特征）：AUC＝0.78。血液/影像组学联合模型（不包括体积相关特征）表现最好：AUC＝0.82。研究表明影像组学与血液参数相结合是有效的生物标志物。

4. 基于病理预测

Johannet 等[7]将组织学样本的深度学习与临床数据相结合，以预测晚期黑色素瘤的 ICI 反应。使用来自纽约大学的训练队列和来自范德比尔特大学的验证队列，建立了一

个多变量分类器,将神经网络预测与临床数据相结合。生成 ROC 曲线,并使用最佳阈值将患者分为进展的高风险和低风险。Kaplan - Meier 曲线比较了两组之间的 PFS。分类器在两台玻片扫描仪(Aperio AT2 和 Leica SCN400)上进行了验证。

多变量分类器在来自 Aperio AT2 的图像上以 AUC 0.800 预测响应,在来自 Leica SCN400 的图像上以 AUC 0.805 预测响应。该分类器准确地将患者分为疾病进展高风险和低风险。被归类为进展高风险的验证队列患者的 PFS 明显低于被归类为低风险的患者(Aperio AT2 的 $P = 0.02$;Leica SCN400 的 $P = 0.03$)。

研究表明基于病理图像可以预测 ICI 治疗结果。

(二)神经系统肿瘤

Qin 等[8]基于 MRI 评估预测复发性胶质母细胞瘤(GBM)患者抗 PD - 1 免疫疗法的效果。对纳入临床试验的复发性 GBM 患者的 MRI 进行回顾性分析。在具有可分析数据的 10 例患者中,在对比增强 T1(pGd - T1WI)上测量双向直径,并在 pGd - T1WI、FLAIR - T2WI 和 ADC 图上选择代表可测量异常的感兴趣体积(VOI),提示肿瘤。中间 ADC(IADC)VOI 表示 FLAIR - VOI 内的体素,其 ADC 在高细胞肿瘤[$(0.7 \sim 1.1) \times 10^{-3}$ mm^2/s]的范围内(IADC - VOI)。疗效由组织病理学和试验生存率决定。IADC - VOI、pGdT1 - VOI、FLAIR - VOI 和 RANO 评估结果与患者获益相关。5 例患者被认为获益,其他 5 例患者没有。受益组的平均试验时间为 194 天,而无受益组为 81 天。10 例患者的 IADC - VOI 与是否存在临床益处具有良好的相关性。此外,pGd - VOI、FLAIR - VOI 和 RANO 评估与反应的相关性较差。研究发现接受免疫治疗的恶性胶质瘤患者的 ADC 变化对评估疗效有一定价值。

(三)头颈部鳞状细胞癌

Hellwig 等[9]评估多参数 MRI 对局部晚期头颈部鳞状细胞癌诱导化学免疫治疗反应的预测价值。22 例局部晚期、经组织学证实的头颈部鳞状细胞癌患者被纳入研究,在基线中对所有病变进行分割,并重新进行多参数 MRI 检查,包括原发肿瘤和淋巴结转移。对各个病变的 VOI 进行测量,并提取黄金角径向稀疏平行体积插值梯度回波灌注(GRASP - VIBE)序列的时间分辨平均强度。测量了其他定量参数,包括 T1 比值、ADC 和 DCE 值。基于平行随机森林的模型,结合来自基线 MRI 的参数,用于预测肿瘤对治疗的反应。ROC 曲线用于评估预后表现。

15 例患者(68.2%)在再次活检中显示病理完全反应,7 例患者有残余肿瘤(31.8%)。在所有患者中,基于 MRI 的原发肿瘤体积在治疗后显著降低。病理完全反应组和残余肿瘤组的基线 DCE 达到峰值和时间参数有显著差异($P < 0.05$),能够预测治疗反应,敏感性为 78.7%(95% CI 71.24 ~ 84.93),特异性为 78.6%(95% CI 67.13 ~ 87.48)。该模型的 AUC 为 0.866(95% CI 0.819 ~ 0.914)。

研究结果表明,基于 DCE 参数的随机森林机器学习算法能够预测诱导化学免疫疗法的治疗反应。

(四)呼吸系统肿瘤

1. 基于 CT 预测

(1)*疗效预测*

Sun 等[10]选取了 135 例来源于 I 期 PD - 1/PD - L1 单药治疗临床试验的不同部位肿瘤患者,病例组成中占前 4 位的依次是肺癌(22%)、乳腺癌(13%)、妇科肿瘤(13%)和头颈部肿瘤(10%),使用治疗前增强 CT 影像训练机器学习算法,建立基于 CT 影像的影像组学预测模型来分析预测肿瘤免疫细胞表达水平及 PD - 1/PD - L1 抑制剂治疗效果,然后在 3 组来自不同多中心临床试验的验证数据集中进行验证。在癌症基因组数据库队列 119 例患者的验证数据集中验证了该算法的可靠性,模型预测基因表达 CD8 细胞的效能达 0.67(95% CI 0.57 ~ 0.77);另一组 100 例肿瘤免疫表型已知患者的验证集中,模型可以很好地区分免疫浸润型与免疫荒漠型,前者的影像组学评分显著高于后者;在接受 PD - 1/PD - L1 单药免疫治疗的 137 例患者的验证数据集中证实,治疗后 6 个月疗效评估为客观有效者的基线影像组学评分显著高于疾病进展和疾病稳定者,疾病控制者显著高于疾病进展者,影像组学评分较高者,即模型预测为治疗有效组的患者中位生存期为 24.3 个月,而无效组的中位生存期仅为 11.5 个月。该研究中涵盖了不同部位肿瘤,忽略了不同部位肿瘤存在的异质性差异,但结果证实了影像人工智能分析预测肺癌免疫治疗疗效的可行性。

(2)*免疫治疗特殊的反应模式预测*

与传统治疗相比,由于特殊的生物学机制,免疫治疗可出现非典型的肿瘤反应模式,如超进展、假性进展、分离反应(或混合反应)等[11]。

1)超进展预测

ICI 给晚期 NSCLC 患者带来生存获益的同时,也可能对部分患者产生不利影响——

超进展,即免疫治疗后出现肿瘤快速进展现象,这种肿瘤生长的反常加速与预后不良有关,目前尚无有效的生物标志物来识别有超进展风险的患者[12]。

Vaidya 等[13]回顾性总结了 109 例接受 PD – 1/PD – L1 免疫抑制剂单药治疗的晚期 NSCLC 患者临床和影像数据,共 19 例患者出现超进展。从患者基线 CT 影像中提取了 198 个反映靶病灶内部和周围的纹理特征,以及量化病灶周围血管迂曲程度(QVT)的组学特征。采用随机森林方法筛选出可区分超进展与其他响应模式的 3 个影像组学特征(1 个瘤周纹理和 2 个 QVT 特征),由这 3 个组学特征建立的预测模型在训练集(30 例)和测试集(79 例)的 AUC 分别为 0.85 和 0.96;Kaplan – Meier 生存曲线显示该模型预测出的超进展组与非超进展组的 OS 有显著性差异(测试集 HR = 2.66,95% CI 1.27 ~ 5.55),即基线 CT 影像能够在一定程度上预测接受免疫治疗的晚期 NSCLC 患者是否会出现超进展。

2)假性进展预测

假性进展指在免疫治疗初期出现新病灶或原有病灶增大,后期病灶稳定或缩小,因此,假性进展并非真正的疾病进展。

Barabino 等[14]纳入 33 例晚期 NSCLC 患者,分别从基线和第一次随访 CT 提取影像组学特征,并计算相对差值,结果显示有 9 个差值影像组学特征能够鉴别肿瘤进展和假性进展,而且这些特征与鉴别肿瘤进展和缓解的特征不尽相同,如短行程低灰度强调(SRLGLE),在肿瘤进展患者中 SRLGLE 值升高,而在假性进展患者中 SRLGLE 值下降。

目前,对于免疫治疗特殊的反应模式的发生机制和定义还没有达成共识,相关研究的应用价值有待进一步探讨。

(3)免疫相关不良事件预测

PD – 1/PD – L1 抑制剂常伴随着一系列因机体免疫系统功能恢复或增强而导致的特殊的自身免疫毒性反应,即免疫相关不良事件(irAE)。目前 irAE 发生的确切机制尚未完全明确,通常涉及全身多个系统,最常发生于皮肤、消化道、肺部及内分泌腺体等。其中,免疫治疗相关性肺炎是胸部最常见的 irAE。

Colen 等[15]在每例患者的基线 CT 图像上勾画 18 个 ROI,共提取 1860 个影像组学特征,选取最佳的两个特征预测免疫治疗相关性肺炎的发生,准确率达到了 100%,提示影像组学可以在治疗前对患者发生免疫治疗相关性肺炎的风险进行分层。但该研究中纳入的患者过少,仅有 2 例患者发生了免疫治疗相关性肺炎。

对于晚期 NSCLC 患者,通常放化疗和免疫治疗联合应用,免疫治疗相关性肺炎和放射性肺炎均可发生,两者鉴别较为困难。Qiu 等[16]在肺窗图像上勾画肺损伤区域,提取 93 个影像组学特征,LASSO 二元回归模型进行特征筛选后,11 个特征被用于构建影像组学分数 Rad – score,能够较好地区分免疫治疗相关性肺炎和放射性肺炎,AUC 为0.89;Rad – score 与临床特征(双侧改变和锐利边界)结合,鉴别两种肺炎的 AUC 可达 0.95 以上。研究表明基于 CT 的影像组学特征在区分免疫治疗相关性肺炎患者和放射性肺炎患者方面具有潜在价值。

(4)TMB 预测

国际最新研究发现,PD – L1 及其配体的 ICI 对多种肿瘤有较好的治疗效果,免疫治疗为延长肺癌患者的生存期带来了新的希望。但是,目前只有少数肺癌患者能从昂贵的免疫治疗中获益,如何筛选出预测免疫治疗疗效的生物标志物是临床的重大需求。随着基因测序技术的发展,TMB 被认为能够预测肺癌患者对免疫治疗的反应,但检测 TMB 需要进行有创活检,如何无创预测肺癌患者的 TMB 和免疫治疗疗效是一个迫切需要解决的临床难题。

He 等[17]利用 CT 影像开展了针对 TMB 的预测研究。该研究基于先前研究中提出的 TMB > 10 的患者受益于免疫治疗的结论,探索了以 10 为分界点的高、低 TMB 和 CT 影像之间的关系。该研究共纳入 327 例回顾性肺鳞状细胞癌和肺腺癌完全切除的患者的 CT 影像,以及 123 例接受了免疫治疗的晚期 NSCLC 患者。分析流程包括图像分割、TMB 影像标志物构建和模型评估。其中,模型评估方面包含了 TMB 影像标志物对于患者 TMB 的分类性能评估,以及晚期肺癌患者的免疫治疗疗效评估。

该研究的网络共包含两个模块,用于提取深度学习特征的卷积网络模块和用于对特征进行分类的全连接网络模块。卷积网络模块以 DenseNet 121 作为骨干网络,并输出 1020 个深度学习影像特征。全连接网络模块则包含了一个 128 个节点的隐藏层和一个 2 个节点的输出层。此外,TMB 的概率值即为该研究提出的 TMB 影像标志物。作为对比,该研究同样纳入了预定义特征构建的影像组学模型和临床模型,评估使用深度学习及其他方式构建模型的性能差异。

在基于高、低 TMB 分类的研究结果中,通过深度学习网络构建的 TMB 影像标志物拥有超过影像组学模型、肿瘤大小,以及不同肿瘤亚型的分类水平。并且在 TMB 的截断值为 3 ~ 12 时,该影像标志物都拥有较好的预测性能。此外,在与患者 TMB 值的相关性分析中,该影像标志物与 TMB 拥有较强的相关性(Spearman 相关系数 = 0.57,$P < 0.001$)。

同时肿瘤亚型和 TMB 影像标志物的组合拥有更优的区分患者 TMB 高低的性能。

在用 TMB 影像标志物进行免疫预后的研究结果中,该标志物针对 OS($P = 0.03$)和 PFS($P = 0.023$)都可以很显著地将患者分为高风险和低风险。同时利用 TMB 反推高低风险的最佳截断值显示,对于 OS 和 PFS 而言,TMB 的最佳截断值在 9~10 之间。这个结果与先前的研究结果比较相似。

类别激活图显示出肿瘤周边微环境较强的鉴别作用。这与先前的基于影像研究免疫标志物的研究相似,充分说明了在评估患者的免疫疗效时,肿瘤微环境的重要性。

2. 基于 PET – CT 预测

(1) 疗效预测

目前,只有一小部分接受 ICI 治疗的 NSCLC 患者有持续临床获益(DCB)。根据 NC-CN 指南,通过活检的免疫组织化学(IHC)确定的程序性死亡配体 1(PD – L1)表达状态是唯一临床批准的触发 ICI 治疗的生物标志物。

Mu 等[18]分析了 194 例ⅢB~Ⅳ期 NSCLC 接受 PD – 1/PD – L1 抑制剂治疗患者的基线 PET/CT 资料,分别提取肺内原发肿瘤的 PET、CT 影像和 PET/CT 融合影像的影像组学特征,建立相应的组学特征模型及加权上述技术各自系数的多参数影像组学特征模型(mpRS),该研究终点设定为"DCB"与"非持续临床获益(NDB)"的免疫治疗疗效评价二分类标签。结果表明 mpRS 在训练集、回顾性测试集和前瞻性测试集中 AUC 值均最大,以多参数影像组学特征联合临床信息构建预测患者 DCB 的模型,其预测效能在训练集和 2 个测试集中的 AUC 分别为 0.89、0.86 和 0.86,决策曲线分析显示其净获益率高于临床特征模型和单纯组学特征模型。根据单变量 COX 回归分析,mpRS、肺癌组织学类型和 ECOG 量表评分与 PFS 和 OS 显著相关;进一步构建多因素 COX 比例风险模型,联合模型(多参数组学特征 + 临床信息)预测 PFS、OS 的一致性指数值最大,并且在验证集中达到近似的预测效能(3 个数据集中预测 PFS 的一致性指数分别为 0.74、0.74 和 0.77,预测 OS 的一致性指数分别为 0.83、0.83 和 0.80)。

2022 年,Mu 等[19]基于 PET – CT 图像的测量 PD – L1 状态和预测 NSCLC 免疫治疗反应。从来自 3 个机构的 697 例 NSCLC 患者中收集 ^{18}F – FDG – PET – CT 图像和临床数据,并使用小残差卷积网络(SResCNN)对其进行分析,以开发 DLS 来预测 PD – L1 表达状态。该模型用于预测接受 ICI 治疗的晚期 NSCLC 患者的两个回顾性和一个前瞻性试验队列中的 DCB、PFS 和 OS。PD – L1 DLS 显著区分 PD – L1 阳性和阴性患者(在训练、验证和两个外部测试队列中,AUC≥0.82)。重要的是,在预测 PFS 和 OS 方面,DLS 与

IHC 衍生的 PD – L1 状态无法区分,这表明 DLS 作为 IHC 替代品的效用。在回顾性训练、前瞻性测试和外部验证队列中,通过将 DLS 与临床特征相结合产生的评分能够准确预测 DCB、PFS 和 OS(一致性指数为 0.70 ~ 0.87)。研究表明,根据 PD – L1 可以预测免疫治疗疗效。

(2)免疫相关不良事件预测

Mu 等[20]纳入 146 例晚期 NSCLC 患者,其中 21 例发生 irAE。从 PET 图像、CT 图像和 PET/CT 融合图像中提取肿瘤病灶的影像组学特征,选取 5 个特征构建影像组学评分(RS),训练组、验证组和测试组预测 irAE 的 AUC 分别为 0.88、0.90 和 0.86。将 RS 与治疗类型和用药剂量结合能够进一步提高预测效能,AUC 分别提升至 0.92、0.92 和 0.88。RS 较高,用药剂量大,不同抗体联合应用会增加 irAE 发生的风险。该研究中 irAE 样本量仍然相对较小,而且同时包含多种类型的 irAE,不仅限于免疫治疗相关性肺炎。但研究结果总体表明影像组学特征与 irAE 有着密切关系,对后续研究具有指导意义。

3. 基于差值影像组学预测

影像组学预测免疫治疗疗效的相关研究都是基于单次医学影像,即治疗前的基线影像,但基线影像无法涵盖治疗引起的相应变化的信息,因此,差值影像组学的概念应运而生,它通过动态观察影像,从影像的时间序列中提取特征,计算不同时间点(如治疗前和治疗后)影像组学特征变化来捕捉治疗引起的组学特征值变化信息。该方法具有一定优势,特别是影响定量影像分析再现性的因素对其干扰较小[12]。

Khorrami 等[21]报道了应用病灶内部及周围的治疗前后差值组学特征,预测 NSCLC 免疫治疗响应及 OS 的研究结果。勾画肺内病灶后,将其边界以 2mm 间隔向外周逐渐扩展,最终形成 15 组扩展后勾画结果,然后提取病灶内部和周围的影像组学特征(99 个纹理特征,495 个一阶统计特征,24 个形态特征),计算治疗前后影像组学特征变化率(DelRADx)。在 RIDER 肺癌 CT 影像数据集中(31 例患者在间隔 15 分钟内接受 2 次 CT 扫描),以特征值 ICC > 8 作为阈值,筛选具有较好的可重复性,以及在不同 CT 扫描条件下更具鲁棒性的特征,再利用 Wilcoxon 秩和特征选择方法进行深度筛选。最终构建出由 8 个 DelRADx 组成的预测模型,其预测免疫治疗疗效是否为无应答者的 AUC 值在训练集和 2 个验证集分别为 0.88、0.85 和 0.81,高于基线组学特征的疗效预测模型(AUC 值分别为 0.81、0.79 和 0.74)。同时对研究队列中有 PD – L1 表达的 25 例患者进行了亚组分析,选择 3 个不同阈值(1%、10% 和 50%)进行 PD – L1 表达水平分组,比较影像组学模型与 PD – L1 表达预测 OS 的差异,结果显示以阈值 50% 作为 PD – L1 表达分组临界点时,可以很好地鉴别不同 OS 组,但 HR 差异无统计学意义,且 PD – L1 表达与免疫治疗疗效无显著相关性。当回归模型中纳入 PD – L1 评分和病灶周围纹理特征 Gabor Delta – RFs 时,计算所得 PD – L1_Rad score 与 OS 显著相关(HR = 0.26),PD – L1_Rad score 分值低与分值高者的 Kaplan – Meier 生存曲线差异显著。对研究队列中 36 例有治疗前穿刺病理切片的患者进行了病理图分析。淋巴细胞细胞核与其他细胞核相比具有其自身的特点,即较小的体积、较圆的形状和较深的均匀染色,研究者利用细胞核的纹理、形状和颜色特征,运用分水岭算法分割细胞核,将其分为淋巴细胞和非淋巴细胞(主要是肿瘤细胞),进一步提取密度相关特征来表征淋巴细胞在周围的分布。TIL 密度与病灶周围 Gabor filter DelRADx 特征显著相关,提示 DelRADx 与肿瘤免疫微环境可能存在映射关系。上述研究结论初步展示了差值影像组学特征分析预测 NSCLC 免疫治疗疗效的优势。

此外,Liu 等[22]和 Gong 等[23]均发现差值影像组学模型优于基线影像组学模型,预测免疫治疗有无应答的效能更高,AUC 为 0.81 ~ 0.87,而且差值影像组学模型对肺癌腺癌的预测效能优于鳞状细胞癌。

(五)消化系统肿瘤

1. 胃癌

(1) ICI

ICI 治疗被广泛使用,但仅对胃癌的一部分有效。据报道,EBV 阳性和 MSI/dMMR 肿瘤对 ICI 具有高度反应性。然而,检测这些亚型需要昂贵的技术,如免疫组织化学和分子检测。

Hinata 等[24]构建了基于胃癌组织病理学图像的深度学习预测模型,用以筛选出对免疫治疗敏感的人群。处理了 408 例胃腺癌的全玻片图像,包括 108 例 EBV、58 例 MSI/dMMR 和 242 例其他亚型。通过学习集的数据扩充生成的许多图像训练 CNN,以建立 EBV 和 MSI/dMMR 亚型的自动检测平台,并使用图像的测试集来验证学习结果。在包括癌症基因组图谱数据库中 244 例胃癌的外部验证队列中,模型显示了检测"EBV + MSI/dMMR"亚组的结果,AUC 为 0.870(0.809 ~ 0.931)。对于难以从影像学检查中获取较多有效信息的癌症类型,尤其是一些空腔脏器肿瘤,该方法更为经济且耗时较短,有助于对 ICI 有反应的患者进行分层。

（2）PD-L 预测

Gu 等[25]利用影像组学特征预测胃腺癌患者 PD – L1 的表达。对 169 例胃腺癌患者进行了回顾性研究,并将其随机分为训练和测试数据集。记录患者的临床资料。提取影像组学特征以构建影像组学模型。使用基于随机森林的 Boruta 算法来筛选训练数据集的特征。ROC 曲线用于评估模型的预测性能。选择 4 个影像组学特征来构建影像组学模型。影像组学特征在预测 PD – L1 表达方面显示出良好的疗效,AUC 为 $0.786(P < 0.001)$,敏感性为0.681,特异性为 0.826。影像组学模型在训练数据集(AUC = 0.786)和测试数据集(AUC = 7.774)中获得了最大的曲线下面积。影像组学模式的校准曲线在训练数据集中和测试数据集中显示出良好的校准性能结果。研究表明 CT 影像组学在预测胃腺癌患者PD – L1表达方面具有重要价值。

（3）MSI 预测

MSI 状态的分子检测在癌症的临床管理中起着至关重要的作用。然而,MSI 测定的常规应用技术存在挑战。

Zhao 等[26]纳入 396 例具有术前影像 CT 图像的胃癌患者,建立影像组学 – 临床联合模型作为无创性生物标志物预测 MSI 状态。并将他们分为原始队列(n = 356)和外部验证队列(n = 40)。SMOTE 算法用于生成平衡的训练队列(n = 192),并构建独立的影像组学模型、临床模型和影像组学 – 临床组合模型来确定 MSI 状态。分别通过 AUC、校正、决策曲线分析和 Kaplan – Meier 曲线分析评估模型的判别力、校正、临床有用性和预后意义。影像组学 – 临床联合模型在所有队列中对 MSI 状态表现出最好的辨别能力,训练队列的 AUC 分别为 0.836(95% CI 0.780 ~ 0.893)、外部验证队列的 AUC 分别为 0.834(95% CI 0.688 ~ 0.981)和 0.750(95% CI)。同时,与任何独立模型相比,组合模型显示出良好的适应度、更高的临床净效益和显著的正综合判别改善。而它没有显示出显著的基于总体生存或无进展生存的风险分层能力($P > 0.05$)。研究结果表明,影像组学 – 临床联合模型可能是胃癌 MSI 状态的潜在非侵入性生物标志物,有助于临床决策,但效果有限。

（4）TME 预测

TME 在疾病进展中起着关键作用,是癌症患者治疗反应的关键决定因素。

Jiang 等[27]通过对 2686 例胃癌患者 CT 图像的深度学习和影像组学分析,开发了一种无创评估胃癌微环境状态的影像学模型。该模型可以准确地预测 TME 状态,并且是一个超越临床病理变量的独立预后因素。研究结果表明该模型可预测局部晚期胃癌患者术后辅助化学治疗和晚期胃癌患者免疫治疗的获益情况,推动胃癌的个性化治疗。

2. 肝癌

(1)免疫治疗预测

免疫治疗预测在 HCC 的精确免疫治疗中具有重要意义。Chen 等[28]基于钆乙氧基苄基二亚乙基三胺(Gd – EOB – DTPA)增强 MRI 的影像组学模型,使用极端随机树模型评估肝细胞癌肿瘤周围 CD3$^+$ 和 CD8$^+$ T 细胞浸润,进而得到与预测肝细胞癌免疫治疗预后相关的免疫评分。该研究包括 207 例(训练队列:n = 150;验证队列:n = 57)接受术前 Gd – EOB – DTPA 增强 MRI 的肝切除 HCC 患者。在 MRI 图像中手动描绘包围肝脏病变的 VOI,包括肿瘤内和肿瘤周围区域,从中提取和分析 1044 个定量特征。比较了 3 种模型在免疫治疗中的预测性能:仅使用肿瘤内影像组学特征(肿瘤内影像组学模型);使用肿瘤内和肿瘤周围影像组学特征(组合影像组学模型);使用临床数据和选定的组合影像组学特征(基于组合影像组的临床模型)。联合影像组学模型在免疫治疗预测方面比肿瘤内影像组学模式显示出更好的预测性能,AUC 分别为 0.904(95% CI 0.855 ~ 0.953)和 0.823(95% CI 0.747 ~ 0.899),尽管差异在统计学上并不显著。结果在验证队列中得到证实,校准曲线显示出良好的一致性。研究表明基于 MRI 的联合影像组学在预测 HCC 的免疫治疗方面是有效的,并可能有助于做出治疗决定。

(2)PD – 1/PD – L1 预测

Zhang 等[29]将肝内胆管癌的 MRI 影像组学特征转化为定量的评分,并结合临床因素在术前评估 PD – 1/PD – L1 的表达。用免疫组织化学方法评估 98 例肝内胆管癌患者的 PD – 1/PD – L1 表达,并用 Cox 回归和 Kaplan – Meier 分析分析其对预后的影响。从动脉和门静脉期的 MRI 中提取影像组学特征,并分别推导出 3 组性能良好的影像组学评分(Radscore),作为预测 PD – 1、PD – L1 表达和 OS 的生物标志物。分别或联合使用 Radscore(动脉期)、临床影像学因素和临床因素建立 PD – 1 和 PD – L1 表达模型。基于影像学的 OS 预测模型是通过结合临床影像学、临床因素和 OS Radscore 之间的独立预测因素构建的。还构建了基于病理学和临床因素的 OS 模型,并与基于影像学的 OS 模型进行了比较。预测 PD – 1 和 PD – L1 表达的模型的 AUC 分别为 0.897 和 0.890。

3. 结直肠癌

检测肿瘤中的 MSI 对于临床决策至关重要,因为它可以识别具有不同治疗反应和预后的患者。MSI 决定了胃肠道肿瘤患者对免疫疗法的反应是否良好。虽然建议进行 MSI 检测,但许多患者仍未接受检测。迫切需要可广泛应用、成本效益高的工具来帮助患者进行检测。

(1)病理预测 MSI

Kather 等[30]研究表明深度残差学习可以直接根据 HE 组织学预测 MSI,这种方法有可能为更多的胃肠道肿瘤患者提供免疫疗法。

结直肠肿瘤中的 MSI 和 dMMR 用于选择患者的治疗方法。与分子分析相比,深度学习可以更快、更便宜地在常规组织学玻片上检测肿瘤样本中的 MSI 和 dMMR。Echle 等[31]收集了来自德国、荷兰、英国和美国的 8836 例结直肠癌(所有阶段)的 HE 染色载玻片和 MSI、dMMR 的分子分析结果,这些肿瘤包括在 MSIDETECT 联合研究中。通过对 MLH1、MSH2、MSH6 和(或)PMS2 缺失的组织微阵列进行免疫组织化学分析,鉴定具有 dMMR 的标本。通过基因分析鉴定 MSI 标本。训练了一个深度学习检测器来识别这些幻灯片中的 MSI 样本;通过交叉验证(N = 6406 个样本)评估性能,并在外部队列中验证(N = 771 个样本)。预先指定的终点是受试者操作特征曲线下面积(AUROC)和精密度 – 召回曲线下面积(AUPRC)。在交叉验证开发队列中,深度学习检测器识别出具有 dM-MR 或 MSI 的样本,其平均 AUROC 为 0.92(下限,0.91;上限,0.93),AUPRC 为 0.63(范围,0.59 ~ 0.65),或 67% 的特异性和 95% 的敏感性。在验证队列中,分类器在未进行图像预处理的情况下识别出具有 dMMR 的样本,AUROC 为 0.95(范围,0.92 ~ 0.96),在颜色归一化后识别出 AUROC 为 0.96(范围,0.95 ~ 0.98)。研究结果表明,其开发的 DLS 可以使用 HE 染色的载玻片检测具有 dMMR 或 MSI 的癌症大肠癌标本,可用于对结肠直肠组织标本的高通量、低成本评估。

Yamashita 等[32]基于深度学习模型根据 HE 染色的 WSI 预测结直肠癌 MSI。深度学习模型(MSINet)通过使用在 40 倍放大率下扫描的 100 个 HE 染色的 WSI[50 个具有微卫星稳定性(MSS),50 个具有 MSI],WSI 来自以类平衡方式从 343 例 2015—2017 年在斯坦福大学医学中心(美国加利福尼亚州斯坦福;内部数据集)接受原发性癌症切除术的患者中随机选择的患者。在保留测试集上对模型进行了内部验证(来自 15 例患者的 15 个 HE 染色的 WSI;7 例患有 MSS,8 例患有 MSI),并在癌症基因组图谱中的 484 个 HE 染色的 WSI(402 例具有 MSS,77 例具有 MSI,共 479 例患者)上对该模型进行了外部验证,其中包含以 40 倍和 20 倍放大率扫描的 WSI。主要使用敏感性、特异性、阴性预测值(NPV)和 AUROC 来评估性能。将该模型的性能与 5 名胃肠道病理学家在从外部数据集(20 例具有 MSS,20 例具有 MSI)中随机选择的 40 倍放大率 WSI 子集上的性能进行了比较。结果表明,MSINet 模型在内部数据集的拒止测试集上获得了 0.931 的 AUROC(95% CI 0.771 ~ 1000),在外部数据集上获得 0.779(0.720 ~ 0388)。在外部数据集上,使用敏感性加权操作点,该模型的 NPV 为 93.7%(95% CI 90.3 ~ 96.2),敏感性为 76.0%(64.8 ~ 85.1),特异性为 66.6%(61.8 ~ 71.2)。在阅片实验(40 例)中,该模型的 AUROC 为 0.865(95% CI 0.735 ~ 0995)。5 名病理学家的平均 AUROC 表现为 0.605(95% CI 0.453 ~ 0.757)。研究结果表明,其开发的深度学习模型在 HE 染色的 WSI 上预测 MSI 方面超过了经验丰富的胃肠道病理学家。

(2)基于 CT 预测 MSI

Golia 等[33]发现在治疗前基于门静脉期 CT 图像的影像组学分析可以识别结肠癌的 MSI 状态。这项回顾性研究涉及 2004—2012 年接受癌症 Ⅱ ~ Ⅲ期切除术的患者术前 CT 成像的影像组学分析。放射科医生对 MSI 状态不知情,在 CT 图像上手动分割肿瘤区域。从肿瘤区域提取基于强度的影像学特征。开发了 3 个预测模型:仅具有临床特征;仅具有影像组学特征;以及"组合"的临床和影像组学特征。患者被随机分为训练组(n = 139)和测试组(n = 59)。该模型仅根据训练数据构建,测试集仅保留用于验证。使用 AUC、敏感性、特异性、PPV 和 NPV 评估模型性能。在 198 例患者中,134 例(68%)患有 MSS 肿瘤,64 例(32%)患有 MSI 肿瘤。组合模型的表现略好于其他模型,预测 MSI 的 AUC 为训练集 0.80,测试集 0.79(特异性分别为 96.8% 和 92.5%),而仅具有临床特征的模型的 AUC 达到 0.74,仅具有影像组学特征的模型达到 0.76。与仅具有影像组学特征的模型(95%)和联合模型(92.5%)相比,仅具有临床特征的模型具有最低的特异性(70%)。与仅使用临床数据或影像组学特征开发的模型相比,基于临床和影像组学特征的预测模型具有更好的预测性能。

Cao 等[34]通过增强 CT 影像组学多中心研究对结直肠 MSI 进行预测,与动脉期或静脉期模型相比,延迟期模型显示出优越的预测性能。同时,年龄、位置和癌胚抗原也是预测 MSI 状态的风险因子。另外,结合临床风险因素和影像组学参数建立的临床影像组学列线图也显示出优异的性能,在训练集和验证集中均具有较高的敏感性和符合率。

(3)基于 MRI 预测 MSI

Zhang 等[35]开发和验证了一种深度学习模型,该模型可以根据 MRI 图像在术前预测直肠癌的 MSI 状态。这项单中心回顾性研究包括 491 例经病理证实具有 MSI 的癌症患者。患者被随机分为训练/验证队列(n = 395)和测试队列(n = 96)。临床模型对试验队列中 37.5% 的 MSI 状态进行了正确分类,AUC 值为 0.573(95% CI 0.468 ~ 0.674)。基于纯成像的模型和联合模型对试验组中 75.0% 和 85.4% 的 MSI 状态正确分类,其 AUC 值分别为 0.820(95% CI 0.718 ~ 0.884)和 0.868(95% CI 0.784 ~ 0.929)。两种深度学习模型的表现均优于临床模型($P < 0.05$)。在整合或不整合临床因素的情况下,深度学习模型之间没有统计学上的显著差异。基于高分辨率 T2 加权磁共振图像的深度学习对癌症患者的 MSI 状态具有良好的预测性能。所提出的模型可能有助于识别将从化学治疗或免疫疗法中受益的患者,并确定这些患者的个性化治疗策略。

(六)膀胱癌

Park 等[36]在接受免疫治疗的膀胱癌患者增强 CT 图像中获取特征并选择最具有价值的标准差、熵、逆差距等 5 个特征来构建模型,该模型能有效预测肿瘤客观反应。62 例接受免疫治疗的患者被分为训练组(n = 41)和验证组(n = 21)。在对比增强 CT 上共识别出 224 个可测量的病变。根据训练集中使用最小绝对收缩和选择算子算法选择的特征构建影像组学特征。基于由 5 个可靠的随机森林组成的影像组学特征和内脏器官受累的存在,使用多元逻辑回归建立了基于影像组学的模型。根据训练集上确定的临界值,验证集中的患者被分配到高风险组或低风险组。Kaplan - Meier 分析用于比较高危组和低危组的无进展生存率和总生存率。为了预测客观反应和疾病控制,验证集基于影像组学的模型的 AUC 分别为 0.87(95% CI 0.65 ~ 0.97)和 0.88(95% CI 0.67 ~ 0.98),通过决策曲线分析确定的净效益比没有基于放射组论的模型更大。验证集中的高危组显示出比低风险组更低的 PFS 和 OS(对数秩 $P = 0.044$ 和 $P = 0.035$)。研究表明基于影像组学的模型可以预测接受 PD - 1/PD - L1 免疫治疗的转移性尿路上皮癌患者的反应和生存结果。

(七)其他

1. 黑色素瘤和非小细胞肺癌

Trebeschi 等[37]分析了 203 例接受抗 PD - 1 治疗的晚期黑色素瘤和 NSCLC 患者的 1055 个原发性和转移性病变。在预处理对比增强 CT 成像数据上对每个病变进行了基于人工智能的表征,以开发和验证一种能够区分免疫治疗有反应和无反应的无创机器学习生物标志物。为了确定影像学生物标志物的生物学基础,在 262 例 NSCLC 患者的独立数据集中进行了基因集富集分析。

结果显示,该生物标志物在 NSCLC 病变中达到显著表现(AUC 高达 0.83, $P < 0.001$),在黑色素瘤淋巴结中达到临界显著表现(AUC 为 0.64, $P = 0.05$)。结合这些在患者水平上的病变范围预测,可以预测两种癌症类型的免疫疗法反应,结果 1 年生存率差异为 24%($P = 0.02$)。这表明增殖潜能的增加与免疫疗法的优先反应之间存在关系。

结果表明,影像学特征可能作为免疫疗法反应的非侵入性生物标志物。

2. 评估肿瘤浸润 CD8 细胞

由于肿瘤患者对免疫疗法的反应可能因成功率而异,Sun 等[38]在一项多中心回顾性研究中,开发并独立验证了一种基于影像组学的肿瘤浸润 CD8 细胞生物标志物。

建立 4 个独立的晚期实体瘤患者队列,通过结合对比增强 CT 图像和肿瘤活检的 RNA - seq 基因组数据来评估肿瘤浸润 CD8 细胞情况。算法使用从参与研究的患者的 CT 扫描中提取的相关信息,这些信息也包含肿瘤基因组数据。因此,仅基于图像,该算法学习预测基因组可能揭示的关于肿瘤免疫浸润的内容,特别是关于肿瘤中细胞毒性 T 细胞(CD8)的存在,并且它建立放射性组织特征。

训练集纳入了包括肺癌、乳腺癌、头颈部鳞状细胞癌、结直肠癌等多个瘤种在内的 135 例患者,3 个验证集(TCGA 验证数据队列、免疫表型库数据队列和免疫治疗队列)分别纳入了 119 例、100 例和 137 例患者。在训练集中,得到了 5 个影像学特征。在 TCGA 数据库验证队列中,使用影像组学特征预测 $CD8^+$ T 细胞基因表达特征的 AUC 为 0.67 (95% CI 0.57 ~ 0.77, $P = 0.0019$)。在免疫治疗队列中,在接受抗 PD - 1/PD - L1 单抗治疗 3 个月时,疗效评价达到客观缓解的患者,相比于疾病稳定或疾病进展的患者,基线时影像组学评分更高($P = 0.049$)。但是,达到疾病控制的患者(疗效评价为完全缓解、部分缓解或疾病稳定)相比于疾病进展的患者,影像评分并无明显差异($P = 0.05$)。在接受治疗 6 个月时,无论是客观缓解的患者($P = 0.025$)还是疾病控制($P = 0.013$)的患者,基线影像评分都明显较高。在生存数据方面,影像组学评分较高的患者相较于评分较差的患者,OS 明显更优(mOS:24.3 个月对 11.5 个月,HR = 0.58,95% CI 0.39 ~ 0.87, $P = 0.0081$)。还在 TCGA 数据库队列中评估 5 个不同瘤种中肿瘤浸润淋巴细胞密度和影像组学评分的相关性,结果显示除头颈部鳞状细胞癌外,其余 4 个瘤种均存在显著相关性。

总之,肿瘤基因组特征、免疫微环境特点,以及特殊的临床、病理、影像学特征均有一定的免疫治疗疗效预测作用。目前也有临床研究开始对多个因素进行融合,拟构建完整的免疫治疗疗效预测模型,但是存在样本量较低的缺点,模型的预测能力有待进一步验证。随着免疫治疗的不断推广,利用大数据和人工智能的手段将多种因素进行有机融合,有助于临床更进一步实现精准免疫治疗的发展目标。

参考文献

[1]曹雪涛,姚智,熊四东.医学免疫学(第9版)[M].北京:人民卫生出版社,2018.

[2]詹启敏,钦伦秀.精准肿瘤学[M].北京:科学出版社,2022.

[3]Wang ZL, Mao LL, Zhou ZG, et al. Pilot Study of CT-Based Radiomics Model for Early Evaluation of Response to Immunotherapy in Patients With Metastatic Melanoma[J]. Front Oncol, 2020,10:1524.

[4]Dercle L, Zhao B, Gönen M, et al. Early Readout on Overall Survival of Patients With Melanoma Treated With Immunotherapy Using a Novel Imaging Analysis[J]. JAMA Oncol, 2022 ,8(3):385 - 392.

[5]Dimitriou F, Lo SN, Tan AC, et al. FDG-PET to predict long-term outcome from anti-PD - 1 therapy in metastatic melanoma[J]. Ann Oncol, 2022 ,33(1):99 - 106.

[6]Basler L, Gabryś HS, Hogan SA, et al. Radiomics, Tumor Volume, and Blood Biomarkers for Early Prediction of Pseudoprogression in Patients with Metastatic Melanoma Treated with Immune Checkpoint Inhibition[J]. Clin Cancer Res,2020 ,26(16):4414 - 4425.

[7]Johannet P, Coudray N, Donnelly DM, et al. Using Machine Learning Algorithms to Predict Immunotherapy Response in Patients with Advanced Melanoma[J]. Clin Cancer Res, 2021 ,27(1):131 - 140.

[8]Qin L, Li X, Stroiney A, et al. Advanced MRI assessment to predict benefit of anti-programmed cell death 1 protein immunotherapy response in patients with recurrent glioblastoma[J]. Neuroradiology,2017,59(2): 135 - 145.

[9]Hellwig K, Ellmann S, Eckstein M, et al. Predictive Value of Multiparametric MRI for Response to Single-Cycle Induction Chemo-Immunotherapy in Locally Advanced Head and Neck Squamous Cell Carcinoma [J]. Front Oncol, 2021,11:734872.

[10]Sun R, Limkin EJ, Vakalopoulou M, et al. A radiomics approach to assess tumour-infiltrating CD8 cells and response to anti-PD-1 or anti-PD-L1 immunotherapy:an imaging biomarker, retrospective multicohort study [J]. Lancet Oncol,2018, 19:1180 - 1191.

[11]李倩,张宇威,叶兆祥.影像人工智能在肺癌疗效评估和预测中的应用进展[J].肿瘤影像学,2023, 32(01):1 - 11.

[12]刘颖,李倩,张宇威等.基于CT影像的人工智能在晚期非小细胞肺癌免疫治疗疗效评价中的应用进展[J].国际医学放射学杂志,2021,44(03):294 - 297 + 309.

[13]Vaidya P, Bera K, Patil PD, et al. Novel, non-invasive imaging approach to identify patients with advanced non-small cell lung cancer at risk of hyperprogressive disease with immune checkpoint blockade [J]. J Immunother Cancer,2020, 8(2):e001343.

[14]Barabino E, Rossi G, Pamparino S, et al. Exploring Response to Immunotherapy in Non-Small Cell Lung Cancer Using Delta-Radiomics[J]. Cancers (Basel), 2022, 14(2): 350.

[15]Colen RR, Fujii T, Bilen MA, et al. Radiomics to predict immunotherapy-induced pneumonitis: proof of concept[J]. Invest New Drugs, 2018, 36(4): 601 – 607.

[16]Qiu Q, Xing L, Wang Y, et al. Development and Validation of a Radiomics Nomogram Using Computed Tomography for Differentiating Immune Checkpoint Inhibitor-Related Pneumonitis From Radiation Pneumonitis for Patients With Non-Small Cell Lung Cancer[J]. Front Immunol, 2022 ,13:870842.

[17]He B, Di Dong Y S, Zhou C, et al. Predicting response to immunotherapy in advanced non-small-cell lung cancer using tumor mutational burden radiomic biomarker[J]. J Immunother Cancer, 2020, 8 (2): e000550.

[18]Mu W, Tunali I, Gray JE, et al. Radiomics of ^{18}F-FDG PET/CT images predicts clinical benefit of advanced NSCLC patients to checkpoint blockade immunotherapy[J]. Eur J Nucl Med Mol Imaging, 2020, 47:1168 – 1182.

[19]Mu W, Jiang L, Shi Y, et al. Non-invasive measurement of PD-L1 status and prediction of immunotherapy response using deep learning of PET/CT images[J]. J Immunother Cancer, 2021 ,9(6):e002118.

[20]Mu W, Tunali I, Qi J, et al. Radiomics of 18F Fluorodeoxyglucose PET/CT Images Predicts Severe Immune-related Adverse Events in Patients with NSCLC [J]. Radiol Artif Intell, 2020 Jan 29, 2 (1):e190063.

[21]Khorrami M, Prasanna P, Gupta A, et al. Changes in CT Radiomic Features Associated with Lymphocyte Distribution Predict Overall Survival and Response to Immunotherapy in Non-Small Cell Lung Cancer [J]. Cancer Immunol Res,2020, 8:108 – 119.

[22]Liu Y, Wu M, Zhang Y, et al. Imaging Biomarkers to Predict and Evaluate the Effectiveness of Immunotherapy in Advanced Non-Small-Cell Lung Cancer[J]. Front Oncol, 2021,11: 657615.

[23]Gong J, Bao X, Wang T, et al. A short-term follow-up CT based radiomics approach to predict response to immunotherapy in advanced non-small-cell lung cancer [J]. Oncoimmunology, 2022, 11 (1): 2028962.

[24]Hinata M, Ushiku T. Detecting immunotherapy-sensitive subtype in gastric cancer using histologic image-based deep learning[J]. Sci Rep, 2021,11(1):22636.

[25]Gu X,Yu X,Shi G, et al. Can PD-L1 expression be predicted by contrast-enhanced CT in patients with gastric adenocarcinoma? a preliminary retrospective study[J]. Abdom Radiol (NY),2023,48(1):220 – 228.

[26]Zhao H, Gao J, Bai B, et al. Development and external validation of a non-invasive imaging biomarker to estimate the microsatellite instability status of gastric cancer and its prognostic value: The combination of clinical and quantitative CT-imaging features[J]. Eur J Radiol,2023,162110719.

[27]Jiang Y,Zhou K,Sun Z, et al. Non-invasive tumor microenvironment evaluation and treatment response prediction in gastric cancer using deep learning radiomics [J]. Cell Rep Med,2023,4(8):101146.

[28]Chen S, Feng S, Wei J, et al. Pretreatment prediction of immunoscore in hepatocellular cancer: a radiomics-based clinical model based on Gd-EOB-DTPA-enhanced MRI imaging[J]. Eur Radiol. 2019, 29 (8): 4177 – 4187.

[29]Zhang J, Wu Z, Zhang X, et al. Machine learning: an approach to preoperatively predict PD-1/PD-L1

expression and outcome in intrahepatic cholangiocarcinoma using MRI biomarkers[J]. ESMO Open, 2020,5(6)：e000910.

[30]Kather JN, Pearson AT, Halama N, et al. Deep learning can predict microsatellite instability directly from histology in gastrointestinal cancer[J]. Nat Med,2019,25(7):1054-1056.

[31]Echle A, Grabsch HI, Quirke P, et al. Clinical-Grade Detection of Microsatellite Instability in Colorectal Tumors by Deep Learning[J]. Gastroenterology,2020,159(4):1406-1416.e11.

[32]Yamashita R, Long J, Longacre T, et al. Deep learning model for the prediction of microsatellite instability in colorectal cancer: a diagnostic study[J]. Lancet Oncol, 2021,22(1):132-141.

[33]Golia Pernicka JS, Gagniere J, Chakraborty J, et al. Radiomics-based prediction of microsatellite instability in colorectal cancer at initial computed tomography evaluation[J]. Abdom Radiol(NY),2019, 44(11):3755-3763.

[34]Cao Y, Zhang G, Zhang J, et al. Predicting Microsatellite Instability Status in Colorectal Cancer Based on Triphasic Enhanced Computed Tomography Radiomics Signatures: A Multicenter Study[J]. Front Oncol, 2021,11:687771.

[35]Zhang W, Yin H, Huang Z, et al. Development and validation of MRI-based deep learning models for prediction of microsatellite instability in rectal cancer[J]. Cancer Med,2021,10(12):4164-4173.

[36]Park KJ, Lee JL, Yoon SK, et al. Radiomics-based prediction model for outcomes of PD-1/PD-L1 immunotherapy in metastatic urothelial carcinoma[J]. Eur Radiol, 2020,30(10):5392-5403.

[37]Trebeschi S, Drago SG, Birkbak NJ, et al. Predicting response to cancer immunotherapy using noninvasive radiomic biomarkers[J]. Ann Oncol,2019,30(6):998-1004.

[38]Sun R, Limkin EJ, Vakalopoulou M, et al. A radiomics approach to assess tumour-infiltrating CD8 cells and response to anti-PD-1 or anti-PD-L1 immunotherapy: an imaging biomarker, retrospective multicohort study[J]. Lancet Oncol, 2018,19(9):1180-1191.

第 10 章　智能肿瘤靶向治疗

靶向治疗是治疗恶性肿瘤的主要方案之一,可以提高患者的生存率,延长患者的生存时间。有效预测靶向治疗反应是提高靶向治疗效率和进行个性化靶向治疗的关键。人工智能可以预测肿瘤靶向治疗反应,通过个性化的治疗方案制订、治疗过程监测和调整等方面的应用,降低治疗风险和副作用。随着科技的进步,人工智能将在肿瘤靶向治疗领域发挥越来越重要的作用,为患者提供更加安全、有效和个性化的治疗方案。

一、肿瘤靶向治疗概述

靶向治疗是一种以干扰癌变或肿瘤增生所需的特定分子来阻止肿瘤细胞增长的药物疗法。靶向治疗特异性作用于肿瘤的靶点,是目前治疗肿瘤相对有效的方法,相比于其他疗法,对正常细胞的伤害更小,而且作用更加精确。例如,有的靶向治疗药物可以通过抑制肿瘤细胞增殖、干扰细胞周期的进程、诱导肿瘤细胞分化、抑制肿瘤细胞转移、诱导肿瘤细胞凋亡及抑制肿瘤血管生成等途径,达到治疗肿瘤的目的。一般来说,不同的肿瘤可能作用的靶点也是不一样的。

(一)靶向治疗原理

靶向治疗通过研制有效的阻断剂,干预细胞发生恶变的各个环节,如干扰细胞周期、诱导肿瘤细胞分化、抑制肿瘤细胞增殖、抑制肿瘤细胞转移等途径达到治疗肿瘤的目的。由于靶向治疗主要是针对肿瘤细胞,对正常细胞影响小,所以对身体带来的毒性作用明显减少。

(二)常用的靶向药物

目前临床上常用的靶向药物有表皮生长因子受体抑制剂、酪氨酸激酶抑制剂(TKI)、多靶点抑制剂、血管生成抑制剂、免疫检查点抑制剂等。

1.表皮生长因子受体抑制剂

表皮生长因子受体抑制剂属于小分子化合物,具有酪氨酸激酶活性,可以有效地治疗多种恶性肿瘤性疾病,如小细胞肺癌。将该类药物联合化学治疗一起应用,可以达到更好的治疗效果,对于某些恶性肿瘤有着较强的抑制作用。如伊马替尼胶囊、吉非替尼片、盐酸埃克替尼胶囊等,可特异性地抑制含有激活突变 EGFR 的肺癌细胞增殖,并诱导其凋亡。

2. 酪氨酸激酶抑制剂

TKI 主要是通过对酪氨酸激酶的抑制效果,从而对细胞增殖起到抑制作用,因此,可以起到抗肿瘤的功效。在临床上,TKI 可以用于实体肿瘤,也可以用于血液系统的肿瘤,例如,可以用于 NSCLC、肾癌、白血病,以及其他多种类型的恶性肿瘤。在临床上常用的有伊马替尼、索拉非尼、尼洛替尼、达沙替尼等多个品种。

3. 多靶点抑制剂

多靶点通常是指在靶向用药治疗的过程中,采取的是多个靶点、一个分子功效,通过药物的使用,对多个基因位点达到调理的作用,可以用于核酸、离子通道或者酶等生物大分子,对于病变的部位能够达到治疗的作用,降低患病期间对身体产生的危害。多靶点药物常见的有索拉非尼、达沙替尼、特波格雷、普齐地洛等,这些药物常被用于抗肿瘤治疗,能够同时抑制多个致癌驱动蛋白激酶亚单位,起到抑制肿瘤的作用。

4. 血管生成抑制剂

血管生成抑制剂是阻断血管生成的药物,能破坏或者抑制肿瘤的新生血管生成,有效地阻止肿瘤生长和转移。如长春新碱、贝伐珠单抗、重组人血管内皮抑制素、西罗莫司、尼索地平等,通过阻断肿瘤新生血管形成和维持所必需的分子途径,达到抑制肿瘤生长的目的。

5. 免疫检查点抑制剂

近年来,免疫检查点抑制剂在抗癌治疗中的应用备受关注。这些药物旨在激活患者自身的免疫系统来攻击肿瘤细胞。例如 PD－1/PD－L1 抑制剂已被广泛应用于肺癌、结直肠癌等多种肿瘤的治疗。

(三)靶向治疗方式

靶向治疗的方式多种多样,需要根据不同的药物特点进行靶向治疗方式的选择。在进行靶向治疗之前,都需要明确是否有靶点,有靶点才能进行相应的靶向治疗。临床上,药物靶向治疗的方式以口服为主,部分需静脉输注。在临床上通常有以下几种方式。

1. 静脉靶向药物治疗:通过静脉输注靶向药物到达肿瘤部位。

2. 口服靶向药物治疗:对于某些特殊的疾病,例如,肺癌,可以进行单纯口服靶向药物治疗,如 TKI。

3. 局部靶向药物治疗:通过介入手段,使相应靶向药物针对性作用于肿瘤靶点,进行相应治疗。

(四)靶向治疗优缺点

1. 优点

(1)作用精准:靶向治疗可以通过精准瞄准肿瘤细胞的某个靶点,杀伤肿瘤细胞,对正常细胞伤害比较小,能够提高治疗作用,具有高度选择性;

(2)使用方便:临床上应用的许多靶向治疗药物为口服药,患者在使用药物时比较方便,不需要反复住院进行静脉滴注治疗,从而提高了患者的依从性。

(3)个体化:每个患者的肿瘤类型和遗传背景都是不同的,因此,靶向治疗可以根据患者的具体情况制订个性化的治疗方案,以达到最佳疗效。

(5)副作用少:由于靶向治疗只作用于肿瘤细胞,而不会影响到正常的健康组织,所以相比传统疗法,副作用反应较少,患者的生活质量也会有所提高。

(4)提高生存期:在靶向治疗过程中可以起到减少肿瘤细胞扩散和阻止新的肿瘤细胞再生,通过长期治疗可以快速控制恶性肿瘤的生长,同时还可以提高生存期。

2. 缺点

(1)适应证人群有限:许多靶向治疗药物在应用之前,要寻找到明确的治疗靶点,但具有明确治疗靶点的肿瘤并不太多,只有少部分肿瘤患者适合靶向药物治疗;

(2)不良反应:由于靶向治疗药物具有精准打击的特点,能够有效减少对正常组织细胞的损伤,虽然不良反应低于传统化学治疗和放射治疗,但依旧存在,如腹泻、手足综合征、高血压、蛋白尿等,对患者的生活质量会造成一定影响。

此外靶向治疗的药物大多比较昂贵,也限制了一部分临床应用。

(五)靶向治疗副作用

尽管靶向治疗是一种高度特异性的治疗方法,但它仍然可能导致一些副作用,这些副作用常常是与干预的分子靶点相关的。下面是一些常见的靶向治疗副作用:

1.胃肠道不适

由于靶向药物会影响胃肠道功能,治疗期间可能会出现腹泻、恶心、呕吐、便秘、腹痛等问题,若呕吐严重,可能会引起水电解质紊乱。这可能是由于药物对胃肠道细胞的影响。

2.皮肤不良反应

一些靶向治疗药物可能出现药物过敏反应,导致皮肤反应,容易引起过敏性皮炎、荨麻疹等,皮肤出现红肿、瘙痒、脱皮等不适症状。这些反应常常是由于药物对皮肤细胞的影响。

3.肝脏损伤

靶向药具有一定的细胞毒性,且需要经过肝脏代谢,会增加肝脏的负担。若长期使用可能会引起肝脏损伤,需要监测肝酶水平并进行治疗。

4.心血管损伤

部分靶向药物使用后不能被机体完全代谢,药物毒素堆积在体内,可能会导致心血管出现损伤,造成心律不齐,需要定期监测心脏功能。

5.高血压

应用抗血管生成的靶向药物后,机体组织中的内皮细胞出现凋亡加速,毛细血管数量减少,微血管灌注下降,局部组织出现毛细血管稀疏化,血管密度降低,且毛细血管稀疏情况与靶向药物的剂量相关。同时由于 VEGF 抑制剂抑制了 VEGF 的诱导一氧化氮(NO)生产功能,减少了一氧化氮的产生(NO 有血管舒张作用),从而使血管阻力升高,血压上升。需要定期监测血压并在必要时进行治疗。

6.血小板减少

部分靶向药如奥希替尼也可能会降低血小板,可能增加出血的风险,患者可能出现鼻血、淤血或其他出血症状。

此外,还可能导致身体乏力和精神萎靡等症状。

二、肿瘤驱动基因

随着现代分子生物和基因组学的快速发展,越来越多跟肿瘤发生、发展紧密相关的基因被发现,这一类基因统称为驱动基因。根据肿瘤的驱动基因状态,可将其分为不同类型。同时,针对这些驱动基因的临床试验也正如火如荼地开展,目前已经有 10 多个驱动基因的靶向药物获得了 FDA 或 CFDA 批准。下面将介绍常见的肿瘤驱动基因[1]。

(一)人表皮生长因子

1. 背景

EGFR 是人类表皮生长因子受体(HER)家族成员之一,该家族还包括 HER2、HER3 及 HER4。EGFR 包括胞外区、跨膜区及胞内区,其中胞内区为酪氨酸激酶区域。当 EGFR 配体如 EGF 和 TGF 等结合,可以导致 EGFR 受体二聚化,从而活化激酶活性,进而使酪氨酸磷酸化,引起下游通路激活,促进细胞增殖及生长。

EGFR 信号通路被发现跟许多肿瘤的发生紧密相关,最常见的是 NSCLC。EGFR 基因突变可以导致配体非依赖性的受体二聚化,从而持续激活酪氨酸激酶,导致下游细胞信号通路持续活化,失去自身的调控,最终向恶性细胞转化。最常见的 EGFR 活化突变包括 21 号外显子 L858R 突变及 19 号外显子缺失突变,中国 NSCLC 患者中有约 50% 的人携带此类突变。除此之外,有约 50% 的结直肠癌和 NSCLC 发现有 EGFR 拷贝数扩增。这些改变都能使得 PI3K – AKT – mTOR、RAS – Raf – ERK – MAPK、STAT 等信号通路激活,从而引起不受控的细胞增殖。

因为 EGFR 在肿瘤发生中的重要作用,一些针对异常激活的 EGFR 通路的靶向药物也应运而生。这类靶向药物主要分为两大类:一类为小分子 TKI,与 EGFR 胞内段结合,从而抑制下游通路持续激活;一类是单抗隆抗体,与 EGFR 胞外段结合,从而与配体竞争性结合受体,抑制 EGFR 通路激活。

2. 靶向 EGFR 的酪氨酸激酶抑制剂

目前为止,已经有三代 EGFR TKI 获批,主要涵盖携带 EGFR 突变的晚期 NSCLC 肺癌患者。第一代靶向药包括吉非替尼、厄洛替尼及埃克替尼等,第二代靶向药主要包括阿法替尼和达克替尼等,第三代靶向药有奥西替尼等。

吉非替尼是第一个获批的 EGFR TKI,也开启了肺癌精准治疗的大门。IPASS 研究证明了对于携带 EGFR 敏感突变(19 外显子缺失及 L858R 突变)的患者,相较于化学治疗,吉非替尼能够带来明显获益,其中吉非替尼与化学治疗组 1 年无进展生存率分别为 24.9% 与 6.7%($P < 0.001$),此研究奠定了吉非替尼在晚期 EGFR 突变患者中一线治疗的地位。后续的研究,也重现了这一结果,即在 EGFR 敏感突变患者,吉非替尼相较于传

统化学治疗,能够明显改善患者无进展生存率,同时其副作用也更少,为吉非替尼一线治疗提供了坚实的循证医学基础。另一种第一代 EGFR 靶向药厄洛替尼也紧随其后获得了肺癌适应证,其相关的 ENSURE、EURTAC 及国内 OPTIMAL 研究均显示厄洛替尼能使 EGFR 驱动基因阳性患者获益,再次巩固了第一代 EGFR 靶向药在晚期 EGFR 突变的 NSCLC 中治疗地位,EGFR 突变检测也被写入指南成为全球标准。

第一代 EGFR TKI 通常是与受体可逆性结合,而理论上不可逆结合可能有更好的治疗效果,这也是第二代 EGFR 靶向药诞生的背景。第二代 EGFR TKI 如阿法替尼及达克替尼等为泛 HER 家族抑制剂,可与 EGFR 受体发生不可逆结合。LUX-lung 3 和 LUX-lung 6 两个Ⅲ期临床试验对比了阿法替尼和传统化学治疗在 EGFR 突变腺癌中的差异,结果发现阿法替尼能明显提高患者无进展生存率,同时试验还提示阿法替尼在少见的 EGFR 突变(S7681、L861Q 和 G719X)中也有效。LUX-lung 7 是第一个头对头对比第一代和第二代 EGFR 靶向药的试验,结果显示相对于吉非替尼,阿法替尼能够将疾病进展风险下降 27%(HR=0.73),但未能带来明显生存获益。ARCHER 1050 是一项对比达克替尼与吉非替尼疗效的临床试验,结果显示相较于吉非替尼,达克替尼明显延长 PFS(14.7 个月对 9.2 个月,$P<0.001$),降低疾病进展风险概率达 41%(HR=0.59),并且能明显提高 OS (34.1 个月对 26.8 个月,$P=0.0438$)。

虽然相较于传统化学治疗,第一代和第二代 EGFR TKI 明显提高了患者的预后及生存治疗,但是不可避免地会出现耐药问题。目前为止,有 20 多种 EGFR 靶向药耐药机制被相继发现,而以发生在第 20 号外显子的 T790M 突变最常见,约占整个 EGFR 耐药突变谱的 50%。第三代 TKI 可特异性结合 EGFR 敏感突变如 19 号外显子缺失和 L858R 突变等,同时还能结合耐药突变 T790M,因此,将其用来治疗获得性 EGFR T790M 突变型 NSCLC 的临床试验也应运而生。AURA3 是一项Ⅲ期、多中心、随机对照试验,纳入了接受 EGFR TKI 治疗并且出现了 T790M 耐药突变的 NSCLC 患者,结果显示相较于化学治疗组,奥西替尼组能明显延长 PFS(10.1 个月对 4.4 个月,$P<0.001$),降低患者 70% 的疾病进展风险(HR=0.30)。奥西替尼组 OS 为 26.8 个月(95% CI 23.5~31.5),而化学治疗组 OS 为 22.5 个月(95% CI 20.2~28.8),虽然在数值上延长了 4.3 个月,但差异无统计学意义(HR=0.87;95% CI 0.67~1.12;$P=0.277$),其中的原因可能是化学治疗组交叉接受奥西替尼的患者比例高达 73%。基于此研究,奥西替尼成为晚期获得性 EGFR T790M 突变 NSCLC 患者的标准治疗方案。第三代 EGFR TKI 奥西替尼不但能针对耐药的 T790M 突变,其对 EGFR 敏感突变同样有效,因此,该药在一线治疗领域与第一代 EG-

FR TKI(吉非替尼及厄洛替尼)进行了头对头对比。FLAURA 研究显示相对第一代 EGFR 靶向药,奥西替尼能明显提高 PFS(18.9 个月对 10.2 个月,$P < 0.001$),且奥西替尼具有更好的血脑屏障穿透性,对于 CNS 转移的患者,奥西替尼同样显示了更好的疗效(15.2 个月对 9.6 个月,$P < 0.001$),而最终 OS 公布,提示奥西替尼能够明显延长 OS(38.6 个月对 31.8 个月,$P = 0.046$),疾病死亡风险降低 20%($HR = 0.80$,95% CI 0.64 ~ 1.00;$P = 0.046$)。FLAURA 研究奠定了奥西替尼在 EGFR 突变型 NSCLC 患者一线治疗中的地位。

3.EGFR 单克隆抗体

针对 EGFR 靶点的单克隆抗体层出不穷,主要有西妥昔单抗、帕尼单抗、耐昔妥珠单抗等,广泛用于各种癌症,尤其是结肠癌的治疗。

西妥昔单抗是一款抗 EGFR 的 IgG 单抗,其抗 EGFR 信号通路主要通过以下方式实现:竞争性与配体结合,从而阻止受体二聚化;降解受体,使其表达量减少;抑制细胞周期,使其停留在 G0/G1;增加促凋亡的蛋白表达。西妥昔单抗目前在国内批的适应证主要是 RAS 野生型的晚期结肠癌和复发转移性头颈鳞状细胞癌的一线治疗。EXTREME 试验纳入了晚期头颈部肿瘤,对比了西妥昔单抗联合化学治疗组与单化学治疗组之间疗效差异,结果显示,相较化学治疗组,西妥昔单抗联合治疗组拥有更长的 PFS(5.6 个月对 3.3 个月;$P < 0.0001$),同时西妥昔单抗联合治疗能明显延长 OS(10.1 个月对 7.4 个月;$P < 0.05$)。基于此,2011 年 FDA 批准了西妥昔单抗联合化学治疗作为晚期头颈部肿瘤一线治疗方案。随后针对中国人群设计的 CHANGE – 2 试验重复了这一数据,成功获批中国头颈鳞状细胞癌一线适应证,CRYSTAL 试验结果显示,FOLFIRI 联合西妥昔单抗与单 FOLFIRI 相比,明显延长了 RAS 野生型晚期结肠癌患者的 PFS(9.9 个月对 8.4 个月:$P = 0.0012$)和 OS(23.5 个月对 20.0 个月),随后的 OPUS 试验也验证了 CRYSTAL 的结论,因此,奠定了 FOLFIRI 联合西妥昔单抗在 RAS 野生型结肠癌一线治疗中的地位。

(二)人表皮生长因子 –2

1.背景

HER2 与 EGFR 同属人表皮生长因子受体家族,其信号通路激活方式与 EGFR 相似,同源或异源受体形成二聚体,激活下游通路,促进细胞生长、生存、黏附、转移及分化。HER2 下游通路主要包括 MAPK 通路、PI3K/Akt 通路和 PKC 通路等。既往研究表明

HER2 过表达可以导致 HER2 通路持续激活,从而使细胞持续增殖,参与多种癌症的形成,如乳腺癌、肺癌及胃癌等。HER2 过表达在所有晚期乳腺癌中的比例约为 20%,同时 HER2 过表达还会影响细胞极性,使其更容易发生转移,从而 HER2 阳性的乳腺癌预后差,因此,对 HER2 靶向药的研究十分必要。除扩增外,HER2 过表达还可以由突变或其他原因引起,而在肺癌中 HER2 突变也被发现是一种驱动基因改变,在 EGFR/ALK/ROS1 阴性的患者中,HER2 突变率约为 6%,以发生在第 20 号外显子的插入突变为主,约占整个 HER2 突变谱的 96%。

2. HER2 单克隆抗体及抗体偶联药物

早在 20 个世纪末,第一个 HER2 单抗克隆抗体曲妥珠单抗便已经获批,主要用于治疗晚期 HER2 阳性乳腺癌。而第一个 HER2 单抗隆抗体出现后,T – DM1、帕妥珠单抗、RC – 48、DS – 8201 也相继上市。

许多临床试验都显示,相较于单纯化学治疗,曲妥珠单抗能给 HER2 阳性乳腺癌带来更多获益。多项大型关键性临床试验已证实,曲妥珠单抗用于 HER2 阳性早期乳腺癌的术后辅助治疗,可明显提高治愈率,降低复发转移和死亡风险。一项于 2001 年发表在新英格兰杂志的 III 期临床试验显示,针对 HER2 过表达的晚期初治乳腺癌患者,化学治疗联合曲妥珠单抗治疗明显优于单纯化学治疗,不仅明显提高了 PFS(4.6 个月对 7.4 个月),同时使 30 个月的死亡风险降低了 20%,对于 HER2 过表达乳腺癌患者的辅助治疗,化学治疗联合曲妥珠单抗能明显降低复发风险,ToGA 是首个将 HER2 单抗用于晚期胃或胃食管连接部癌患者的临床试验,结果显示,曲妥珠单抗联合化学治疗在 HER2 阳性组(IHC3 + 或 IHC2 + 且 FISH + 组)中使 OS 明显提高,联合组和单化学治疗组 OS 分别为 16.0 个月和 11.8 个月,因此,曲妥珠单抗联合化学治疗也被批准用于晚期 HER2 阳性胃癌的一线治疗。

虽然曲妥珠单抗效果显著,但是耐药不可避免,在此背景下,T – DM1 应运而生。T – DM1 是一类新型抗体药物偶联物,由一种抗肿瘤药物 DM1 和曲妥珠单抗结合而来,有很强的抗肿瘤特性。该药物对肿瘤是双重打击,在保持曲妥珠单抗抗肿瘤作用的同时,还能引导 DM1 选择性作用于 HER2 过表达细胞。EMILIA 试验纳入了紫杉醇联合曲妥珠单抗治疗进展的 HER2 阳性晚期乳腺癌患者,对比了拉帕替尼联合卡培他滨方案和 T – DM1 在二线治疗中的疗效,结果显示 T – DM1 组拥有更长的 PFS(9.6 个月对 6.4 个月,$P < 0.0001$)和 OS(30.9 个月对 25.1 个月,$P < 0.001$),之后的 TH3RESA 试验也验证了这一结果,因此,T – DM1 成为 HER 过表达晚期乳腺癌患者二线治疗的优先选择。

帕妥珠单抗是另一个抗 HER2 单克隆抗体,与曲妥珠单抗的作用机制不同的是,其主要可结合 HER2 胞外段二聚体结构,从而阻碍 HER2 自二聚体的形成或阻碍其与 EG-FR 家族其他分子结合形成异二聚体。在多个临床试验中显示帕妥珠单抗联合曲妥珠单抗双靶治疗优于单靶。CLEOPATRA 研究是一项Ⅲ期、随机、双盲、安慰剂对照研究,结果显示帕妥珠单抗 + 曲妥珠单抗联合化学治疗相较于单纯曲妥珠单抗化学治疗,PFS 延长了 51%(18.7 个月对 12.4 个月),最终数据也显示双靶向治疗组的 OS 明显提高(57.1 个月对 40.8 个月,HR = 0.69)。随后针对中国晚期乳腺癌的研究 PUFFIN,同样也验证了这个结果,因此,双靶向治疗联合化学治疗被批准用于晚期 HER2 过表达乳腺癌一线治疗。HER2 阳性胃癌三线治疗临床研究证实了 DS - 8201 和 RC - 48(维迪西妥)的疗效,它们已上市应用于临床。

3. HER2 酪氨酸激酶抑制剂

考虑到患者可能对 HER 单抗产生耐药,针对 HER2 的 TKI 也应运而生。拉帕提尼是第一个被批准的能够同时抑制 HER2 和 EGFR 酪氨酸激酶的抑制剂,该药物能够防止酪氨酸磷酸化,从而抑制下游信号通路。拉帕替尼联合卡培他滨治疗主要是用于标准治疗进展后的 HER2 阳性晚期乳腺癌。NCT00078572 试验纳入了曲妥珠单抗联合其他治疗进展后的患者,数据显示,拉帕替尼联合卡培他滨相较于卡培他滨单药,能够明显提高 PFS。NCT00073528 试验也表明,在 HR 阳性和 HER2 阳性晚期患者中,拉帕替尼联合来曲唑相较于来曲唑单药也明显延缓了肿瘤进展。

吡咯替尼是中国自主研发的创新药,跟拉帕提尼同属针对 HER2 的小分子 TKI,Ⅱ期试验显示对晚期 HER2 阳性乳腺癌二线治疗中,吡咯替尼联合卡培他滨优于标准的拉帕替尼联合卡培他滨,两组 PFS 分别为 18.1 个月和 7.0 个月,吡咯替尼组将 PFS 延长了 11 个月,基于这项Ⅱ期试验结果,CFDA 批准了吡咯替尼用于晚期 HER2 阳性乳腺癌二线治疗。随后的Ⅲ期 PHOEBE 试验同样验证了Ⅱ期试验结果。

(三)间变淋巴瘤激酶

1. 背景

间变淋巴瘤激酶(ALK)作用于与细胞增殖相关的多条通路,其融合突变能够使其对下游通路失去调控,从而引起恶性肿瘤。目前 ALK 融合已经在多种肿瘤中被发现,如间变大细胞淋巴瘤、NSCLC、炎症性肌纤维母细胞瘤及弥漫大 B 细胞瘤等,其中针对 ALK 融合的靶向药主要应用于 NSCLC。既往研究表明，NSCLC 中有约 5% 携带 ALK 融合，是继 EGFR 敏感突变后，另一种驱动基因改变。目前有 10 多种 ALK 融合伴侣被发现，其中最常见的是棘皮动物微管相关蛋白 4（EML4）。针对 ALK 融合的靶向药与 ALK 的 ATP 结合位点结合，从而抑制酪氨酸激酶的持续激活，抑制细胞增殖和癌变。

2. ALK 靶向药

目前有三代 ALK 靶向药已经获批，分别是第一代的克唑替尼，第二代的塞瑞替尼、阿来替尼、布加替尼，以及第三代的劳拉替尼。

克唑替尼是第一款针对晚期 ALK 阳性 NSCLC 的靶向药，全球多中心试验 PROFILE 1014 结果显示，相较于传统化学治疗，克唑替尼能明显改善 PFS（10.9 个月对 7.0 个月，$P < 0.001$），提高 ORR（74% 对 45%）；随后针对 ALK 阳性亚裔人群的 PROFILE 1029 研究也验证了该结果。基于这些研究，克唑替尼成为晚期 ALK 阳性 NSCLC 患者治疗标准方案。塞瑞替尼是首个获批的第二代 ALK TKI，ASCEND－4 研究纳入了 FISH 检测确诊为 ALK 阳性的 NSCLC 患者，结果表明塞瑞替尼对比化学治疗能够明显延长 PFS（16.6 个月对 8.8 个月，$P < 0.0001$），也同样被推荐为晚期 ALK 阳性 NSCLC 一线治疗方案。

以上 2 个重磅临床试验结果确定了在 ALK 阳性患者中靶向治疗优于化学治疗的地位，而 ALEX 试验是第一个头对头对比第二代 ALK 靶向药阿来替尼和第一代靶向药克唑替尼在一线治疗中疗效的临床试验，研究结果显示阿来替尼优于克唑替尼，能明显延长 PFS（34.8 个月对 10.9 个月，$P < 0.0001$），同时阿来替尼能明显延缓颅内进展时间，对 CNS 控制优于克唑替尼，因此，阿来替尼被推荐为晚期 ALK 阳性 NSCLC 患者一线治疗优选方案。ALTA－1L 头对头对比布加替尼和克唑替尼在晚期 ALK 阳性 NSCLC 中作为一线治疗的疗效，2 组的 PFS 分别为 24.0 个月和 11.0 个月，布加替尼降低了 51% 的疾病进展风险（HR = 0.49，95% CI 0.35 ~ 0.68；$P < 0.0001$）。在亚组分析中，布加替尼能够明显延缓 CNS 进展（HR = 0.35，95% CI 0.14 ~ 0.46，$P < 0.0001$），但 OS 数据尚未成熟。

尽管 ALK TKI 选择多样，而且效果显著，但是靶向药耐药仍然是一个棘手的问题。ASCEND－5 研究结果显示，在克唑替尼耐药后，塞瑞替尼和化学治疗组 PFS 分别为 5.4 个月和 1.6 个月，塞瑞替尼将疾病进展风险降低 51%（HR = 0.49，$P < 0.0001$），被批准用于克唑替尼耐药后的 ALK 阳性 NSCLC。ALUR 试验对比了阿来替尼和化学治疗在克唑替尼耐药后的效果，2 组 PFS 分别为 7.1 个月和 1.6 个月，阿来替尼使得疾病进展风险降低 68%（HR = 0.32，$P < 0.0001$）。ALTA 是一项随机的、多中心、开放标签的 Ⅱ 期试验，纳入了 222 例出现克唑替尼耐药的 ALK 融合患者，分为布加替尼 2 个组（180mg qd 和

90mg qd），结果显示 180mg qd 组和 90mg qd 组的 PFS 分别为 12.9 个月、9.2 个月，在有脑转移的患者中，2 组 ORR 分别为 73% 和 37%，提示布加替尼在克唑替尼耐药后的应用前景广阔。一项对劳拉替尼在 ALK 阳性患者中疗效分析的 Ⅱ 期试验结果显示，劳拉替尼用于克唑替尼耐药后的患者时，其 ORR 为 69.5%；而对于使用过 2~3 种 ALK TKI 的患者，劳拉替尼作为三线及更后线使用时，ORR 依然达到 38.7%，基于此，FDA 批准劳拉替尼作为 ALK 靶向药耐药后后线治疗的选择。

（四）原癌基因酪氨酸蛋白激酶1

1. 背景

原癌基因酪氨酸蛋白激酶1（ROS1）基因可以编码受体酪氨酸激酶，ROS1 为单次跨膜蛋白，分为胞内和胞外段，其胞内段包含酪氨酸激酶域。ROS1 融合在 2007 年第一次在 NSCLC 中被报道，自此 ROS1 融合成为了又一个肺癌治疗靶点，在所有 NSCLC 中出现率为 1%~2%。除了 NSCLC，ROS1 在其他肿瘤中也有被报道，如胶质母细胞瘤、炎症性肌纤维母细胞瘤、胆管癌、卵巢癌、胃癌、结肠癌等。ROS1 融合的伴侣也多种多样，其中以 CD74 最为常见。针对 ROS1 的靶向药可以抑制 ROS1 激活，从而抑制肿瘤生长。

2. ROS1 靶向药

ROS1 与 ALK 具有高度同源性，因此，一些针对 ALK 的靶向药也对 ROS1 有效，如克唑替尼、塞瑞替尼及劳拉替尼等。克唑替尼在 2011 年获批治疗 ALK 阳性 NSCLC 后，于 2016 年获批治疗 ROS1 融合 NSCLC。此项批准基于一项 Ⅱ 期试验，该试验纳入了 50 例 ROS1 阳性的 NSCLC 患者，其中 80% 使用过化学治疗，克唑替尼 ORR 为 72%，中位 PFS 为 19.2 个月，随后针对亚洲人群的试验也证明了克唑替尼在 ROS1 融合患者中的疗效。

针对 ALK 融合的第二代靶向药塞瑞替尼及第三代靶向药劳拉替尼也对 ROS1 融合有效，一项评估塞瑞替尼在 ROS1 阳性患者中疗效的 Ⅱ 期临床试验结果显示，塞瑞替尼的 ORR 为 62%，整体 PFS 为 9.3 个月，在未使用过克唑替尼治疗的初治患者中，其 PFS 为 19.3 个月。针对劳拉替尼的临床试验也显示在初治 ROS1 阳性患者中，其 ORR 为 62%；在克唑替尼耐药后，其 ORR 为 35%，均展现出一定的效果。

恩曲替尼最近也被 FDA 批准治疗 ROS1 阳性的 NSCLC，此项适应证获批是基于来自 Ⅱ 期试验 STARTRK - 2、Ⅰ 期试验 STARTRK - 1 和 Ⅰ 期试验 ALKA 的综合分析，结果显示恩曲替尼在 ROSI 阳性 NSCLC 中 ORR 为 77%，其中 PFS 为 19 个月，其中颅内 ORR 为

55%,提示恩曲替尼在此类患者中效果较好。洛普替尼是一种强力的抗 ROS1/TRAK-C/ALK 的抑制剂,其在初期临床试验中对 ROS1 阳性的 NSCLC 也展现出了疗效。

(五)BRAF 基因

1. 背景

BRAF 基因突变在多种肿瘤中被报道过,最常见于黑色素瘤。BRAF 基因编码蛋白是一种丝/苏氨酸蛋白激酶,为 RAS-RAF-ERK 通路上游调节分子,在 MAPK/ERK 信号通路中发挥重要作用。BRAF 的激活突变可以使 MAPK 通路持续激活,从而促进细胞生长、增殖。BRAF 突变方式多种多样,最常见的是发生在第 15 号外显子的突变,其中 50% 以 V600E 突变为主,该突变使编码的缬氨酸转变为了谷氨酸,提高了 BRAF 激酶活性,使其不依赖于上游 RAS 活性而导致下游通路持续激活。针对 BRAF 突变的靶向药在多种癌症临床试验中取得了不错的效果,主要是黑色素瘤、肺癌及结肠癌。

2. BRAF 靶向药

BRIM-3 探索了 BRAF 抑制剂维罗非尼在ⅢC/Ⅳ期 BRAF V600 突变的黑色素瘤中的效果,结果显示,相对于达卡巴嗪,维罗非尼治疗后展现出更好的 PFS 和 OS,因此,维罗非尼单药获批用于 BRAF V600 突变的晚期黑色素瘤。而后的 BREAK-3 和 METRIC 也分别证实了 BRAF 抑制剂达拉非尼及 MEK 抑制剂曲美替尼作为单药治疗对 BRAF V600 突变的晚期黑色素瘤效果优于达卡巴嗪。随着单药的获批,关于 BRAF 和 MEK 抑制剂的联合用药也随之进入临床试验。COBRIM 对比了维罗非尼联合考比替尼对比维罗非尼联合安慰剂在 BRAF V600E 突变晚期黑色素瘤患者中的疗效,结果显示,双靶联合组明显延长了 PFS 和 OS,效果优于维罗非尼单药。COMBI-v 和 COMBI-d2 项临床试验分别对比了达拉非尼和曲美替尼联合治疗与维罗非尼和达拉非尼单药疗效差异,结果显示达拉非尼联合曲美替尼双靶向治疗效果明显优于单药,联合治疗获批用于 BRAF V600E 突变晚期黑色素瘤一线治疗。

一项Ⅱ期试验显示在经治的 BRAF V600E 突变 NSCLC 患者中,达拉非尼和曲美替尼联合治疗 ORR 为 60%,疾病控制率(DCR)达 78.9%;而在初治患者中,也显示出了同样的疗效,其 ORR 和 PFS 分别为 64% 和 10.9 个月;因此,达拉非尼联合曲美替尼为 BRAF V600E 突变晚期肺癌患者提供了新的治疗方案。

（六）MET 基因

1. 背景

MET 编码肝细胞源性生长因子受体（HGFR），而肝细胞源性生长因子（HGF）是目前已知的唯一配体。当 HGFR 与 HGF 结合时，可以激活下游的 PI3K/Akt/mTOR、Ras－MAPK 等通路。MET 通路异常激活方式很多，包括 MET 蛋白过表达、基因扩增、重排和突变。在 NSCLC 中，MET 扩增或突变被认为是肺癌驱动基因。继发性 MET 扩增最早被发现与 EGFR 耐药紧密相关，而原发性 MET 扩增在腺癌中的比例约为 2%。MET 突变主要发生在第 14 号外显子，其中第 14 号外显子可变剪切突变也被认为是 NSCLC 重要驱动突变，也称为 MET 外显子 14 号跳突，有约 3% 的 NSCLC 患者携带此突变，而在肉瘤样癌中有约 7.7% 具有 MET 外显子 14 号跳突。

2. 针对 MET 外显子 14 号跳突的靶向药

针对 MET 外显子 14 号跳突的靶向药在临床试验中取得显著效果，主要有卡马替尼、特泊替尼及国产沃利替尼等。一项 Ⅱ 期临床试验 GEOMETRY mono－1 评估了卡马替尼在 MET 外显子 14 号跳突患者中的疗效，其中经治患者 ORR 为 40.6%，DCR 为 78.3%，中位 PFS 为 5.42 个月；而初治患者 ORR 为 67.9%，DCR 为 96.4%，中位 PFS 为 9.69 个月。在有颅转移患者中，颅内 ORR 为 54%，DCR 高达 92.3%。这些结果确定了卡马替尼在 MET 外显子 14 号跳突晚期 NSCLC 患者中的疗效，基于此研究，最近 FDA 批准卡马替尼用于 MET 外显子 14 号跳突 NSCLC。一项 Ⅱ 期试验 VISION 研究结果显示，在携带 MET 外显子 14 号跳突患者中，特泊替尼的 ORR 为 42.4%，缓解持续时间（DOR）为 12.4 个月，安全性良好，是针对 MET 外显子 14 号跳突患者的有效药物。在一项 Ⅰ 期临床试验中，纳入了 41 例 MET 外显子 14 号跳突患者，其中 11 例肺肉瘤样癌患者，沃利替尼的 ORR 为 54.8%，DCR ＞90%，疗效同样十分显著。

（七）RET 基因

1. 背景

RET 基因编码蛋白也是一种受体酪氨酸激酶，其参与的细胞通路与生长、转移和分化相关。RET 融合与其他驱动基因，如 EGFR、KRAS、ALK、HER2 和 BRAF 改变互斥，发生在 1%~2% 的 NSCLC 患者中；而在甲状腺乳头状癌中，这一比例为 10%~20%。目前已经有至少 12 种 RET 融合伴侣被发现,其中以驱动蛋白家族成员 5B(KIF5B)最为常见。同时,RET 激活突变也被认为参与了甲状腺髓样癌的发生、发展,高达 60% 的甲状腺髓样癌携带 RET 激活突变。

2. 靶向 RET 的药物

目前临床上常用的针对 RET 融合的靶向药多为多靶点药物,包括凡德替尼、卡博替尼、仑伐替尼、舒尼替尼、索拉非尼及阿雷替尼等。Ⅱ 期临床试验 LURET 研究显示,凡德替尼的 ORR、DCR、中位 PFS 及 1 年总生存率分别为 47%、90%、4.7 个月及 47%。一项评估卡博替尼在 RET 融合的 NSCLC 中效果的 Ⅱ 期试验提示,卡博替尼的 ORR 为 28%,中位 PFS 为 5.5 个月,中位 OS 为 9.9 个月。

而针对 RET 融合的选择性抑制剂也在初期临床试验中崭露头角。LIBRETTO - 001 试验纳入了 RET 融合的 NSCLC、RET 突变的甲状腺髓样癌患者,结果显示,LOXO - 292 在初治 RET 融合 NSCLC 患者中 ORR 为 84%,在经治患者中 ORR 为 64%,DOR 为 17.5 个月;在 RET 突变的甲状腺髓样癌中,ORR 为 69%,DOR > 6 个月患者的比例约为 76%,确定了 LOXO - 292 在 RET 阳性 NSCLC 和甲状腺癌中的有效性。Ⅰ 期临床试验 ARROW 评估了 BLU - 667 用于 RET 驱动的 NSCLC 和甲状腺髓样癌的效果,在 RET 融合的 NSCLC 中,其 ORR 和 DCR 分别为 58% 和 96%,在 RET 突变的甲状腺髓样癌中,ORR 为 56%,DCR 为 97%。

(八)成纤维细胞生长因子受体

1. 背景

成纤维细胞生长因子受体(FGFR)基因 1 ~ 4 均可以发生突变、融合或扩增,参与多种癌症的发生、发展。在癌症中最常发生突变的是 FGFR3 基因,通常发生在配体结合区,造成下游通路持续激活;FGFR2/3 可在融合的伴侣基因影响下发生二聚化,从而持续激活;在 FGFR 高拷贝扩增患者中,FGFR 蛋白表达量也增加,加强下游通路激活。异常的 FGFR 可导致 RAS - MAPK,PI3K - AKT - mTOR 通路激活,主导肿瘤增殖、分化。FGFR 抑制剂在尿路上皮癌和胆管癌中均取得了突破性进展。

2. FGFR 靶向药

目前针对 FGFR 的靶向药多为多靶点药物,如安罗替尼、普纳替尼、仑伐替尼及尼达尼布等,而针对 FGFR 驱动癌症的选择性抑制剂,如厄达替尼、培米替尼等也在初期临床试验结果中崭露头角。约 20% 的晚期尿路上皮癌携带 FGFR3 突变,一项评估厄达替尼在 FGFR 驱动的尿路上皮癌中效果的 I 期试验纳入了 74 例 FGFR3 突变和 25 例 FGFR2/3 融合患者,结果显示使用厄达替尼的患者 PFS 5.5 个月,OS 达到了 13.8 个月,其中 ORR 为 40%,DCR 达 79%。其中,在 FGFR3 突变患者中,ORR 达 49%,在 FGFR 融合患者中, ORR 率仅为 16%。

约有 15% 的肝内胆管癌携带 FGFR2 融合,一项 II 期试验结果显示,培米替尼在 FG-FR2 融合的晚期胆管癌患者中 ORR 为 36%,DCR > 80%,DOR 为 7.5 个月,PFS 为 6.9 个月,中位 OS 为 21.1 个月;在有其他 FGF/FGFR 改变或无改变患者中,没有患者达到缓解;这些患者 PFS 分别为 2.1 个月和 1.7 个月,中位 OS 分别为 6.7 个月和 4.0 个月。

(九)神经营养因子酪氨酸激酶

1. 背景

神经营养因子酪氨酸激酶(NTRK)家族包括 NTRK1、NTRK2、NTRK3 三个不同的成员,其编码蛋白质为原肌肉球蛋白受体激酶(TRK),分别为 TrKA、TrKB 和 TrKC。NTRK 融合被认为参与多种实体瘤,如肺癌、结直肠癌、乳腺癌、胆管癌及儿童实体瘤等的发生、发展,在 NSCLC 突变谱中占 0.2%。

2. NTRK 靶向药

目前针对 NTRK 融合的靶向药主要有恩曲替尼和拉罗替尼。一项试验纳入了 55 例、18 种携带 NTRK 融合的实体瘤,拉罗替尼的 ORR 达到了 75%,1 年无进展生存率为 55%。基于 II 期 STARTRK－2、I 期 STARRTRK－1 和 I 期 ALKA－372－001 的综合分析,结果显示 54 例 NTRK 融合实体瘤的 ORR 为 57.4%,DOR 为 10.4 个月,中位 PFS 为 11.2 个月,中位 OS 为 20.9 个月。目前,拉罗替尼和恩曲替尼已被美国 FDA 批准用于 NTRK 融合实体瘤,成为泛瘤种靶向药的代表。

三、智能肿瘤靶向治疗预测

(一)肺癌靶向治疗

1. 疗效预测

(1)EGFR 突变和靶向治疗疗效

吉非替尼是最常用的肺癌靶向治疗药物之一,其疗效被证实与 EGFR 突变状态相关,为了研究影像组学特征是否与术前吉非替尼治疗的疗效相关[2]。Aerts 等[3]开展了一项基于影像组学预测 NSCLC 患者 EGFR 突变和靶向治疗疗效的研究。该研究共收集了 47 例早期 NSCLC 患者的数据,所有患者均接受了术前吉非替尼治疗,在治疗前和治疗后第一次随访时采集了 CT 图像,之后手术切除所有患者的肿瘤,并对肿瘤组织进行 EG-FR 基因突变的检测。

该研究在患者治疗前后的 CT 图像上各提取 183 个影像特征,并构建了一个 Delta 数据集记录患者治疗前后影像组学特征的差值。在 Delta 数据集上,该研究首先选择了 15 个变异系数最大的特征;然后去掉高度相关的特征(Spearman 相关系数 > 0.95),得到 11 个独立的影像组学特征;最后加入肿瘤体积和最大径,得到 13 个影像特征进行分析。

该研究利用 AUC 来评估影像特征与 EGFR 突变状态改变之间的关联。研究发现治疗前肿瘤 CT 的能量与 EGFR 突变显著相关($AUC = 0.67, P = 0.03$),治疗前的肿瘤体积和最大径都与 EGFR 突变不相关,治疗后肿瘤 CT 的所有影像特征与 EGFR 突变都无显著的相关性。该研究进一步发现,治疗前后的肿瘤 Delta 体积($AUC = 0.91, P = 10^{-25}$)和 Delta 最大直径($AUC = 0.78, P = 10^{-5}$)具有最好的 EGFR 突变预测效果,此外,治疗前后肿瘤 Delta 能量也显示出较好的预测性能($AUC = 0.74, P = 3 \times 10^{-4}$)。

该研究证明了影像组学特征能够预测 EGFR 突变状态,进而预测吉非替尼的疗效。影像组学可以优化敏感和耐药患者人群的分层,辅助患者治疗方案的制订。

(2)EGFR – T790M 和靶向治疗疗效

Tang 等[4]采用影像组学的方法预测第三代 EGFR – TKI 药物奥希替尼治疗预测 EGFR – T790M 突变型 NSCLC 的有效性。分别收集 201 例和 273 例 EGFR – T790M 突变的转移性 NSCLC 患者在奥希替尼治疗前的胸部 CT 增强和非增强图像。从 VOI 中提取影像学特征。LASSO 回归用于初步评估不同影像学特征的预后价值。然后,进行了基于机器学习的分析,包括随机森林、SVM、逐步回归(SR)和具有五折交叉验证的 LASSO 回归,以建立预测奥希替尼治疗 PFS 的最佳组学模型。最后,使用一致性指数、决策曲线分析和校准曲线分析,开发并验证了联合临床影像学模型。结果显示 CT 增强图像的影像组学特征的预测能力优于 CT 平扫图像,逐步回归模型中一致性指数为 0.724,而且与临床特征结合时,预测性能进一步提升,一致性指数提高至 0.755。由此可见,影像组学特征在 TKI 疗效预测中有一定作用,AUC 为 0.7 ~ 0.8。

(3)EGFR-TKI 治疗疗效

具有 EGFR 基因突变的 NSCLC 患者在临床上占据一定的比例。随机临床试验结果显示,与常规化学治疗相比,表皮生长因子受体酪氨酸激酶抑制剂(EGFR-TKI),如厄洛替尼、吉非替尼和阿法替尼等,可以延长 NSCLC 患者的生存期。美国 NCCN 指南将这些药物推荐为一线治疗药物,但大多数患者在 EGFR-TKI 治疗后一年内对其产生耐药性。新兴的奥西替尼是一种 EGFR-TKL,用于治疗对靶向药物产生耐药且体内出现 T790M 突变的患者。最近有研究表明,EGFR-TKI 治疗可以延长生存期。然而,如何评估患者个体对 EGFR-TKI 治疗的反应仍然是非常具有挑战性的问题。早期鉴别在 EGFR-TKI 治疗中具有快速进展的患者,对治疗策略的制订起着至关重要的作用。

预测 EGFR-TKI 疗效的一个常见假设是,疾病进展受突变类型(19 号外显子突变和 21 号外显子突变等)及临床特征(吸烟状况和肿瘤组织学类型等)的影响。但最近的研究发现,利用非侵入性影像进行预后预测,可为 EGFR-TKI 的生存分层提供新方法,从而识别具有不同治疗反应的患者。

①基于 CT:Song 等[5]提出了一种用于评估 NSCLC 患者 EGFR-TKI 治疗疗效的影像组学方法。该研究的研究方案包括:患者登记;基于训练集建立 CT 影像组学标签以实现对 EGFR-TKI 治疗患者的危险分层,并进行多中心验证;对比 EGFR-TKI 治疗组和化学治疗组间的 PFS。

该研究纳入的 NSCLC 患者数据来自 4 家国内医院,入组患者均为年龄 20 岁以上,临床诊断为远处转移(脑部、肝脏或者骨骼)的Ⅳ期 EGFR 突变的 NSCLC 患者。所有患者均根据临床指南接受了 EGFR-TKI 的一线或二线治疗,在 EGFR-TKI 治疗前有系统抗癌治疗史或手术切除史的患者均被排除。在 EGFR-TKI 治疗期间,每天给予患者口服 TKI 药物直至疾病进展或转移,如果发生严重不良事件,剂量适当减少。患者在 EGFR-TKI 治疗前两周内接受对比增强 CT 扫描。对于所有符合条件的患者均完整记录临床信息,如性别、年龄、肿瘤病变部位、诊断阶段、吸烟史、体力状态评分、肺内和远处转移、EGFR 突变亚型和给药方案。

化学治疗对照组中所有Ⅳ期 EGFR 突变的 NSCLC 患者仅接受一线治疗化学治疗。在 21 天的周期内接受培美曲塞 $500mg/m^2$ 加顺铂 $75mg/m^2$ 作为治疗方案,直至疾病进展,或出现不可接受的毒性。所有入组患者在化学治疗前两周内均接受对比增强 CT 扫描。患者随访间隔 4~6 周,包括常规实验室检查和胸部 CT 扫描。如怀疑为肺外转移,则进行额外的 CT 或 MRI 检查。如果患者死于其他原因或在最后一次随访时肿瘤仍未进展,则将该患者视为删失数据。

该研究从肿瘤区域自动提取 1032 个影像组学特征,利用 LASSO - COX 方法从训练集中筛选出用于预后预测的 12 个关键的 CT 特征并计算其相应权重,最后通过所有关键特征的加权线性组合建立影像组学标签。这 3 个数据集都表明,在 EGFR - TKI 组的预测中,慢进展患者比快进展患者更多,快进展患者在每个集合中的比例分别为 36%,35% 和 33%。Kaplan - Meier 生存分析证实在所有集合中,快进展和慢进展亚组之间的无进展生存率存在显著差异(所有集合上 P 均 <0.001)。构建的影像组学标签对 10 个月和 1 年无进展生存率预测的 AUC 分别为 0.711 ~ 0.738 和 0.701 ~ 0.822,这表明影像组学标签对无进展生存率有较高的预测性能。

在比较 EGFR - TKI 组和化学治疗组时,Kaplan - Meier 生存曲线显示快进展组(110 例患者,中位 PFS:5.6 个月,四分位间距:2.9 ~ 7.8 个月)与化学治疗组(中位 PFS:4.5 个月,四分位间距:2.3 ~ 7.2 个月)重叠,组间无显著差异,这说明对于快进展组患者,EGFR - TKI 治疗没有展示出比传统化学治疗更好的临床效能。但这两个组与慢进展组的 PFS 存在显著差异(204 例患者,中位 PFS:10.7 个月,四分位间距:7.7 ~ 17.9 个月,$P < 0.0001$,HR $= 3.52$,95% CI:2.50 ~ 4.65),慢进展组患者比快进展组和化学治疗组的生存期更长。

尽管对于 EGFR - TKI 治疗有进展的患者有新的治疗策略,但是厄洛替尼、吉非替尼和阿法替尼仍被推荐为 NSCLC 患者的一线治疗药物。根据美国 NCCN 指南,疾病进展是停止 EGFR-TKI 治疗的常见原因,但如何评估患者何时发生进展是非常具有挑战性的。针对这一临床问题,该研究提出的影像组学方法,可以在 EGFR - TKI 治疗前实现对 PFS 个体化预测,从而辅助Ⅳ期 EGFR 突变 NSCLC 患者的治疗方案制订。

②基于 PET:Cook 等[6]同时提取了基线和治疗 6 周后随访 PET 的一阶和高阶纹理特征,并计算了差值。研究纳入 47 例 NSCLC 患者,患者在基线时($n = 47$)和开始厄洛替尼治疗后 6 周($n = 40$)接受了 ^{18}F - FDG PET/CT,测量了反映图像异质性、标准化摄取值、代谢肿瘤体积和总病变糖酵解的一阶和高阶原发肿瘤纹理特征。通过使用实体瘤反应评估标准(RECIST),根据 12 周($n = 32$)获得的 CT 图像评估对厄洛替尼的反应。分别通过 COX 和 Logistic 回归分析检验 PET 参数、OS 和基于 RECIST 的治疗反应之间的相关性。结果显示基线和治疗 6 周后随访 PET 参数与治疗效果没有相关性,但是部分差值特征与

预后有相关性,其中,一阶特征熵的差值是厄洛替尼疗效的独立预测因素,熵值下降越多,有效性越高。而随访 PET 的高阶特征对比度与 OS 有关,对比度每上升 1 个单位,死亡风险提高 80%。但该研究中部分患者为 EGFR 野生型。

③基于全肺信息预测:Wang 等[7]从 CT 图像中挖掘全肺信息,以预测 EGFR - TKI 治疗的 EGFR 基因型和预后。共纳入 18232 例患者,不仅涵盖了国内多个中心的数据,还包含了国外公共数据库的数据,是目前入组患者数量最多的研究。该研究基于 CT 图像建立了全自动 AI 系统(FAIS)。与以往研究只分析肿瘤或瘤周区域不同,该研究进行全肺分析。结果认为肺功能的变化和异常可能对治疗效果也有影响,全肺分析能够提供更多的信息。结果显示 FAIS 分数不仅能够对 EGFR 突变进行预测,而且在 EGFR 突变组中,发现有 29 个深度学习特征与 EGFR - TKI 的 PFS 高度相关,可将患者分为低危组和高危组(Log - Rank $P < 0.0001$)。通过进一步分析这些特征与基因通路的相关性,发现特征341 和 716 分别与 p53 信号转导通路上调、ErbB 信号转导通路上调有关,特征 118、113 分别与细胞黏附分子信号转导通路、ECM 受体相互作用信号转导通路有关,而这些信号转导通路在肿瘤耐药性、转移、进展中发挥重要作用,从而为预测靶向治疗效果机制的阐释提供了依据。

2. 复发风险

Zhu 等[8]通过 22 种特征选择方法和 8 种分类器建立了 176 个预测模型,使用 AUC、ACC、敏感性和特异性来评估每个模型的预测性能,从而确定最佳模型。每个患者共有107 个放射组学特征和 7 个临床特征。经过特征选择后,将前十个最相关的特征输入到176 个模型中。在已建立的模型中观察到显著的性能变化,使用基尼指数特征选择的逻辑回归模型实现了最佳性能(AUC = 0.797,ACC = 0.722,敏感性 = 0.758,特异性 =0.693)。中位数 R 得分为 0.518(IQR,0.023 - 0.987),并根据该临界值将患者分为高风险组和低风险组。两组的 KM 生存曲线显示出明显的分层结果($P = 0.000$)。比较这些模型预测 TKI 治疗晚期 NSCLC 患者复发风险的能力,结果显示基尼系数降维与逻辑回归建模的组合性能最佳(AUC = 0.797)。

(二)乳腺癌

对于 HER2 阳性的乳腺癌患者可以采用抗 HER2 靶向治疗,例如,常用的曲妥珠单抗,但只有不到 35% 的患者对抗 HER2 靶向治疗有反应,因此,HER2 阳性乳腺癌可分为与反应相关的多种分子亚型。富含 HER2 的亚型占所有 HER2 阳性患者的 40% ~ 50%,

由于其对 HER2 靶向治疗的反应较好,因此,具有特殊的治疗价值。但是 HER2 检测有创,开发无创的方法预测乳腺癌 HER2 靶向治疗疗效具有重要临床意义。

从无创的乳腺 MRI 中提取影像组学特征可将肿瘤表型量化,已被证实与乳腺癌多种生物学因素相关,如激素受体状态和基因亚型等,但这些研究很少考虑影像与治疗反应的关系。因此,Braman 等[9]通过肿瘤和瘤周微环境的 MRI 影像组学特征评估了 HER2 阳性乳腺癌治疗反应相关的亚型。该研究还在两个独立验证数据集中分析了富含 HER2 乳腺癌患者的影像组学特征与抗 HER2 靶向治疗疗效之间的关系。

该项研究共纳入了 209 例乳腺癌患者(平均年龄 51.1 岁,标准差为 11.7 岁),部分患者进行了术前抗 HER2 靶向治疗,并有术后病理结果。该研究收集这些患者治疗前的 DCE – MRI 图像,由放射科医生首先勾画出肿瘤区域,然后在肿瘤外 0～15mm 之间生成 5 个宽度为 3mm 的环形带作为瘤周区域,瘤周区域排除了皮肤、空气和胸肌。该研究分别对肿瘤和瘤周环形区域进行了影像组学分析,发现基于瘤内特征的影像组学标签可区分与治疗反应相关的富含 HER2 亚型,AUC 为 0.76(95% CI 0.69～0.84)。瘤周影像组学的预测性能更好,9～12mm 瘤周环形区域的 AUC 为 0.85(95% CI 0.79～0.90)。融合瘤内和瘤周区域特征的影像组学标签区分富含 HER2 亚型的性能最优,AUC 为 0.89(95% CI 0.84～0.93)。在术前抗 HER2 靶向治疗的两个乳腺癌患者数据集上(数据集 1 包含 128 例乳腺癌患者;数据集 2 包含 250 例乳腺癌患者),该研究发现预测富含 HER2 的影像组学标签与术前抗 HER2 治疗的病理学完全缓解相关。在数据集 1 中,结合治疗前影像的瘤周和瘤内特征集产生的分类器与治疗反应显著相关($P = 0.003$),且 AUC 为 0.80(95% CI 0.61～0.98)。该分类器在数据集 2 中进一步验证了其预测治疗疗效的能力,区分病理完全缓解和非病理完全缓解的 AUC 为 0.69(95% CI 0.53～0.84;$P = 0.02$)。

该研究从瘤内和瘤周微环境中构建出一个影像组学标签,该标签能够表征与治疗反应相关的富含 HER2 分子亚型,且能够用于评估术前抗 HER2 靶向治疗的疗效。

(三)结直肠癌

Dercle 等[10]分析了 667 例结直肠癌患者,患者按照 2:1 被随机分配到训练或验证集。研究表明基线和治疗后 8 周的 CT 影像组学标签变化能够有效预测转移性结直肠癌患者对靶向 EGFR 治疗敏感性,优于现有生物标志物(KRAS 突变状态和 RECIST 1.1 的肿瘤缩小),并与患者总生存率显著相关(双侧 $P < 0.005$)。

参考文献

［1］詹启敏,钦伦秀.精准肿瘤学［M］.北京:科学出版社,2022.

［2］田捷,李纯名,董迪等.医学影像组学基础［M］.北京:科学出版社,2022.

［3］Aerts HJ, Grossmann P, Tan Y, et al. Defining a Radiomic Response Phenotype: A Pilot Study using targeted therapy in NSCLC［J］. Sci Rep, 2016, 6: 33860.

［4］Tang X, Li Y, Yan WF, et al. Machine learning-based CT radiomics analysis for prognostic prediction in metastatic nonsmall cell lung cancer patients with EGFR-T790M mutation receiving third-generation EGFR-TKI osimertinib treatment［J］. Front Oncol, 2021, 11: 719919.

［5］Song J, Shi J, Dong D, et al. A New Approach to Predict Progression-free Survival in Stage IV EGFR-mutant NSCLC Patients with EGFR-TKI Therapy［J］. Clin Cancer Res, 2018, 24 (15) : 3583 – 3592.

［6］Cook GJ, O'Brien ME, Siddique M, et al. Non-Small Cell Lung Cancer Treated with Erlotinib: Heterogeneity of (18)F-FDG Uptake at PET-Association with Treatment Response and Prognosis［J］. Radiology, 2015, 276(3): 883 – 893.

［7］Wang S, Yu H, Gan Y, et al. Mining whole-lung information by artificial intelligence for predicting EGFR genotype and targeted therapy response in lung cancer: a multicohort study［J］. Lancet Digit Health, 2022, 4(5):e309 – e319.

［8］Zhu JM, Sun L, Wang L, et al. Radiomics combined with clinical characteristics predicted the progression-free survival time in first-line targeted therapy for advanced non-small cell lung cancer with EGFR mutation［J］. BMC Res Notes, 2022,15(1): 140.

［9］Braman N, Prasanna P, Whitney J, et al. Association of Peritumoral Radiomics With Tumor Biology and Pathologic Response to Preoperative Targeted Therapy for HER2 (ERBB2)-Positive Breast Cancer［J］. JAMA Netw Open, 2019, 2(4): e192561.

［10］Dercle L, Lu L, Schwartz LH, et al. Radiomics Response Signature for Identification of Metastatic Colorectal Cancer Sensitive to Therapies Targeting EGFR Pathway［J］. J Natl Cancer Inst, 2020,112(9): 902 – 912.

第11章 智能药物设计

肿瘤是一组具有异质性和复杂性的疾病,虽然药物是治疗肿瘤最主要的手段之一,但是一方面抗肿瘤药物的研发较为漫长,另一方面抗肿瘤药物还面临着肿瘤细胞耐药性,以及不同患者所需治疗各异等诸多挑战。随着人工智能与药物设计技术的不断融合,药物的靶标发现、合理药物设计、药物再利用等研发将会更加快速、高效、低耗。

一、智能药物研发概述

人工智能可应用于药物开发的不同环节,包括靶标筛选、先导物发掘、合理药物设计、预测候选药物的吸收、分配、代谢、排泄和毒性(ADMET)、评估通过人类临床试验的可能性、降低后续药物临床的失败概率等。此外,在上市后,人工智能也可通过大数据分析来优化药物研发的过程。根据在流程上的分布,可以将人工智能 + 药物研发的服务类型分成 3 类:药物发现阶段、临床前研究阶段和临床研究阶段[1]。

(一)药物发现阶段

药物发现阶段处于药物研发早期,主要工作内容包括找到并确认针对某一疾病的药物靶点,建立活性筛选模型,通过各种途径获得的大量化合物并通过筛选模型筛选出先导物,先导物经过优化得到候选药物可进入下一阶段的研究。这一阶段创新程度高、不确定性也高,而成功率很低。人工智能利用大数据和机器学习方法,充分利用基因组、蛋白质组和生物信息学研究结果,从基因组、蛋白质组和生物信息数据库中寻找药物作用新靶点;从论文、专利、临床试验结果的大量信息中提取出药物靶点和小分子药物的结构特征,自主学习药物小分子与受体大分子靶点之间相互作用机制,并且根据学习到的各种信息预测药物小分子的生物活性,设计出上百万种与特定靶标相关的小分子化合物,并根据药效、选择性、ADMET 等其他条件对化合物进行筛选得到先导物;模拟靶点与先导物之间的相互作用,通过计算和分析两者间的亲和力大小及结合模式,从而进行先导化合物的优化和改造,增加药物与受体之间的作用强度,提高药物的生物利用度,最终成为发现新药的候选药物。人工智能在药物发现中的应用使研究人员能够更快地找到新的候选药物;确定新的候选药物;以更高的成功率加速药物发现。

1. 靶标筛选

近年来,人类基因组、蛋白质组学、生物信息学的深入发展和现代生物技术手段,如质谱、X - 衍射及生物芯片等技术的综合应用推动了药物靶标的发现进程。人工智能可以充分利用基因组、蛋白质组和生物信息学研究结果,从基因组、蛋白质组和生物信息数据库中寻找药物作用新靶点。以肿瘤新药研发为例,人体所携带的癌症相关基因近 500个,会产生将近 1000 万个基因的变异,而且这些数字还在持续增加。如果人工解读这些信息,必然会耗费大量时间,还会出现遗漏或误判。而人工智能可以实时抓取和动态学习更新,尽量完全掌握肿瘤靶点相关信息。首先对患者的生物标本(如乳腺癌切片)基因测序,这些生物指标数据将与患者的已知病史结合起来送入人工智能平台,并利用数万个数据点建立起健康及患病组织的不同模型。最后人工智能算法找出横跨这些模型的生物标志物或药物靶点。

2. 先导物发掘(药物发掘)

计算机技术模拟手段的提高及人工智能技术的逐渐成熟,使药物研发进入合理化药物设计阶段,即依据生物化学、分子生物学、遗传学、信息学和计算化学的成果,针对这些研究所揭示的酶、受体、离子通道等潜在的药物设计靶点,并参考其他类源性配体或天然底物的化学结构设计出合理的药物分子,发现作用于特定靶点的新药。在药物研发中,人工智能利用大数据和机器学习方法,即从论文、专利、临床试验结果的大量信息中提取出药物靶点和小分子药物的结构特征,根据已有的药物研发数据提出新的可以被验证的假设,自主学习药物小分子与受体大分子靶点之间相互作用机制,并且根据学习到的各种信息预测药物小分子的生物活性,设计出上百万种与特定靶标相关的小分子化合物,并根据药效、选择性、ADMET 等其他条件对化合物进行筛选。对筛选出来的化合物进行合成并检测,然后把实验数据再反馈到人工智能系统中,用于改善下一轮化合物的选择。经过多轮筛选,最终确定可用于进行临床研究的候选药物。人工智能的使用大大加速药物研发的过程,并可以对新药的有效性和安全性进行预测。

3. 合理药物设计(药物优化)

药物分子首先必须分布到受体生物大分子部位并与受体结合,才有可能发挥作用。使用计算机分子模拟软件,模拟生物大分子与先导物之间的相互作用,研究与药物的结合部位的静电场、疏水场、氢键分布、整体构象、化学结构特征等"描述符"。依靠这些描述符计算和分析两者间的亲和力大小及结合模式,从而进行先导物的优化和改造,增加药物与受体之间的作用强度,提高药物的生物利用度,最终先导物才能成为发现新药的候选药物。

药物的构效关系是指药物的化学活性与药效的关系。最早期的构效关系研究以直观的方式定性推测生理活性物质结构与活性的关系,进而推测靶酶活性位点的结构和设计新的活性物质结构。随着信息技术的发展,以计算机为辅助工具的定量构效关系成为构效关系研究的主要方向,定量构效关系也成为合理药物设计的重要方法之一。根据药物的化学结构对生物活性的影响程度,宏观上将药物分为非特异性结构药物和特异性结构药物。前者的生物活性与结构的关系主要是由药物特定的性质决定的。而多数药物化学结构与活性相互关联,药物一般通过与机体细胞上的受体结合然后发挥药效。

现在已经有很多软件可以在计算机上模拟化合物的构效关系分析的过程,并对化合物可能的活性做出预测,进而对最有可能成为药物的化合物进行有针对性的筛选,从而可以极大地削减药物挖掘的时间。

4. 人工智能预测小分子药物晶型结构

药物晶型对于制药企业十分重要,其不但决定小分子药物的临床效果,同时具有巨大的专利价值。简单来说,药物晶型专利是药品化合物专利之后的最重要的专利,是原研药企业阻止或推迟仿制药企业在其化合物专利过期后将仿制药推入市场的重要筹码,药物晶型专利可以延长药物专利 2~6 年,对于重磅药物而言,则意味着数十亿美元的市场价值。对于仿制药企业而言,通过规避晶型专利,便可在原研药的化合物专利过期之后立即销售产品,通过低价策略迅速抢占市场。

下面举例介绍常见的利用药物晶型专利狙击仿制药的策略。假设某种小分子药物在 2016 年完成了特定化合物的专利申请,专利于 2036 年到期。随着处方前研究在 2022 年开展,药企接着申请该药的晶型专利。产品 2026 年上市,市场反响极好,仿制药企业决定跟进。但即使到了化合物专利解除的 2036 年,仿制药企业仍然无法使用原料制药,必须等到 2041 年晶型专利过期。如此一来,晶型专利又为原研药企阻挡仿制药进入市场延长了 5 年时间,该药企可获得更高收益。

(二)临床前研究阶段

人工智能为制药公司、创业公司和研究机构提供候选药物预测服务。用深度学习神经网络分析化合物的构效关系,识别医药化学中的基础模块,用于新药发现和评估新药风险。

借助人工智能,可以进一步提升药物的构效关系分析的速度。当存在成千上万个化合物都可能对某种疾病显示出疗效,但又对它们的安全性难以判断时,这时利用人工智能的意义便得以显示:快速挑选最具安全性的化合物,作为新药的最佳备选者。其次,对于尚未进入动物实验和人体试验阶段的新药,也可以利用人工智能来检测其安全性。因为每一种药物作用的靶向蛋白和受体都并不专一,如果作用于非靶向受体和蛋白就会引起副作用。人工智能可以通过对既有的近千种已知药物的副作用进行筛选搜索,以判定其是否会有副作用,或副作用的大与小,由此选择那些产生副作用概率最小和实际产生副作用危害最小的药物进入动物实验和人体试验,从而大大增加成功的概率,节约时间和成本。此外,利用人工智能还可模拟和检测药物进入体内后的吸收、分布、代谢和排泄、给药剂量－浓度－效应之间的关系等,让药物研发进入快车道。

1.候选药物药效学研究服务

人工智能技术已经介入药学研究中并取得了显著的成绩和进展。其中,作为人工智能的重要分支——人工神经网络技术的应用尤为抢眼。其在药学领域广泛应用于定量药物设计、药物分析、药动/药效学等方面。例如:用于预测药物效应。采用神经网络预测阿芬太尼对兔心率的影响,对用药后180~300分钟的药物效应取得了较好的预测结果(平均相对预测准确率达78%)。分析群体药动学数据,以获知群体药动学特征和不同人口统计因子对药物行为的影响,对临床用药具有指导意义。

2.候选药物安全性预测

Molplex公司的人工智能技术平台Optiplex,能从大数据中提取疾病和化合物之间的联系,预测潜在药物的有效性和不良反应,帮助选择最佳的候选药物。人工智能作为全球当下最热门的科技话题之一,在大数据、云计算及计算机深度学习等多个方面取得突破。当新药研发遇到人工智能,通过数据生成假定药物,显示出更快、更有效率地开发新药的潜力。通过深度学习进行非常详尽的数据分析,学习药物的毒性数据后对新药的副作用进行预测。

3.候选药物药代动力学

成立于2012年的硅谷公司Atomwise是一家药物挖掘与人工智能结合领域比较有代表性的初创公司,核心技术平台称为AtomNet,这是一种深度卷积神经网络,通过自主分析大量的药物靶点和小分子药物的结构特征,学习小分子药物与靶点之间相互作用规律,并且根据学习到的规律预测小分子化合物的生物活性,减少研究人员合成和测试化合物的时间,从而加快药物研发进程。

该公司的创新药物设计平台运用基于机器学习技术来模拟小分子化合物的药物特性,例如,靶点结合能力和特异性,药物动力学和药物代谢特性,以及不良反应。这一平台的药物筛选流程会依据特定的药物活性、特异性和 ADMET 模型,从包含一兆个模拟化合物的化合物库中选出 2500 万个化合物进行模拟测试。这个过程只需要一周就可以完成,每个模拟化合物的测试成本为 0.01 美分。化学家会对测试结果进行分析,挑选出最有希望的模拟化合物进行合成和实验。实验结果被用于修正和改良模拟的准确性。随着这个过程的不断循环,模拟系统给出的候选化合物将越来越有针对性。

(三)临床研究阶段

人工智能可以应用在患者识别与招募、服药依从性管理、患者数据收集等药物临床研究阶段。如通过人工智能将不同的生物医学和保健数据流转换成代表个体患者的计算机模型,使研究人员能够通过揭示个体患者的最佳健康干预措施,大规模地提供个性化医疗。还可以使用人工智能来改善病理分析,以确定将受益于新型疗法的患者。或者使用人工智能来优化临床试验研究设计,使患者更便于参加临床试验,消除不必要的临床操作负担。

此外,人工智能可以从药品供应、药品调配、处方审核、处方点评、个体化给药、用药教育、药物咨询、不良反应监测等方面,协助药师的工作,使药学服务更加高效,更加精准化和智能化。如处方审核是处方调配的重要环节,药师需根据已有的药学知识,对处方的规范性和适宜性进行审核。审核处方的规范性包括逐项检查处方的前记、正文和后记书写是否清晰、完整,并确认处方的合法性。最关键、技术含量最高的是,对处方的适宜性进行审核,包括以下几个方面:处方用药与临床诊断的相符性,剂量、用法和疗程的正确性,选用剂型与给药途径的合理性,是否有重复用药现象,对于需要做皮试的药物,处方上有没有表明皮试结果,处方上药物之间是否有不良相互作用和配伍禁忌等。药师在对处方进行审核的过程中,可能会因药师的主观原因或掌握药学知识的程度不同,造成对不规范处方或不合理处方的遗漏,对患者的人身健康造成危害。人工智能不仅是一个集合了无数药学知识点的机器,同时能将这些药学知识点进行整合,并且根据患者的情况进行处理,在药师的指导下工作,又恰恰能够弥补药师的不足,提高了处方审核的效率和准确性[1]。

二、药物靶点预测

药物靶点预测,即对药物具体靶向的基因进行预测,对研究药物重定位、药物作用机制、药物成药性和肿瘤耐药性等都具有重大意义。

经典的基于计算的药物靶点预测通常包括基于配体的方法和基于结构的方法:前者主要利用小分子特征(例如,分子指纹和药效团)模拟药物-靶蛋白相互作用,后者通常依靠分子对接来揭示小分子药物和靶蛋白之间潜在的相互作用。这两种方法都依赖以下相似性假设。如果药物(d)与蛋白(p)有相互作用,则与 d 结构相似的药物化合物也可能与 p 有相互作用;与 p 相似的蛋白质可能与 d 相互作用;与 d 类似的药物化合物可能和与 p 相似的蛋白质相互作用[2]。

(一)基于机器学习预测

Chen 等[3]提出了基于网络的随机游走(NRWRH)方法,预测潜在的药物-靶点相互作用。通过整合来自 4 个不同数据库(EGG BRITE、BRENDA、SuperTarget 和 DrugBank)的同质化合物/蛋白质实体和药物化合物-蛋白质相互作用之间的相似性信息,建立了一个网络。其中 4 个单独的蛋白质亚类(酶、离子通道、GPCR 和核受体)被分别处理。与传统的监督或半监督方法相比,NRWRH 充分利用了网络数据集成的工具来预测药物靶标关联。

Lo 等[4]提出了一种新的计算靶标识别方法——CSNAP,利用化学相似网络进行药物靶标图谱分析。通过构建具有已知相互作用的预测空间,可以预测新的相互作用。研究表明,CSNAP 可以在大型(>200)化合物集中实现更高的靶向预测准确率(>80%)。此外,CSNAP 能够与基于生物知识的数据库(Uniprot、GO)和高通量生物学平台(蛋白质组学、遗传学等)集成,用于药物靶点验证。为了证明 CSNAP 方法的实用性,将 CSNAP 的靶点预测与实验配体评估相结合,从基于细胞的化学筛选中确定命中化合物的主要有丝分裂靶点,并重点介绍了靶向微管(微管是癌症的重要治疗靶点)的新化合物。

(二)基于深度学习预测

1.基于循环网络的预测

由于有些药物分子和蛋白质分子的长度过长,导致无法全面地学习分子序列的特征,进而导致预测精度下降。近年来循环神经网络(RNN)被引入药物-蛋白质相互作用预测中。RNN 是一类以时间序列为输入的神经网络。在训练过程中,它会记住过去,并将其用于下一步的决策。RNN 由一系列循环单元组成,其中每个单元包括隐藏的门,这些门提供状态信息以传递给下一个单元。大规模序列数据中的 RNN 面临着遗忘和梯度消失的问题。为了应对这些挑战,长短期记忆(LSTM)被引入。长短期记忆网络的每个单元都包括一个输入门、一个忘记门和一个输出门,用于学习应该忘记及应该保留哪些新信息以传递给下一个单元[5]。

Chakravarti 等[6]将药物分子转换为描述符输入一个双向的 LSTM 中,然后构建 QSAR 模型进行预测。根据外部和交叉验证实验的结果,LSTM 的总体预测精度接近基于片段的模型。研究表明,在不使用预先计算的传统描述符的情况下,使用 LSTM 构建 QSAR 模型是可能的。

2. 基于卷积的预测模型

由于药物分子和蛋白质分子的特殊性,可以直接将其表示为图像,进而被神经网络学习。CNN 是应用最广泛的深度神经网络,作用于图像等网格类型的数据结构。CNN 包括几个按可选顺序排列的卷积层和池化层。卷积层包含一组滤波器,在输入层的局部感受野中提取一组局部特征。在连续的卷积层中,感受野被放大。池化层则是通过下采样来扩大感受野。

Wang 等[7]将靶标和药物的序列信息输入 CNN 进行特征提取,从而进行相互作用预测,提出了一种同时训练结构数据和化学性质两种类型的数据架构,使用两种方法对药物化合物序列进行表示学习:在第一种方法中,特征输入全连接的层;在第二种方法中,使用 SMILES 矩阵描述分子,然后输入 CNN。

3. 基于生成的预测模型

除了学习潜在表示的 DNN 模型(如自动编码器),变分自编码器(VAE)或生成式对抗网络(GAN)等生成模型也被广泛应用。自编码器(AE)是一类神经网络,以无监督的方式学习输入域的特征。它由两个子网组成:特征编码器和解码器。AE 学习通过编码器子网络将输入压缩到低嵌入空间中,以便通过解码器子网络将其从低嵌入空间重构回输入,最后训练的隐藏层向量与传统神经网络相比,能够更大限度地保留特征。它有效地压缩了输入数据,并以无监督的方式将数据重建为压缩的简化表示。VAE 用于学习估计输入数据分布的参数。而 GAN 基于博弈论,即一个网络(生成器)生成虚假数据以欺骗另一个网络(鉴别器)。

可以使用上述模型来扩展输入数据的特征,AE 使用编码器网络的输出作为所需的潜在表示。GAN 使用鉴别器网络作为特征提取网络,而鉴别器的最后一个分类层是无用的,通常会被删除。

Mao 等[8]证明 GAN 可用于提取输入序列的特征。在 GAN 模型中,鉴别器网络可以用作特征提取器,可以将其分解为特征提取器层和分类层。在这两种组合之间,特征提取层可以有效地学习输入序列的潜在表示。

4. 基于图的预测模型

药物化合物是可以由化学元素节点和连接化学元素的边组成的图形。蛋白质结构也是氨基酸节点图。自然表示这种图形需要计算方法来生成药物化合物和蛋白质的特征。化合物和蛋白质可以被自然地表示为一个图,有化学元素节点或氨基酸节点和节点之间的边。处理图形是一项复杂的任务。幸运的是,图学习的方法,特别是图神经网络(GNN),近年来有了巨大的发展。其基本策略是分别学习化合物图和蛋白质图的嵌入向量,并将两个嵌入向量组合起来进行药物—蛋白质相互作用的预测,称为后期整合策略。另外,对于化合物和蛋白质,可以同时学习嵌入载体,这被称为早期整合策略。在各种 GNN 方法中,图卷积网络(GCN)通过对相邻节点进行卷积操作来更新中心节点,消息传递神经网络(MPNN)通过边缘将节点的信息传递给相邻节点来学习图的拓扑结构,从而同时考虑边缘和节点特征。

Lim 等[9]提出了一种新的深度学习方法,用于使用图神经网络预测药物 - 靶点相互作用。引入了一种距离感知图注意力算法来区分各种类型的分子间相互作用。此外,通过直接从蛋白质 - 配体结合姿势的 3D 结构信息中提取分子间相互作用的图形特征。因此,该模型可以学习关键特征,从而准确预测药物 - 靶点相互作用,而不仅仅是记忆配体分子的某些模式。因此,在虚拟筛选(DUD - E 测试集的 AUROC 为 0.968)和姿态预测(PDBbind 测试集的 AUROC 为 0.935)方面,显示出比对接和其他深度学习方法更好的性能。此外,它还可以再现活性分子和非活性分子的自然种群分布。

三、药物毒性预测

毒性预测是药物发现过程中的一个关键步骤,它有助于识别和优先考虑具有最大潜力的化合物,同时也降低了昂贵的晚期失败的风险。

(一)口服急性毒性预测

急性毒性是指机体(人或实验动物)一次(或 24 小时内多次)接触外来化合物之后所

引起的中毒效应,甚至引起死亡。急性毒性是药物安全性评价的一个重要指标,也是毒理学研究最重要的端点之一。

Xu 等[10]使用大鼠的口服急性毒性的 LD50 值为数据集,使用一种改进的分子图编码卷积神经网络(MGE – CNN)体系结构,开发了用于预测口服急性毒性的高质量深度学习 deepAOT 模型,以构建 3 种类型的高质量 AOT 模型:回归模型(deepAOT – R)、多分类模型(deepAOT – C)和多任务模型(deepAOT – CR)。MGE – CNN 架构以一个小分子的 SMILES 作为输入,产生一个能够描述毒性值或标签的分数。对于给定的 SMILES,分子的结构图由 RDKit 工具箱进行转换。每一层(或迭代)的子图被编码成一个可描述指纹长度和深度的固定大小的向量,然后这些向量相加代表这个分子。对于包含 1673 个化合物(测试集 I)和 375 个化合物(测试集 II)的两个外部数据集,deepAOT – R 在测试集 I 上的平方相关系数和 MAE 分别为 0.864 和 0.195,deepAOT – C 在测试集 I 和 II 上的预测准确率分别为 95.5% 和 96.3%。deepAOT – CR 的两个外部预测准确率分别为 95.0% 和 94.1%,而测试集 I 的平方相关系数和 MAE 分别为 0.861 和 0.204。这种深度学习体系结构也适用于预测化合物的其他毒性或性质。

Kianpour 等[11]提出了基于遗传算法多元线性回归(GA – MLR)和反向传播人工神经网络(BPANN)的 QSAR 模型,用于预测有机磷化合物的口服急性毒性程度(LDs0)。BPANN 方法是筛选分子描述符的可靠模型,根据 BPANN 模型得到的分子描述符能够很好地表征每种化合物的分子结构。BPANN 方法的 RMSE = 0.00168,平方相关系数 = 0.9999,绝对平均偏差 = 0.001675045,模型预测与实验数据吻合良好。

(二)经皮毒性预测

1. 皮肤过敏

正常情况下,免疫系统保护机体免受外来物质(抗原)的侵袭。然而,有些人在暴露于对多数人无害的环境化学物质(过敏原)、食物或药物时免疫系统会反应过度,造成过敏反应。其中易感个体局部暴露于化学过敏原,引起皮肤免疫反应,可以产生皮肤过敏。其过程可以分为两个阶段:第一次接触过敏原产生的致敏作用,以及之后暴露于相同过敏原后激发的过敏反应。皮肤过敏的产生与致敏原反应的 T 细胞的活化和增殖过程相关。

化学致敏剂的致敏程度是通过 EC3 值来评估的。EC3 值是与对照品相比,过敏原在引流淋巴结中产生细胞增殖反应所需要的化学浓度阈值。根据 EC3 值,化学品可分为 5

种类别(非致敏剂、弱致敏剂、中等致敏剂、强致敏剂和极强致敏剂)。研究人员可使用定量风险评估方法预测人类接触的安全水平。

Hirota 等[12]结合直接肽反应试验(DPRA)、角质细胞 KeratinoSensTM 试验、人类细胞系激活试验(h - CLAT)、计算结构警示参数,基于综合测试策略概念,开发了一种 ANN 预测模型,用于评估皮肤致敏风险。首先研究了已发表的代表皮肤致敏效力的小鼠局部淋巴结测定 EC3 值与使用约 134 种化学物质的体外测试结果之间的关系,这些化学物质的所有所需数据都可用。基于使用来自所有 3 个体外测试的参数组合的 ANN 分析的预测显示出与局部淋巴结测定 EC3 值的良好相关性。然而,当将 ANN 模型应用于未包含在训练集中的 28 种化学品的测试集时,某些化学品的预测 EC3 偏高。在 ANN 模型中加入额外的计算机或结构警报描述符(使用 TIMES - M 或 Toxtree 软件获得)改进了结果。研究结果表明,神经网络模型可用于评估皮肤致敏潜力。

2. 皮肤刺激

刺激性接触皮炎是一种由皮肤暴露于刺激物引起的多因素疾病,具体症状为皮疹、发痒、发红、疼痛。皮肤刺激虽然通常只在局部产生,但在一些情况下可造成全身伤害。皮肤刺激的作用模式目前尚不完全清楚,但可能与免疫类成分有关。

Luechtefeld 等[13]对提交给欧洲化学局的大约 10 000 种化学品的档案进行自然语言处理,创建了一个化学危害数据库。一个包含 866 000 种化学特性/危害的扩展数据库被用作培训数据,并用于对健康危害和化学特性进行建模。通过二元指纹和 Jaccard 距离来定义化学相似性,构建了用于预测皮肤刺激的模型 RASAR。在交叉验证中测试的简单 RASAR 模型在受测试化合物约束的情况下实现了 70% ~80% 的平衡精度。数据融合 RASAR 的交叉验证显示,在 9 种健康危害中,准确率在 80% ~95% 范围内保持平衡,对测试化合物没有限制。

(三)"三致"毒性预测

"三致"毒性包括 3 类:致畸毒性、致癌毒性和致突变毒性。

1. 致畸毒性

为了预测致畸毒性,研究人员通常使用以下几个特征建立模型:用于描述整个化合物中化学基团及其之间相互关系的化学描述符;包括药物相似性、分子能量学和突变性的元结构特征;与致畸毒性相关的一些特定的靶标。

目前的致畸性评分是由药理学家在临床前建立的。研究人员通过选取一系列致畸毒性的相关生物标志物,开展动物实验得到致畸性评分。这种方法本身就有局限性,因为常见动物模型的结果不能充分代表人体的致畸毒性效果。目前相应的人体数据主要从过去发现的胎儿畸形病例中追溯而来。当前的研究多使用无监督学习手段,如无监督机器学习(t – SNE)聚类算法。

Challa 等[14]使用 ROC 曲线分析、t – SNE 和有监督梯度提升机,来发现妊娠期处方药物的化学功能与现有致畸信息之间的关系,从而根据药物结构预测致畸性。模型预测了3 类临床相关的致畸性,AUC = 0.8,几乎是同一任务盲对照预测准确率的两倍,表明建模成功。

2. 致癌毒性

致癌毒性预测和癌症风险评估是药物发现和开发的关键,药物安全性评价的重要指标之一。拥有致癌性的化合物会引发肿瘤或增加肿瘤发生率,严重威胁人类健康,需要尽早进行评估。药物的致癌毒性是制药行业高度关注的毒理学性质,因为它经常造成药物的临床试验失败,甚至导致药物从市场上撤出。化学致癌物可以通过直接与 DNA 相互作用或破坏细胞代谢过程而提高肿瘤发生率。为了降低候选药物因致癌毒性造成的后期损失,致癌毒性预测是一个重要研究方向。

关于致癌毒性预测的计算方法可归纳为 3 种类型,即专家系统、定性构效关系模型和定量构效关系模型。专家系统设置了一套具体的规则来判断和推理化学致癌的机制,准确性可以达到 70%,专家系统中常用的方法是树模型,通过剪枝进行预测。定性构效关系模型和定量构效关系模型则建立了分子特征和化学致癌性之间的定性和定量关系,常用的方法包括朴素贝叶斯、XGBoost、SVM 和 K 近邻算法等。随着深度学习的发展,CNN 与人工神经网络也被应用于致癌毒性的预测。

Wang 等[15]基于动态路由算法,开发了一种新的深度学习架构 CapsCarcino,用于致癌物和非致癌物的区分。该算法需要的数据更少,可提取更全面的信息,并且不需要特征选择。与其他 5 种机器学习模型相比,CapsCarcino 提供了显著提高的预测和泛化能力,并优于其他 5 种模型。具体而言,CapsCarcino 的最佳模型在外部验证数据集上的准确率为 85.0%。此外,CapsCarcino 增强的预测能力是稳定的,并且可以使用稀疏数据集实现。CapsCarcino 仅在 20% 的数据集上进行训练,其性能与基于完整训练数据集的其他方法相当。进一步的机制分析表明,CapsCarcino 也可以有效地了解致癌物的特征。结果表明,CapsCarcino 有助于致癌风险评估。

3. 致突变毒性

致突变性是指化合物引起细胞核中的 DNA 发生改变。由于这种改变会随细胞的分裂过程而传递,因此,化合物致突变性是药物安全性的重要指标。化合物的致突变毒性是在药物研发过程中需要考虑的安全参数之一。传统的实验手段是 Ames 试验,这是一种细菌试验,被广泛用于确定分子引起突变的能力。虽然 Ames 试验非常便捷快速,但是它仍然不能满足在合成药物结构之前预测大量化合物的致突变性的需要。基于分子结构预测突变发生的方法,近年来逐渐成为主流方法。

类似于致癌毒性预测方法,致突变毒性预测方法同样可分为专家系统、定性构效关系模型和定量构效关系模型。专家系统模型的准确率在 66.4% ~ 75.4% 之间。随机森林、基于梯度增强算法的 LightGBM 等机器学习方法将预测准确率提升至 80% 以上。基于神经网络(DNN、CNN、GNN)的模型的准确率相比基于传统机器学习方法的模型的准确率更高。致突变毒性的预测往往通过多任务模型与其他任务相结合。

Li 等[16]使用一种图卷积神经网络(GCNN)结构来识别分子特征,并基于这些特征开发预测模型,其模型不仅可以预测化合物的致突变性,还可以识别化合物中的警示结构。在五折交叉验证和外部验证中,曲线下的最高面积分别为 0.8782 和 0.8382;最高准确率(Q)分别为 80.98% 和 76.63%;最高灵敏度分别为 83.27% 和 78.92%;最高特异性分别为 78.83% 和 76.32%。

(四)肝毒性预测

药物性肝损伤(DILI)一直是药物退出市场的最常见原因。可导致严重人体肝毒性的药物通常在动物实验中不显示明显的肝毒性,也不显示与剂量相关的毒性。而肝毒性严重时可能导致肝细胞坏死、黄疸等症状,甚至可导致肝衰竭和死亡。因此,肝脏药物代谢和肝毒性预测是药物开发研究中的重要环节。

深度学习方法相对于传统机器学习方法往往具有更复杂的参数空间,因此,在数据量足够的情况下,对于复杂机制的毒性,基于深度学习方法建立的模型更加准确。随着图神经网络的出现,研究人员发现图神经网络更适合于建模,于是用图神经网络方法预测肝毒性的思路应运而生。其中,消息传递神经网络(MPNN)、有向消息传递神经网络(DMPNN)、多视图神经网络(MV - GNN)都取得了较好的结果。

Li 等[17]使用人类细胞系的转录组学图谱(LINCS L1000 数据集)开发了一个用于 DILI 预测的八层 DNN 模型,该模型具有当前最大的二元 DILI 注释数据[即 DILI 严重性和毒性(DILIst)〕。通过蒙特卡罗交叉验证(MCCV)、排列检验和独立验证(IV)集对所开发的模型进行评估。所开发的 DNN 模型实现了 0.802 和 0.798 的 AUC,以及 0.741 和 0.721 的训练集和 IV 集平衡精度,优于传统的机器学习算法,包括 K 近邻、SVM 和随机森林。此外,DNN 模型敏感性为 0.893,特异性为 0.603。另外,所开发的 DNN 模型对肿瘤药物具有优秀的预测性能。此外,对驱动预测的基因的功能和网络分析揭示了它们与 DILI 的潜在机制的相关性。DNN 模型可能是一种在临床前早期检测 DILI 潜力的有前途的工具。

(五)心脏毒性预测

几乎所有类别的治疗药物(包括抗生素、抗病毒药物或抗炎药物等针对常见疾病的药物)都可能引起心脏毒性事件。此外,化学治疗药物对心血管系统的毒性作用已得到充分证实,这涉及到相对较高比例的人群。催生了一个新的研究领域:肿瘤心脏病。其研究重点是化学治疗和放射治疗副作用引起的心血管疾病的检测、监测和治疗。

近年来,研究人员开发了很多基于计算机的化合物心脏毒性预测方法,包括基于结构的药效团搜索、QSAR 和分子对接等,以及基于机器学习的随机森林、SVM、K 近邻算法、极限梯度提升(XGBoost)和 DNN 等。其中基于 DNN 的方法因其强大的拟合能力及较少的限制条件脱颖而出。

Cai 等[18] 提出了基于多任务深度学习的化合物心脏毒性预测模型——deephERG。通过整合分子操作环境(MOE)描述符和 Mol2Vec 描述符来表征化合物,并按照 hERG 通道最大半抑制浓度(ICs0)标签划分数据集,构建了多任务学习的子任务数据集。结果表明,基于多任务学习框架的 deephERG 表现优于 DNN、朴素贝叶斯、SVM、随机森林和 GC-NN 模型,在训练集和验证集上的 AUC 达到 0.944 和 0.967。总之,这项研究为药物发现和上市后监测中 hERG 介导的心脏毒性的风险评估提供了一个强大的基于深度学习的工具。

大部分毒性预测方法只使用了一种化合物表征方法或模型架构,但是单一的表征或模型可能是有偏差的。为了提高模型的性能,有研究人员参考多模态和集成学习的思想对模型进行改进。Karim 等[19] 基于逐步训练的深度学习框架来预测小分子的 hERG 通道阻断活性。利用 5 个具有各自基础特征的独立深度学习基础模型和一个单独的神经网络来组合 5 个基础模型的输出。在 DeepHIT 的基础上,CardioTox net 进一步整合了 Smiles2Vec 和 Fp2Vec 模型,计算基于 SMILES 字符串的嵌入向量(SeV)和基于分子指纹的嵌入向量(FPeV),它们本身并不直接描述分子的任何生物化学属性,但已经被证明在各种 QSAR 任务中具有合理的预测潜能。CardioTox net 将 5 个独立模型的预测结果馈入一个包含两个隐藏层的全连接网络后输出最终的预测结果。CardioTox net 在外部测试集上与最先进方法进行了比较,结果显示其在一系列准确率指标方面表现出了稳定的综合性能。

(六)内分泌干扰物预测

内分泌干扰物(EDC)是指环境中能够干扰人体内分泌系统,进而对生殖、发育、神经和免疫系统有不良影响的化合物。EDC 可能导致前列腺癌、乳腺癌等疾病,严重影响生殖和神经内分泌系统,因此,开发快速检测和分析 EDC 的计算方法至关重要。

Mukherjee 等[20]通过联用 CNN 和 LSTM 构建了 VisualTox 模型,用于评估化合物成为雌激素结合剂或激动剂的可能性。模型使用 SMILES 表示作为输入,经过多层 CNN 提取各个子结构的高级特征,再经过 LSTM 学习各高级特征的相互依赖性。他们认为数据集的平衡性对于模型性能具有很大的影响,因此,采取了随即欠采样、数据增强等手段及主动学习的策略来平衡多来源数据集和正负样本比例。此外,还定义了一个概念:关键结构基序(CSM),CSM 由现有或潜在的 EDC 警示子结构及决定警示子结构活性的特异性化学环境组成。模型在训练结束后通过梯度类加权激活映射(Grad - CAM)方法量化最后一个卷积层中高级子结构相对预测结果的重要性,来揭示 EDC 的 CSM。

四、药物代谢

药物代谢在决定候选药物的疗效和安全性方面起着至关重要的作用,预测该过程是药物研发的重要组成部分。

(一)药物代谢位点的预测方法

对于外源化学物来说,代谢位点(SOM)预测非常关键,因为它为潜在代谢产物的推导提供了重要信息。化学家通常可通过了解代谢反应最有可能发生的分子中原子的位置来预测代谢产物的结构。预测细胞色素 P450 介导过程中代谢位点和代谢产物结构的体外研究通常被用作药物代谢研究的起点,这也有助于药物/先导物的优化。代谢位点的预测对提高药物的生物利用度和避免产生可能的有毒产物非常重要。

Kirchmair 等[21]研发的 Fast MEtabolizer(FAME)是一组用于预测外生物质代谢位点

（SoM）的随机森林模型,基于少量的 2D 描述符提出精确和稳定的模型,还建立了预测 CYP3A4、2D6 和 2C9 异构体特异性区域选择性的模型,并显示了较好的性能,建立了整体的代谢预测分类模型,Ⅰ相代谢及Ⅱ相代谢预测分类模型,但是对Ⅱ相代谢预测的能力较差。

（二）药物代谢产物的预测方法

药物代谢是指药物在人体内转化为代谢产物的过程,在药物研发和治疗个体化中具有重要意义。基于药物代谢产物的发现,可以识别新的化学实体,并将反应性或毒性代谢产物引起的安全隐患降至最低。

1.基于规则的方法

基于规则的方法依赖于转化规则集,利用一套转化规则,编码酶在一般反应模式中的作用,推断潜在代谢产物的分子结构。

Ridder 等[22]提出了一种新的基于规则的方法潜在代谢物的系统生成（SyGMa）,来预测特定潜在代谢产物。通过从 Accelrys MetaboliteDatabase 数据库中得到的 6187 条代谢反应的生物转化规则,并用 Daylight 语言为规则进行编码。该方法将每条反应规则运用到测试集所有的反应物上,计算反应规则的经验打分值,根据打分确定代谢产物的优先级及反应发生的可能性。为了避免过拟合,且保证规则尽可能综合的前提下,对一些经验概率值较小的规则进行进一步的优化。如进一步细化用于匹配的 SMIRKS 字符串,以减少匹配到的阴性样本数目;根据反应位点的局部环境,将一个大的规则分为多个;从反应规则集中剔除经验概率值小于 0.01 的或只能匹配到 10 个化合物的反应类型。最终,生成的反应规则有 144 条。

2.基于组合的方法

Tian 等[23]开发的 CyProduct,可以准确预测特定分子和人类 CYP450 亚型的代谢副产物。它包括 3 个模块。①CypReact:运用机器学习方式,预测化合物是否与给定的 CYP450 酶反应;②CypBoM:运用机器学习模块预测化合物分子内的哪个特定键参与反应,鉴于化学反应总是涉及一对原子之间化学键的断裂或形成,定义了代谢键（BoM）这一术语,它以一对相邻原子的形式明确地描述了化学反应发生的位置,在此基础上建立了两个 BoM 数据集 EBoMD 和 EBoMD2,它们包含了九种常见的人类 CYP450 酶的反应数据,提供了关于反应类型的信息;③MetaboGen:基于前两个模块预测代谢产物,是一个基于规则的程序,在识别反应类型后,将相应的转化规则应用到相应的键上,产生代谢产物,根据 BoM 数据集,使用 SMIRKS string 编写规则。CyProduct 预测九种最重要的人类 CYP450 酶中每一种的代谢生物转化产物。CypBoM 使用了重要的新概念 BoM,它通过指定代谢反应中修饰或形成的一组化学键(而不是特定原子)的信息,扩展了传统的"代谢位点"(SoM)。为 1845 个 CYP450 介导的 I 期反应创建了一个 BoM 数据库,然后使用它来训练 CypBoM 预测器,预测底物分子上的反应键位置。CypBoM Predictor 在 9 种 CYP450 酶中对反应键预测的交叉验证 Jaccard 评分范围为 0.380 ~ 0.452。在 68 种已知 CYP450 底物和 30 种非反应剂的测试集的变体中,CyProduct 在预测代谢物方面平均比其他方式(包括 ADMET Predictor、BioTransformer 和 GLORY)高出 200%(相对于 Jaccard 评分)。

3.基于深度学习的方法

代谢物预测问题与化学反应结果预测问题密切相关,而化学反应预测近年来取得了长足的进展。与代谢物预测相似,大多数方法,尤其是早期的方法,都是基于规则的。然而,深度学习方法的采用,以及大量化学反应数据集的可用性,使得化学反应结果预测的准确性显著提高。为了提高基于规则方法的泛化能力,应用程序的端到端学习也一直在探索针对直接使用基于神经网络的架构将反应物分子转化为产品分子,并且绕过显式编码转换规则的需要。深度学习模型可以直接利用结构化和半结构化数据,旨在学习特定于任务的表示。事实上,深度学习模型已经在一般的化学反应中被应用,并在各种预测任务上取得一定的成功,如反应结果、反应条件、反应中心、反应原子映射等。实现这些进展的一个原因是大量化学反应数据集的可用性,而在代谢领域,并未有如此完善的数据集。大且高质量的数据集的缺乏并不妨碍深度学习架构在药物代谢预测中的应用。

Wang 等[24]首先建立一个 SMARTS 编码代谢反应规则数据库,然后提取化合物的分子指纹,构建基于深度学习的药物代谢产物预测模型。在测试集中,可以达到70%的准确率,显著高于随机猜测和基于规则的方法 SyGMa。该方法可以很好地被推广到不同的酶家族,同时不需要专家规则的提取。

参考文献

[1]娄岩.智能医学概论[M].北京:中国铁道出版社有限公司,2018.

[2]李洪林,郑明月.人工智能与药物设计[M].北京:化学工业出版社,2023.

[3]Chen X, Liu MX, Yan GY. Drug-target interaction prediction by random walk on the heterogeneous network[J]. Mol Biosyst,2012,8(7): 1970 – 1978.

[4]Lo YC, Senese S, Li CM, et al. Large-scale chemical similarity networks for target profiling of compounds identified in cell-based chemical screens [J]. PLoS Comput Biol,2015,11(3):e1004153.

[5]宋弢,曾湘祥,王爽等. 智能药物研发—新药研发中的人工智能[M].北京:清华大学出版社,2022.

[6]Chakravarti SK, Alla SRM. Descriptor Free QSAR Modeling Using Deep Learning With Long Short-Term Memory Neural Networks[J]. Front Artif Intell,2019,2:17.

[7]Wang J J, Wang C, Fan J S, et al. A deep learning framework for constitutive modeling based on temporal convolutional network[J]. J Comput Phys, 2022, 449:110784.

[8]Mao X , Su Z , Tan P S , et al. Is Discriminator a Good Feature Extractor? [J]. arXiv, 2019, 1912.00789.

[9]Lim J, Ryu S, Park K, et al. Predicting Drug-Target Interaction Using a Novel Graph Neural Network with 3D Structure-Embedded Graph Representation[J]. J Chem Inf Model, 2019,59(9):3981 – 3988.

[10]Xu Y, Pei J, Lai L. Deep Learning Based Regression and Multiclass Models for Acute Oral Toxicity Prediction with Automatic Chemical Feature Extraction[J]. J Chem Inf Model,2017,57(11):2672 – 2685.

[11]Kianpour M, Mohammadinasab E, Isfahani TM. Prediction of Oral Acute Toxicity of Organophosphates Using QSAR Methods[J]. Curr Comput Aided Drug Des, 2021,17(1):38 – 56.

[12]Hirota M, Ashikaga T, Kouzuki H. Development of an artificial neural network model for risk assessment of skin sensitization using human cell line activation test, direct peptide reactivity assay, KeratinoSens? and in silico structure alert parameter[J]. J Appl Toxicol, 2018,38(4):514 – 526.

[13]Luechtefeld T, Marsh D, Rowlands C,et al. Machine Learning of Toxicological Big Data Enables Read-Across Structure Activity Relationships (RASAR) Outperforming Animal Test Reproducibility[J]. Toxicol Sci,2018,165(1):198 – 212.

[14]Challa AP, Beam AL, Shen M, et al. Machine learning on drug-specific data to predict small molecule teratogenicity[J]. Reprod Toxicol,2020,95:148 – 158.

[15]Wang YW, Huang L, Jiang SW, et al. CapsCarcino: A novel sparse data deep learning tool for predicting carcinogens[J]. Food Chem Toxicol, 2020, 135:110921.

[16]Li S, Zhang L, Feng H, et al. MutagenPred-GCNNs: A Graph Convolutional Neural Network-Based Classification Model for Mutagenicity Prediction with Data-Driven Molecular Fingerprints[J]. Interdiscip Sci, 2021,13(1):25 – 33.

[17]Li T, Tong W, Roberts R, et al. Deep Learning on High-Throughput Transcriptomics to Predict Drug-Induced Liver Injury[J]. Front Bioeng Biotechnol,2020,8:562677.

[18]Cai C, Guo P, Zhou Y, et al. Deep Learning-Based Prediction of Drug-Induced Cardiotoxicity[J]. J Chem Inf Model,2019,59(3): 1073 – 1084.

[19]Karim A, Lee M, Balle T, et al. CardioTox net: a robust predictor for hERG channel blockade based on deep learning meta-feature ensembles[J]. J Cheminform, 2021, 13(1):60.

[20]Mukherjee A, Su A, Rajan K. Deep Learning Model for Identifying Critical Structural Motifs in Potential

Endocrine Disruptors[J]. J Chem Inf Model, 2021,61(5):2187 – 2197.

[21]Kirchmair J, Williamson MJ, Afzal AM,et al. FAst MEtabolizer (FAME): A rapid and accurate predictor of sites of metabolism in multiple species by endogenous enzymes[J]. J Chem Inf Model,2013, 53 (11): 2896 – 2907.

[22]Ridder L, Wagener M. SyGMa: combining expert knowledge and empirical scoring in the prediction of metabolites[J]. ChemMedChem, 2008, 3(5):821 – 832.

[23]Tian S, Cao X, Greiner R, et al. CyProduct: A Software Tool for Accurately Predicting the Byproducts of Human Cytochrome P450 Metabolism[J]. J Chem Inf Model,2021,61(6):3128 – 3140.

[24]Wang D, Liu W, Shen Z, et al. Deep Learning Based Drug Metabolites Prediction[J]. Front Pharmacol,2019,10:1586.

索 引